Kohlhammer

Geleitwort

Vor etwa 15 Jahren erfand der amerikanische Psychiater Ivan Goldberg den Begriff *„Internet Addiction Disorder"* – und wollte ihn seinerzeit als Scherz verstanden wissen. Die Internet- und Computernutzung hat seitdem immer weiter zugenommen und damit erlangte auch das beschriebene Phänomen einer Computer- und Internetabhängigkeit zunehmend Aufmerksamkeit in Wissenschaft und Praxis.

Heute wissen wir, dass es sich bei der Internet- und Computersucht um ein ernstzunehmendes Problem handelt, das besonders Jugendliche und junge Erwachsene betrifft. Und dennoch können unsere Erkenntnisse darüber noch lange nicht als ausreichend gesichert gelten.

Auch wenn sich die Einreihung der Medienabhängigkeit in die Liste der anerkannten stoffgebundenen oder stoffungebundenen Süchte zunehmend durchsetzt, stehen wir vor der Herausforderung festzulegen, wann konkret von einer manifesten Abhängigkeitserkrankung gesprochen werden kann. Eltern und soziale Einrichtungen berichten zunehmend von Jugendlichen, die so im Internet und den Fantasiewelten der dort angebotenen, endlos laufenden Spielen gefangen sind, dass sie den grundlegenden Anforderungen ihres Alltags – von Schule und Arbeit über soziale Kontakte bis hin zu Nahrungsaufnahme und Körperpflege – nicht mehr nachkommen. Es gelingt ihnen nicht, den Computer abzuschalten. In diesen Fällen, wenn also Betroffene ihr reales Leben nicht mehr leben, sondern nur noch in einer virtuellen Welt Aufgaben, Anerkennung und Kontakte finden, können wir von einer den stofflichen Abhängigkeiten vergleichbaren Sucht sprechen.

Nach der aktuellen Schätzung einer vom Bundesministerium für Gesundheit in Auftrag gegebenen Studie (PINTA – Prävalenz der Internetabhängigkeit) sind bis zu 1,5 % der 14- bis 64-Jährigen Internetnutzer als abhängig einzustufen. Für die 14- bis 24-Jährigen liegt der geschätzte Wert mit 3,8 % höher. Darüber hinaus wird der Anteil der problematischen Internetnutzer im Alter von 14 bis 64 Jahren auf etwa 4 % geschätzt; bei den 14- bis 24-Jährigen liegt der Wert bei etwa 13 %. Um die Häufigkeit der Internet- und Computerspielsucht in Deutschland genauer bestimmen zu können, hat das Bundesministerium eine Folgeuntersuchung in Auftrag gegeben, deren Ergebnisse im Jahr 2013 vorliegen werden. Aber bereits die Schätzungen zeigen, dass bei einem Teil der Internetnutzer ein Problem vorhanden ist und wir uns überlegen müssen, wie wir damit umgehen.

Neben der Begriffsbestimmung und den epidemiologischen Grundlagen wird in Zukunft der Diagnostik, der Beratung und der Behandlung der Internet- und Computersucht eine größere Aufmerksamkeit zu widmen sein. Prävention und insbesondere die Vermittlung von Medienkompetenz müssen an Bedeutung gewinnen, damit diese neue Abhängigkeitserkrankung nicht weiter den Weg in unsere Wohnungen findet.

Das vorliegende Werk bietet einen umfangreichen und aktuellen Überblick und zeigt anhand konkreter Beispiele, wo die Probleme liegen. Es ist für Fachkräfte, für Wissenschaftler, Pädagogen und Eltern eine wichtige Informationsquelle.

Berlin, im September 2011
Mechthild Dyckmans,   *Ulrike Flach,*
Beauftragte der Bundesregierung   *Parlamentarische Staatssekretärin*
für Drogenfragen   *beim Bundesminister für Gesundheit*

Geleitwort

Seit Mitte der 1990er-Jahre befasst sich die deutschsprachige Kinder- und Jugendpsychiatrie systematisch mit Suchterkrankungen. In den letzten 15 Jahren wurden Spezialstationen gegründet, ambulante Angebote und vernetzte Strukturen je nach Region entwickelt und die Rolle der Komorbiditäten herausgearbeitet. Die wissenschaftlichen Leitlinien in der AWMF wurden erstellt und überarbeitet.

Im Vordergrund des klinischen und in geringerem Maße des wissenschaftlichen Interesses standen die stoffgebundenen Süchte, zunächst die Polytoxikomanien, zunehmend aber die häufigeren Probleme mit Cannabis und Alkohol.

Im gleichen Zeitraum entwickelte sich mit dem Internet, mit Konsolen- und PC-Spielen, Online-Netzwerken und all dem, was wir heute unter dem Web 2.0 verstehen, der zentrale gesellschaftliche Wandel unserer Zeit. Er ist vergleichbar mit einer zeitgleichen Erfindung des Buchdrucks, des Telefons und des PC, wie dies der früher für Apple tätige Cyber-Philosoph Jaron Lanier* pointiert.

Die „digital natives", letztlich alle westeuropäischen, asiatischen und vor allem nordamerikanischen Kinder und Jugendliche ab den Geburtsjahrgängen 1990–1995, entwickeln ihre sozialen, emotionalen und kognitiven Kompetenzen und Bindungsstile sowie Interaktionsmuster neben der realen familiären und schulischen Umgebung zunehmend selbstverständlich globalisiert und in einer immer normaler werdenden Verschränkung von sog. Offline-Welt und virtueller Online-Welt, die sich ergänzen, kombinieren, befördern und auch in pathologischer Weise ersetzen können.

Der teils implizite und teils höchst reale Generationenkonflikt wird von Bloggern und jüngeren Publizisten, im angloamerikanischen Raum z.B. Nicholas Carr* oder in Deutschland Klaus Raab* unter dem Titel „Wir sind online – wo seid Ihr?", aufgegriffen, während sich seit Jahrzehnten mit den neuen Medien auseinandersetzende psychoanalytisch geprägte Medienpsychologen wie Sherry Turkle* vom MIT bereits mit der nächsten Stufe der intimen und sozialen Mensch-Roboter-Interaktion befassen und sozialpsychiatrisch orientierte Epidemiologen wie Nicholas Christakis und James Fowler* die sozialen Netzwerke als Weiterentwicklung und Re-Inszenierung überkommener Sippen- und Familienstrukturen begrüßen.

Alle diese Phänomene und ihre klinischen Implikationen wurden seit Anfang der 2000er-Jahre in den kinder- und jugendpsychiatrischen Kliniken, Ambulanzen, Praxen und Beratungsstellen immer deutlicher und prägen seit etwa 2005 viele Fälle und Familienstrukturen von ungünstigen Gewohnheiten über pathologischen Mediengebrauch bis hin zu definitiv suchtartigen Störungsbildern.

Für den deutschsprachigen Raum werden in diesem Buch erstmals in dieser Form interdisziplinär die klinisch-praktischen Themen der Komorbidität, der Trajektionslinien und Übergangsreihen, der phänomenologischen und der klassifikatorischen Herausforderungen sowie der therapeutischen Zugangswege aufbereitet.

Die klinisch-sozialen Phänomene werden auf dem Boden der vorliegenden klinischen Empirie und der noch zu wenigen Studien unter dem Aspekt der Suchtdynamik und Abhängigkeitsentwicklung konzeptualisiert, da diese Konstrukte am ehesten die komplexen Verstrickungen und Abhängigkeiten der jungen Patienten und ihrer Familien erfassen.

Die Fortschritte in der Diagnostik, der psycho-physiologischen Pathodynamik und der Therapie der Glücksspielsucht und die zunehmende Bedeutung anderer Verhaltenssüchte haben hierbei sicher eine wichtige Rolle gespielt.

Auch wenn in der jetzt geltenden ICD-10 und DSM-IVr noch keine zufriedenstellende Klassifikation pathologischen Internet- und Mediengebrauchs möglich ist (wie könnte dies historisch und klinisch auch sein?), so sind es empirische und klinische Publikationen wie dieses Buch, die die im Internet geführte Diskussion für das DSM-V (vgl. www.dsm5.org) und nachfolgend die ICD-11 (WHO) voranbringen und gleichzeitig den zunehmenden Patienteninteressen gerecht werden.

Diesem Buch ist eine weite Verbreitung und bei dem Thema eine kontroverse Rezeption sicher. Es ist zu hoffen, dass auch außerhalb des engeren klinisch-therapeutischen Feldes die vielfältigen Zugangswege und das entstehende differenzierte, scheinbar heterogene, aber nie beliebige Bild und der konsequente entwicklungspsychiatrische Blickwinkel der Beiträge zum Weiterfragen anregen. Denn in wenigen Jahren sind schon die ersten Kinder der „digital natives" in dem Alter, wo gut bekannte Erkrankungen wie ADHS, Depression, Teilleistungsstörungen und Autismus-Spektrum-Störungen unter vielem anderen in Kindergarten, Schule und Familie auftreten und in scheinbar neuen Gewand zu diagnostizieren und adäquat zu behandeln sind. Die nächste Auflage dieses Buches wird dann Verlaufsdaten, Therapiestudien, klinische Epidemiologie, moderne Bildgebung und pharmakologische Ansätze weiter integrieren können, vorausgesetzt, die Gesellschaft und die Wissenschaft stellen sich den nicht so strahlenden Seiten der brave new interconnected world.

Kreuzlingen, im September 2011
Dr. med. Oliver Bilke-Hentsch,
Ärztlicher Leiter des Schweizer Instituts für Suchtfragen und Abhängig-
keitserkrankungen-Kind.Jugend.Familie. (SISTA-K.J.F.)

* Carr N (2010) The Shallows. London: Atlantic Books.
Christakis N, Fowler J (2010) Connected. The Amazing Power of Social Networks. London: Harper Press.
Lanier J (2010): Gadget – Warum die Zukunft uns noch braucht. Berlin: Suhrkamp.
Raab T (2010) Wir sind online – wo seid Ihr? München: Blanvalet.
Turkle S (2011) Alone together. New York: Basic books.

Inhalt

Teil III Klinische Aspekte der Medien- und Computersucht

Teil IV Besondere Formen der Internet- und Computersucht

Teil V Beratung, Behandlung und Versorgung medien- und
computersüchtiger Kinder und Jugendlicher
und ihrer Eltern

Teil VI Prävention und Ausblick

Anhang

Für Laura und Anna

Verzeichnis der Autorinnen und Autoren

Der Herausgeber

Möller, Christoph, Prof. Dr. med., Chefarzt der Abteilung Kinder- und Jugendpsychiatrie, Psychotherapie und Psychosomatik am Kinderkrankenhaus auf der Bult,
Janusz-Korczak-Allee 12, 30173 Hannover, moeller@hka.de

Die Autorinnen und Autoren

Aden, Anneke, Dr. med., Deutsches Zentrum für Suchtfragen des Kindes- und Jugendalters (DZSKJ), Universitätsklinikum Hamburg-Eppendorf, Martinistraße 52, 20246 Hamburg, aaden@uke.uni-hamburg.de

Bleckmann, Paula, Dr. phil., Kriminologisches Forschungsinstitut Niedersachsen e.V. (KFN), Lützrodestraße 9, 30161 Hannover, bleckmann@kfn.uni-hannover.de

Buermann, Uwe, Institut für Pädagogik, Sinnes- und Medienökologie, Libanonstr. 3, 70184 Stuttgart, uwebuermann@t-online.de

Dierssen, Oliver, Dr. med., Assistenzarzt, Kinderkrankenhaus auf der Bult, Teen Spirit Island, Janusz-Korczak-Allee 12, 30173 Hannover,

Eidenbenz, Franz, lic. phil. I., Fachpsychologe für Psychotherapie FSP, Leiter Behandlung Zentrum für Spielsucht und anderere Verhaltenssüchte Zürich, Radix, Stampfenbachstr. 161, CH-8006 Zürich, eidenbenz@radix.ch

Fischer, Frank, Dr. med., Oberarzt, Kinderkrankenhaus auf der Bult, Teen Spirit Island, Janusz-Korczak-Allee 12, 30173 Hannover,

Freitag, Eberhard, Dipl. Pädagoge, Leitung von return – Fachstelle für exzessiven Medienkonsum, Diakoniewerk Kirchröder Turm e.V., Kirchröder Straße 46, 30559 Hannover, return@dw-kt.de

Freitag, Tabea, Dipl.-Psych., Psychologische Psychotherapeutin, „return" – Fachstelle für exzessiven Medienkonsum, Kirchröder Straße 46, 0559 Hannover, praxis.t.Freitag@t-online.de

Gerdes, Dieter, Stationäre Jugendhilfe STEPKIDS Hannover, Schulenburger Landstrasse 270, 30419 Hannover, stepkids@step-hannover.de

Hirte, Christine, Elterninitiative rollenspielsucht.de, AKTIV GEGEN ME-DIENSUCHT e.V. , Hermann-Hummel-Str. 25, 82166 Gräfelfing, info@ rollenspielsucht.de

Hirte, Christoph, Elterninitiative rollenspielsucht.de, AKTIV GEGEN ME-DIENSUCHT e.V. , Hermann-Hummel-Str. 25, 82166 Gräfelfing, info@rollen-spielsucht.de

Hornemann, Emilia, Erzieherin, Heilpädagogin i. A., Rudolf-von-Bennig-sen-Ufer 70, 30173 Hannover, emilia@hornemann.de

Hüther, Gerald, Prof. Dr. med., Leiter der Zentralstelle für Neurobiologische Präventionsforschung der Universität Göttingen und Mannheim/Heidelberg, Psychiatrische Klinik, v. Siebold Str. 5, 37075 Göttingen, ghuethe@gwdg.de

Jukschat, Nadine, M.A., Kulturwissenschaften, Kriminologisches Forschungsinstitut Niedersachsen e.V. (KFN), Lützrodestraße 9, 30161 Hannover, jukschat@kfn.uni-hannover.de

Morgenroth, Christine, Appl. Prof. Dr., Institut für Soziologie und Sozialpsychologie an der Leibniz Universität Hannover, Im Moore 21, 30167 Hannover, c.morgenroth@htp-tel.de

Mößle, Thomas, Dr. phil., Dipl.-Psych., Kriminologisches Forschungsinstitut Niedersachsen e.V. (KFN), Lützrodestraße 9, 30161 Hannover, moessle@ kfn.uni-hannover.de

Mücken, Dorothee, Drogenhilfe Köln, Fachstelle für Suchtprävention, Hans-Böckler-Straße 5, 50354 Hürth, d.muecken@praevention.drogenhilfe-koeln.de

Petersen, Kay Uwe, Dr. phil., Dipl.-Psych., Deutsches Zentrum für Suchtfragen des Kindes- und Jugendalters (DZSKJ), Universitätsklinikum Hamburg-Eppendorf, Martinistraße 52, 20246 Hamburg, ka.petersen@ uke.uni-hamburg.de

Pfeiffer, Christian, Prof. Dr. jur., Kriminologisches Forschungsinstitut Niedersachsen e.V. (KFN), Lützrodestraße 9, 30161 Hannover, pfeiffer@ kfn.uni-hannover.de

Pfeiffer, Regine, StD a.D., freie Mitarbeiterin im Kriminologischen Forschungsinstitut Niedersachsen e.V. (KFN), Lützrodestraße 9, 30161 Hannover, mail@regine-pfeiffer.de

Rehbein, Florian, Dr. phil., Dipl.-Psych., Kriminologisches Forschungsinstitut Niedersachsen e.V. (KFN), Lützrodestraße 9, 30161 Hannover, frehbein@kfn.uni-hannover.de

Roth, Christina, Dipl.-Psych., Kriminologisches Forschungsinstitut Niedersachsen e.V. (KFN), Lützrodestraße 9, 30161 Hannover, roth@kfn. uni-hannover.de

Schiffer, Eckhard, Dr. med., Chefarzt i. R. (Psychosomatische Abteilung mit Familientherapeutischem Zentrum, Christliches Krankenhaus Quakenbrück), Wilhelmstr. 3, 49610 Quakenbrück, e.h.schiffer@t-online.de

Spitzer, Manfred, Prof. Dr. med. Dr. phil., Ärztlicher Direktor der Klinik für Psychiatrie und Psychotherapie III , Leimgrubenweg 12–14, 89073 Ulm, manfred.spitzer@uni-ulm.de

Süllow, Meike, Dipl.-Psych., Kinderkrankenhaus auf der Bult, Teen Spirit Island, Janusz-Korczak-Allee 12, 30173 Hannover, suellow@hka.de

te Wildt, Bert, PD Dr. med., Oberarzt, Medizinische Hochschule Hannover, Klinik für Psychiatrie, Sozialpsychiatrie und Psychotherapie, Carl-Neuberg-Straße 1, 30625 Hannover, tewildt.bert@mh-hannover.de

Thomasius, Rainer, Prof. Dr. med., Deutsches Zentrum für Suchtfragen des Kindes- und Jugendalters (DZSKJ), Universitätsklinikum Hamburg-Eppendorf, Martinistraße 52, 20246 Hamburg, thomasius@uke.de

Vukicevic, Andrija, Medizinische Hochschule Hannover, Zentrum für Seelische Gesundheit Hannover, Arbeitsgruppe Medien- und Glücksspielabhängigkeit, Carl-Neuberg-Straße 1, 30625 Hannover, vukicevic.andrija@ mh-hannover.de

Zenses, Eva-Maria, Dipl.-Psych., Kriminologisches Forschungsinstitut Niedersachsen e.V. (KFN), Lützrodestraße 9, 30161 Hannover, zenses@ kfn.uni-hannover.de

> „Eine Gesellschaft offenbart sich nirgendwo deutlicher als in der Art und Weise, wie sie mit ihren Kindern umgeht. Unser Erfolg muss am Glück und Wohlergehen unserer Kinder gemessen werden, die in einer jeden Gesellschaft zugleich die verwundbarsten Bürger und deren größter Reichtum sind."
> *Nelson Mandela*

Vorwort

Kinder, Jugendliche und Heranwachsende sind für die Versuchungen und Gefahren des technischen Fortschritts besonders empfänglich. Für eine gesunde Entwicklung von Kindern und Jugendlichen ist ein selbstbestimmter Umgang mit den Errungenschaften der Technik von zunehmender Wichtigkeit.

Immer häufiger wenden sich Eltern hilfesuchend an Beratungsstellen, da ihre Kinder sich in den Weiten des World Wide Web zu verlieren drohen und das Internet oder ein Computerspiel den Alltag prägen. Schule, Freundschaften und Hobbys werden vernachlässigt, und die ganze Aufmerksamkeit konzentriert sich auf den Computer oder das Onlinespiel. Hier erleben Jugendliche Erfolge, Anerkennung und Akzeptanz, die im realen Leben nur mit Mühe und Beharrlichkeit zu erringen sind. So wird die virtuelle Welt von einigen Jugendlichen positiver als das wirkliche Welt – das „real life" – erlebt, hier können sie abschalten und vergessen. Dies ist ihnen in der realen Welt kaum möglich.

Die moderne Kommunikationstechnologie eröffnet neue Horizonte. Junge Menschen müssen lernen, mit diesen Möglichkeiten und Versuchungen umzugehen. Einigen gelingt ein selbstbestimmter Umgang jedoch nicht. Dieses Buch behandelt die Thematik der Computer- und Internetsucht bei Kindern, Jugendlichen, Heranwachsenden und Erwachsenen. Die Errungenschaften moderner Kommunikationstechnologie sollen damit nicht in Frage gestellt werden. In Bezug auf die Entwicklung von jungen Menschen ist aber die Frage nach dem Zeitpunkt, der Menge, dem Inhalt und der Art und Weise des Umgangs zu stellen. Die Frage nach dem, was Kinder für eine gesunde Entwicklung hin zu einer selbstbestimmten Persönlichkeit benötigen, sollte stärker in den Vordergrund rücken.

Es ist gelungen, für das vorliegende Buch ausgewiesene Experten zum Thema zu gewinnen. Es wird eingegangen auf Epidemiologie, Soziologie und die Auswirkungen auf die kindliche Entwicklung, Schulleistungen und Gewalt. Einige Spiele mit ihren suchterzeugenden Mechanismen werden exemplarisch dargestellt, ebenso das Thema Cybersex. Klinische Aspekte der Medien- und Computersucht werden ergänzt durch Fallbeispiele. Konkrete Ansätze aus der Praxis für Beratung, Erziehung, Behandlung und Prävention runden die Thematik ab. Neben theoretisch-wissenschaftlichen Aspekten geht es auch um praxisnahe, handlungsrelevante Anregungen im Umgang mit dieser aktuellen Problematik.

Ohne das beharrliche Drängen von Herrn Dr. Poensgen, dieses Buch im Kohlhammer Verlag herauszugeben, wäre es nicht erschienen. Ihm und dem Verlag danke ich für die gute Zusammenarbeit. Mein herzlicher Dank gilt weiter den Autoren für ihre Beiträge an diesem Buch.

Hannover, August 2011   Christoph Möller

Teil I – Grundlagen

Epidemiologische Daten zur Medien- und Computernutzung bei Kindern und Jugendlichen

Nadine Jukschat, Eva-Maria-Zenses, Florian Rehbein und Thomas Mößle

Erinnern Sie sich noch an Ihre erste „BRAVO"? Daran, wie Sie etwas verschämt die Seiten mit den Ratschlägen von Dr. Sommer oder die Foto-Love-Story gelesen haben? Heute kaufen noch immer wöchentlich knapp 500.000 12- bis 17-Jährige diese Zeitschrift, schmökern darin, schwärmen, träumen von ihren Stars und tauschen die Geschichten mit ihren Freunden aus. Über 1,35 Million Leser erreicht die Zeitschrift jede Woche (BRAVO). Die BRAVO ist eine Konstante im Leben der deutschen Jugendlichen – seit der ersten Ausgabe im August 1956 – wenngleich heute knapp eine Million weniger Hefte pro Ausgabe als zu den Hochzeiten verkauft werden. Inzwischen klicken sich die Jugendlichen auch online durch die BRAVO-Welt – von ihrem PC zu Hause, mit dem Smartphone oder per Handy. Gut zweieinhalb Millionen Visits und 50 Millionen Page-Impressions verzeichnete die IVW[1] im Oktober 2010 für BRAVO.de (IVW).

Das Beispiel veranschaulicht zweierlei: Konstant sind Inhalte und Themen, mit denen Jugendliche sich beschäftigen. Die Wege, über die diese konsumiert und rezipiert werden, haben sich jedoch verändert.

Neben die klassischen Medien wie Zeitungen, Bücher, Fernsehen und Radio sind Computer, Handys und das Internet getreten und haben die Medienlandschaft massiv verändert. Die Medienwelt ist komplexer geworden. „Verstärkt lösen nun PC und Internet klassische Nutzungskontexte auf oder konstruieren sie neu, bieten multiple Zugänge" (Klingler 2008, S. 633). Der Computer und das Internet fungieren als Fernseher, Radio oder Zeitung, werden aber auch für reine Web-Angebote (wie Wikipedia oder Blogs) genutzt. Mobile Endgeräte verändern die Mediennutzung: Per MP3-Player oder über das Handy sind Radio- und Musikhören unterwegs möglich, selbstgedrehte Filme oder Fotos können vom Fotohandy aus direkt verschickt werden, mit dem Laptop oder per Smartphone kann ständig und überall der eigene Status in Sozialen Netzwerken gepostet oder getwittert werden. Jeder ist potenziell immer erreichbar. Ein Wandel, der nicht ohne Folgen für die Mediennutzer bleibt, vor allem auch für Kinder und Jugendliche. Sie gehören zu den Bevölkerungsgruppen, die neue Entwicklungen in der Regel überdurchschnittlich schnell adaptieren und ihren persönlichen Bedürfnissen anpassen. Sie „lernen schon früh in ihrer eigenen Biografie den Umgang mit Technologien, die sie in der Regel dann ein Leben lang begleiten – Aneignungsprozesse, die älteren Generationen in der Regel schwerer fallen oder nicht mehr gelingen" (Klingler 2008, S. 625).

---

[1] IVW = Informationsgesellschaft zur Feststellung der Verbreitung von Werbeträgern e.V., www.ivw.de

1. Medienausstattung der Kinder und Jugendlichen

In Deutschland existieren zur Medienausstattung und -nutzung von Kindern und Jugendlichen nur wenige repräsentative und kontinuierlich durchgeführte Studien. Um vergleichbare und aktuelle Zahlen zu präsentieren, wird in diesem Kapitel vorwiegend auf Daten aus den KIM- und JIM-Studien des Medienpädagogischen Forschungsverbunds Südwest[2] sowie aus den Schülerbefragungen des Kriminologischen Forschungsinstituts Niedersachsen (KFN) zurückgegriffen.

Vergleicht man die Zahlen zur Medienausstattung der Kinder und Jugendlichen heute mit denen vor rund zehn Jahren, so zeigt sich der Wandel vor allem in Bezug auf Computer und Internet sowie Handys. Die Ausstattung mit Radios, Fernsehern sowie Musikabspielgeräten ist über die Jahre nahezu konstant geblieben. Diese Geräte waren schon vor zehn Jahren in nahezu jedem Haushalt verfügbar, allerdings wurden sie über die Zeit zum Teil durch technische Neuerungen ersetzt. So löste beispielsweise der CD-Player den Kassettenrecorder oder der MP3-Player den Discman ab.

1.1. Medienausstattung im Haushalt

Über einen Computer verfügte im Jahr 1999 nur etwa die Hälfte der Haushalte mit Kindern im Alter von 6 bis 13 Jahren und nur 8 % der Haushalte hatte einen Internetanschluss. Rund 44 % verfügten über eine Spielkonsole (KIM 1999). Etwa ein Jahrzehnt später zeigt sich ein deutlich anderes Bild: In 88 % der Haushalte ist nun ein Computer vorhanden, 85 % verfügen über einen Internetzugang und etwa zwei Drittel besitzen eine Spielkonsole (KIM 2009).

Für die Haushalte mit Jugendlichen im Alter von 12 bis 19 Jahren zeigt sich ebenfalls eine steigende Tendenz: 1998 gab es in 78 % dieser Haushalte einen PC (Klingler 2008) und etwa jeder Dritte PC-Nutzer mit Computer zu Hause hatte auch Zugang zum Internet (JIM 1998). Eine Spielkonsole existierte in 43 % der Haushalte (Klingler 2008). 2010 sind in allen Familien ein Computer sowie Internet vorhanden, eine Spielkonsole gibt es in drei Viertel der Haushalte (JIM 2010).

1.2. Medienausstattung im Kinder- und Jugendzimmer

Diese Daten zeigen bereits, dass Kinder und Jugendliche heute mehr denn je auch in einer Medienwelt aufwachsen. Noch deutlicher wird dies beim Blick in die Kinder- und Jugendzimmer (siehe **Abb. 1**). Die Ausstattung mit eigenen Mediengeräten setzt bereits im Vorschulalter ein. Hier verfügten

---

[2] Alle KIM- und JIM-Studien von 1998 bis 2010 sind im Internet unter http://www.mpfs.de abrufbar. Hauptautoren dieser Studienreihen sind Feierabend, Klingler, Rathgeb und Karg.

2003 – dem aktuellsten Zeitpunkt, zu dem für Deutschland repräsentative Daten für diese Altersgruppe vorliegen – immerhin 7 % der 2- bis 5-Jährigen über einen eigenen Fernseher. Fast genauso viele Vorschulkinder besaßen eine eigene Spielkonsole und immerhin 3 % hatten einen eigenen (Kinder-) Computer (Feierabend und Mohr 2004).

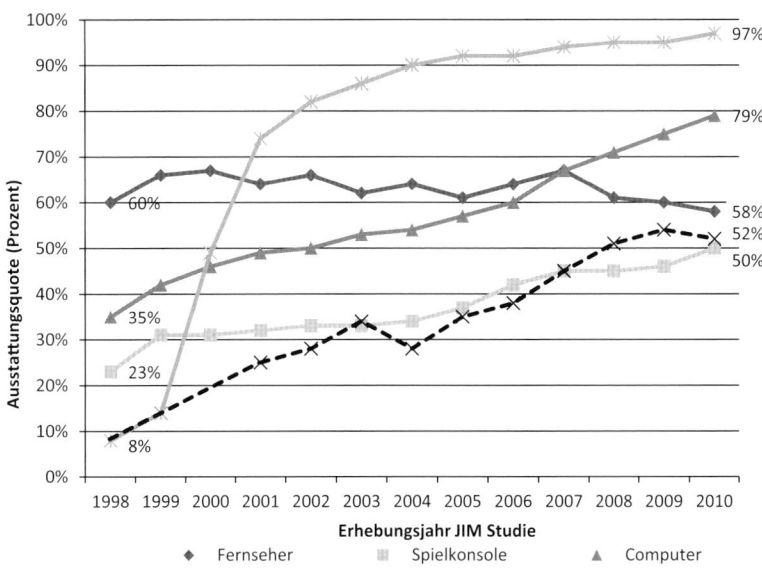

Abbildung 1: Ausstattung von Jugendzimmern (12-19-Jährige) mit Bildschirmmediengeräten, Handy und Internetzugang von 1998 bis 2010 (JIM 1998; 1999; 2000; 2001; 2002; 2003; 2004; 2005; 2006; 2007; 2008; 2009; 2010)*.

---

* Für die Jahre 1998, 1999 und 2000 sind aus den einzelnen JIM-Studien keine Angaben zum Internetanschluss im Jugendzimmer zu entnehmen. Zur Veranschaulichung wurde für das Jahr 1998 die Haushaltsausstattung mit Internetanschlüssen in die Grafik einbezogen (Statistisches Bundesamt 2005, S. 139). Es ist jedoch davon auszugehen, dass unter den Haushalten mit Jugendlichen deutlich mehr über einen Internetanschluss verfügten als in der Gesamtgesellschaft. Realistisch erscheinen für 1998 Zahlen von etwa 20 Prozent, verlässliche Daten hierzu liegen jedoch nicht vor.

Die Kinderzimmer der 6- bis 13-Jährigen sind 2008 medial deutlich besser ausgestattet als noch zehn Jahre zuvor. Das beliebteste Gerät ist mit einer Verbreitung von 53 % die Spielkonsole (KIM 2009), 1999 lag die Ausstattungsquote hierfür noch bei 28 %. Ein Fernseher findet sich inzwischen in 40 % der Kinderzimmer (1999: 29 %) (KIM 1999, 2009). Einen Computer gibt es im Kinderzimmer auch 2008 mit 15 % relativ selten (1999: 11 %) (KIM 1999, 2009). Deutlich zugenommen hat dagegen die Zahl der Kinder, die ein eigenes Handy besitzen: von 6 % im Jahr 2000 (KIM 2000) auf etwa 50 % im Jahr 2008 (KIM 2009).

Im Jugendzimmer hat sich seit Ende der 1990er-Jahre die Ausstattung mit Computern und Spielkonsolen mehr als verdoppelt. 35 % der Jugendlichen besaßen 1998 einen eigenen PC und knapp ein Viertel eine Spielkonsole (JIM 1998). 2010 haben fast 80 % der Jugendlichen einen eigenen PC, beinahe jeder zweite besitzt eine Spielkonsole und über die Hälfte der Jugendlichen verfügt über einen eigenen Internetzugang (JIM 2010). Besonders eindrucksvoll ist die Veränderung bei den Mobiltelefonen: Besaß 1998 nicht einmal jeder zehnte Jugendliche ein eigenes Handy (JIM 1998), telefoniert und simst 2010 nahezu jeder Jugendliche. Dabei sind die Handys der Jugendlichen kleine Multimediageräte: Die überwiegende Mehrheit integriert einen MP3-Player (90 %), Radio (85 %) sowie eine Kamera (95 %) und ist internetfähig (80 %) (JIM 2010). Die Ausstattungsquote mit Fernsehgeräten hingegen ist in den vergangenen Jahren mit ca. 60 Prozent bei den Jugendlichen weitestgehend konstant geblieben, seit 2007 könnte sich sogar ein rückläufiger Trend ankündigen (JIM 1998, 2010).

2. Mediennutzung der Kinder und Jugendlichen

Die Veränderung in Bezug auf die Ausstattung mit technischen Geräten kann nicht ohne Folgen für die Mediennutzung der Kinder und Jugendlichen bleiben.[3] Schaut man sich beispielsweise das Freizeitverhalten von 15-jährigen Jugendlichen an, zeigt sich, dass Bildschirmmedien im Vergleich zu anderen Freizeitaktivitäten den Alltag zeitlich dominieren. Wie erwartet stehen Internet und Computerspiele hoch im Kurs, noch bedeutsamer sind jedoch Fernsehen und Filme (Rehbein et al. 2009).

Besonders bemerkenswert ist in diesem Zusammenhang, dass das Buch über all die Jahre – allen kulturpessimistischen Prognosen zum Trotz – nicht an Bedeutung verloren hat. Der Anteil der regelmäßigen Buchleser liegt laut JIM-Studie 2010 bei den 12- bis 19-Jährigen mit 38 % genauso hoch wie 1998, zu Beginn der Studienreihe (JIM 2010). Und immerhin lesen die 15-Jährigen täglich. Jedoch zeigt sich hierbei ein deutlicher Geschlechtsunterschied (Mädchen: 43 Min.; Jungen: 25 Min.; Rehbein et al. 2009; für detailliertere Informationen siehe **Abb. 2**).

2.1. Klassische Medien

Klassische Medien spielen im Leben der Kinder und Jugendlichen weiterhin eine Rolle. Wie schon 1999 sahen auch 2008 fast alle in der KIM-Studie befragten Kinder täglich oder mindestens mehrmals in der Woche fern (KIM 1999, 2009). Für die Jugendlichen gilt Ähnliches: 1998 sahen 95 % der

---

[3] Zu bedenken ist bei allen Daten zur Medienausstattung und -nutzung, dass diese stark vom sozioökonomischen Status sowie dem Bildungsniveau der Eltern abhängig sind, wobei diese Unterschiede sich mit zunehmenden Alter der Jugendlichen verringern (vgl. Mößle et al. 2007; 2010).

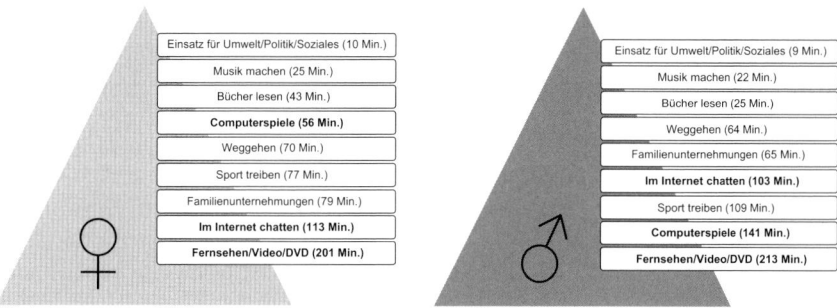

Abbildung 2: Das Freizeitbudget eines Neuntklässlers nach Geschlecht im Tagesdurchschnitt* geordnet nach häufigster Tätigkeit in Minuten (n = gewichtete Daten, aus Rehbein et al. 2009).

---

* Basierend auf den Angaben zur Beschäftigungsdauer an Schul- und Wochenendtagen wurde ein täglicher Beschäftigungsindex gebildet, indem die Beschäftigungszeiten an Werktagen fünffach gewichtet, die Angaben an Wochenendtagen zweifach gewichtet wurden und die Zwischensumme durch die Anzahl der Wochentage dividiert wurde. Zu beachten ist darüber hinaus, dass Freizeitaktivitäten wie beispielsweise Fernsehen zeitgleich mit anderen Aktivitäten ausgeführt werden.

Jugendlichen täglich oder mindestens mehrmals in der Woche fern (JIM 1998), 2010 sind es immer noch 88 % (JIM 2010). Leicht rückläufig ist die Radionutzung innerhalb der vergangenen zehn Jahre. Sie ging bei den Kindern zwischen 1999 und 2008 von 65 auf 50 % zurück (KIM 1999, 2009). Nutzten 1998 noch 85 % der Jugendlichen mindestens mehrmals in der Woche das Radio, waren es 2010 noch 74 % (JIM 1998, 2010). Konstant über die Jahre blieb die Tonträgernutzung. Allerdings änderten sich hier die technischen Empfangswege. So wurden MP3s wichtiger als der klassische Bereich der Musik-CDs oder -Kassetten. Der Printmedien-Konsum ist bei den Kindern nahezu konstant. Sie lesen auch 2008 genauso selten Zeitungen (2008: 20 %; 1999: 22 %) und Zeitschriften (2008: 43 %; 1999: 47 %) wie noch knapp zehn Jahre zuvor (KIM 1999, 2009). Veränderungen in der Printnutzung zeigen sich vor allem für die Jugendlichen. 1998 lag die Zahl derjenigen, die Zeitungen zumindest mehrmals in der Woche lasen, bei 59 %. Zwölf Jahre später sind es nur noch 44 %. Noch höher fällt der Rückgang bei den Zeitschriften aus. 1998 gaben 49 % der Jugendlichen an, zumindest mehrmals in der Woche Zeitschriften zu lesen, 2010 sind dies nur noch 27 % (JIM 1998, 2010).

2.2.   Neue Medien

Der heutige Medienalltag der Kinder und Jugendlichen unterscheidet sich von dem vor zehn Jahren vor allem durch die Integration neuer Technologien und Medien. Der Computer und das Internet haben die Mediennutzung revolutioniert, ihr potenzielles Anwendungsspektrum ist extrem breit gefächert: So helfen Computer und Internet heute beispielsweise bei den Hausaufgaben, sind Informationsquelle und Arbeitsmittel, dienen der Entspannung und Unterhaltung oder sind wichtige Kommunikationsplattformen.

Der Anteil der 6- bis 13-jährigen Computernutzer, die den PC mindestens mehrmals in der Woche nutzen, stieg laut KIM-Studie von 67 % im Jahr 1999 (KIM 1999) auf 88 % im Jahr 2008 (KIM 2009). Im Internet surften 1999 nur 4 % der Kinder mindestens einmal pro Woche (KIM 1999). 2008 sind es 49 % (KIM 2009). Nutzte 1998 nur knapp jeder zweite Jugendliche einen Computer täglich oder zumindest mehrmals in der Woche (JIM 1998), hat sich dieser Anteil zwölf Jahre später fast verdoppelt (JIM 2010). Noch spektakulärer ist die Entwicklung der Internetnutzung. Vor zehn Jahren lag sie bei nur 5 % (JIM 1998). Seitdem ist sie auf 90 % gestiegen (JIM 2010).

Dabei weisen Jungen und Mädchen unterschiedliche Nutzungsprofile auf – und das über alle Altersgruppen hinweg. So arbeiten beispielsweise 6- bis 13-jährige Mädchen häufiger am Computer für die Schule und nutzen stärker Lernprogramme, sie schreiben häufiger Texte und malen oder zeichnen mehr (KIM 2009). Bei den im Rahmen der JIM-Studie befragten 12- bis 19-jährigen Mädchen steht die Kommunikation im Zentrum der Beschäftigung mit dem PC (JIM 2010). Die Jungen unterscheiden sich durch eine sehr viel stärkere Fokussierung auf Spiele. Sie spielen sowohl häufiger als auch länger als die Mädchen. Insgesamt steigt die Nutzung von Computerspielen von den 6- bis 7-Jährigen zu den 12- bis 13-Jährigen an und sinkt mit zunehmendem Alter wieder (KIM 2009; JIM 2010). In diesem Alter weitet sich das gesamte Anwendungsspektrum des Computers aus. So steigt beispielsweise der Nutzungsanteil für die Recherche und Informationssuche (JIM 2010).

2.3. Die Domäne der Mädchen – Soziale Netzwerke und Kommunikation

Mit Sozialen Netzwerken wie „SchülerVZ" (gegründet im Februar 2007) oder der internationalen Variante „Facebook" (gegründet im Februar 2004) entstand in den vergangenen Jahren eine völlig neue Form der Kommunikation. Benutzer erstellen auf diesen Plattformen eine eigene Profilseite, auf der sie sich vorstellen und Fotos oder Videos hochladen können. Einmal angemeldet, können sie „Freunde" suchen, sich mit ihnen vernetzen, thematische Gruppen gründen und sich persönliche Nachrichten schicken oder chatten. Auf der sog. Pinnwand können Besucher öffentlich sichtbare Nachrichten hinterlassen. Die Netzwerke sind Kontaktbörse, Kalender und Tagebuch. Und sie ermöglichen eine neue Form zwischenmenschlichen Austauschs, die in den vergangenen Jahren vor allem bei den Jugendlichen enorm an Popularität gewonnen hat: „Während im Jahr 2009 Instant-Messenger wie ICQ oder MSN bei den Jugendlichen die häufigste Art des Informationsaustausches darstellten, stehen im Jahr 2010 die Online-Communities an erster Stelle" (JIM 2010, S. 41). 71 % (Mädchen:

75 %; Jungen: 66 %) der 12- bis 19-jährigen Internet-Nutzer besuchen laut JIM-Studie mindestens einmal pro Woche ein soziales Netzwerk. Nur 15 % der Jugendlichen verweigern sich den Sozialen Netzwerken völlig. Dabei liegt der Anteil der Nicht-Nutzer bei Jungen (20 %) höher als bei Mädchen (12 %). Die Mädchen sind nicht nur häufiger auf den Seiten der Online-Communities unterwegs, sie sind auch vielseitiger als die Jungen: Sie bewegen sich im Schnitt auf 1,8 Plattformen, die Jungen kommen nur auf durchschnittlich 1,4 Angebote. Die international ausgerichtete Plattform Facebook, die primär für Erwachsene konzipiert wurde und keinen Altersbeschränkungen unterliegt, scheint besonders auf Schülerinnen (44 %) eine hohe Anziehungskraft auszuüben (Jungen: 31%) (JIM 2010).

Nicht nur für die Jugendlichen spielen die Sozialen Netzwerke eine Rolle. Auch für die Kinder haben sie Relevanz. Laut KIM-Studie klickten immerhin 16 % der Kinder 2008 bereits mindestens einmal pro Woche auf die Seiten von SchülerVZ und Co. Auch hier sind mehr Mädchen (19 %) als Jungen (14 %) aktiv (KIM 2009).

Soziale Netzwerke sind eine Möglichkeit, sich zu präsentieren, sich auszuprobieren und mit der eigenen Identität zu spielen. Ihr Erfolg beruht nicht zuletzt darauf, dass die Nutzer freizügig Privates preisgeben. So haben beispielsweise drei Viertel der jugendlichen Internet-Nutzer Informationen über Hobbys oder andere Aktivitäten im Netz hinterlegt und knapp zwei Drittel haben Fotos oder Videos von sich selbst eingestellt (JIM 2010).

2.4. Das Revier der Jungen – Computerspiele und Spielkonsolen

Neben den Sozialen Netzwerken wird die öffentliche Debatte rund um Computer und Internet immer wieder stark vom Thema „Spiele" beherrscht. Die Vielfalt der Computer- und Videospiele auf dem Markt ist enorm. Jährlich erscheinen rund 3.100 neue Spiele für PC oder Konsole (USK 2010). Das Spektrum reicht von einfach strukturierten Denkspielen und Brettspielumsetzungen über anspruchsvolle Management- und Strategiespiele bis hin zu komplexen Rollenspielen und gewalthaltigen Ego-Shootern. Viele Spiele können seit dem Siegeszug des Internets mit anderen gemeinsam online gespielt werden und sind dadurch noch vielschichtiger und reizvoller geworden.

Ganz besondere Anziehungskraft üben die Spiele offensichtlich auf männliche Kinder und Jugendliche aus: In der Gruppe der 6- bis 13-Jährigen spielen 65 % der Jungen (und 47 % der Mädchen) mindestens einmal pro Woche Computerspiele. Ein ähnliches Bild zeigt sich in dieser Altersgruppe für die Konsolenspiele (KIM 2009). Die Jugendlichen spielen insgesamt etwas weniger als die Kinder, dafür ist der Unterschied zwischen Jungen und Mädchen in Bezug auf die Nutzungsfrequenz bei ihnen stärker ausgeprägt: Fasst man alle Spiele-Optionen zusammen, so nutzen insgesamt 35 % der Jugendlichen mindestens mehrmals pro Woche elektronische Spiele (Jungen: 55 %, Mädchen: 14 %) (JIM 2010).

Die Jungen spielen nicht nur öfter sondern auch intensiver als die Mädchen. So geben bezogen auf die Grundgesamtheit der Spieler 27 % der 6- bis 13-jährigen Jungen an, täglich mehr als eine Stunde zu spielen. Bei den Mädchen sind dies nur 13 % (KIM 2009). Auch bei den 12- bis 19-Jährigen spielen die Jungen deutlich länger: Unter der Woche kommen sie auf durchschnittlich 104 Minuten, die Mädchen dagegen nur auf rund 45 Minuten. Am Wochenende weiten sie zudem ihre Spielzeit sehr viel stärker aus (132 Min.), als die Mädchen (56 Min.) (JIM 2010).

Ein häufig diskutiertes Thema in diesem Zusammenhang ist die exzessive Computerspielnutzung. Das Kriminologische Forschungsinstitut Niedersachsen (KFN) konnte im Jahr 2009 die erste nationalrepräsentative epidemiologische Untersuchung zu exzessivem Spielverhalten und Computerspielabhängigkeit für die Altersstufe der 15-Jährigen in Deutschland präsentieren. Demnach weisen 4,3 % der Mädchen und 15,8 % der Jungen ein exzessives Spielverhalten mit mehr als 4,5 Stunden täglicher Computerspielnutzung auf, das bedeutet, dass 90 % der Jugendlichen weniger Zeit mit Computerspielen verbringen (siehe **Abb. 3**).

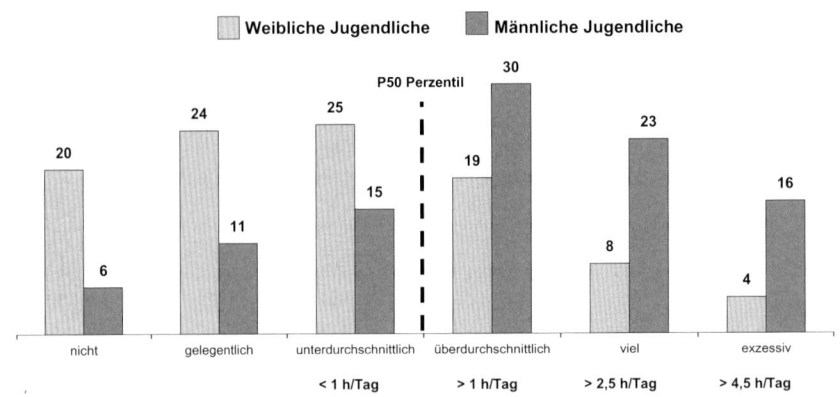

Abbildung 3: Aufteilung der 15-jährigen Jungen und Mädchen auf die Nutzergruppen der Computerspieler (Anteile in Prozent, n = 44.129, gewichtete Daten).

Zur Bestimmung einer bestehenden Computerspielabhängigkeit kam eine Computerspielabhängigkeitsskala zum Einsatz, die sich eng an die Klassifikation der stoffgebundenen Abhängigkeit des ICD-10 anlehnt. Hierbei spielt die Spielzeit keine Rolle, sondern Kriterien wie Kontrollverlust, Spielen trotz negativer Konsequenzen und Einengung des Denkens und Verhaltens. Dabei wurden 3 % der Jungen und 0,3 % der Mädchen als computerspielabhängig und weitere 4,7 % der Jungen und 0,5 % der Mädchen als gefährdet diagnostiziert (Rehbein et al. 2009).

Jungen und Mädchen unterscheiden sich nicht nur in Bezug auf die Nutzungsintensität, sondern auch hinsichtlich der genutzten Spiele. Bei den 6- bis 13-Jährigen zeigt sich folgendes Bild: „Insgesamt favorisieren Jungen sehr viel häufiger als Mädchen Sport-, Adventure- und Actionspiele. Mädchen begeistern sich in stärkerem Umfang als Jungen für Strategie-, Fun- bzw. Gesellschafts- und Lernspiele" (KIM 2009, S. 31). Gefragt nach ihren drei Lieblingsspielen nennen 28 % der 12- bis 19-jährigen männlichen Spieler das Sportsimulationsspiel „FIFA". Auf den folgenden Rängen finden sich mit „GTA" (15 %), „Call of Duty" (13 %), „Counter Strike" und „Need for Speed" (je 12 %) sowie „Battlefield" (5 %) – Spiele mit zum Teil hohem Gewaltpotenzial. Für 11 % zählt „World of Warcraft" zu den liebsten Spielen. Bei den jugendlichen Spielerinnen liegt das Simulationsspiel „Die Sims" mit weitem Abstand auf Platz 1 (36 %). Vergleichsweise harmlos geht die Rangliste der Mädchen weiter: „Singstar" (14 %), „Wii Sports" (13 %), Spiele aus der „Mario"-Serie, die ein breites Feld von Renn-, Party- und Geschicklichkeitsspielen abdecken (je 11 %), das Denk-Spiel „Solitär" (8 %) und „Wii Fit" (5 %) (JIM 2010).

3. Zusammenfassung

Zusammenfassend lässt sich festhalten, dass das Mediennutzungsverhalten von Kindern und Jugendlichen – vor allem ausgelöst durch technische Neuerungen – permanenter Veränderung unterworfen ist. Hierbei lassen sich aktuell vor allem folgende Tendenzen beobachten:

- Die Nutzung klassischer Medien ist in den vergangenen zehn Jahren weitestgehend stabil geblieben.
- Neue Medien wie Computer, Internet und Handy haben die Mediennutzung verändert und gehören heute selbstverständlich zum Alltag von Kindern und Jugendlichen, bergen aber auch Gefahren.
- Durch technische Neuerungen haben sich vor allem die Nutzungs- und Zugangswege, aber nicht so sehr die Inhalte verändert.
- Neue Kommunikationsmöglichkeiten sind entstanden und werden vor allem von Jugendlichen intensiv genutzt.
- Das Freizeitverhalten der Kinder und Jugendlichen war noch nie in so hohem Maß von Bildschirmmedien dominiert.

Literatur

BRAVO (2010) Mediadaten BRAVO. (http://www.bauermedia.com/bravo.0.html , Zugriff am 14.12.2010).

Feierabend S, Mohr I (2004) Mediennutzung von Klein- und Vorschulkindern. Ergebnisse der ARD/ZDF-Studie „Kinder und Medien 2003". Media Perspektiven 9: 453–461. Informationsgemeinschaft zur Feststellung der Verbreitung von Werbeträgern e.V. (2010) IVW Online Nutzungsdaten BRAVO.de. (http://ausweisung.ivw-online.de/i.php?s=2&a=87574, Zugriff am 14.12.2010).

Klingler W (2008) Jugendliche und ihre Mediennutzung 1998 bis 2008. Media Perspektiven12: 625–635.

Medienpädagogischer Forschungsverbund Südwest (1998–2010) KIM- und JIM-Studien. (http://www.mpfs.de, Zugriff am 05.01.2011)

Mößle T., Kleimann M, Rehbein F (2007) Bildschirmmedien im Alltag von Kindern und Jugendlichen: Problematische Mediennutzungsmuster und ihr Zusammenhang mit Schulleistungen und Aggressivität. Baden-Baden: Nomos.

Mößle T, Kleimann M, Rehbein F, Pfeiffer C (2010) Media Use and School Achievement – Boys at Risk? British Journal of Developmental Psychology 28: 699–725.

Rehbein F, Kleimann M, Mößle T (2009) Computerspielabhängigkeit im Kindes- und Jugendalter. Empirische Befunde zu Ursachen, Diagnostik und Komorbiditäten unter besonderer Berücksichtigung spielimmanenter Abhängigkeitsmerkmale (Forschungsbericht No. 108). Hannover: KFN.

Statistisches Bundesamt (Hrsg.) (2005) Datenreport 2004. Zahlen und Fakten über die Bundesrepublik Deutschland. Bonn: Bundeszentrale für Politische Bildung.

Unterhaltungssoftware Selbstkontrolle (2010) Statistik Unterhaltungssoftware Selbstkontrolle: Jahresbilanz 2009. (http://www.usk.de/pruefverfahren/statistik/, Zugriff am 03.11.2010).

Der Einfluss der Medien- und Computernutzung auf die Entwicklung des kindlichen und jugendlichen Gehirns

Gerald Hüther

1.   Einleitung

In einer Zeit, in der wissenschaftliche Untersuchungen immer häufiger nur noch durchgeführt werden, um in möglichst kurzer Zeit möglichst viele Forschungsergebnisse publizieren zu können, fällt es schwer, den Überblick zu behalten und eine Matrix tieferen Verständnisses der Prozesse herauszubilden, in die all diese vielen Einzelbefunde einzuordnen sind. Das gilt für alle Wissenschaftsdisziplinen, aber ganz besonders für diejenigen, die sich der Beobachtung und Vermessung bestimmter Effekte als Folge bestimmter Interventionen verschrieben haben. Nirgendwo lassen sich mehr solche Einflüsse beschreiben und öffentlich vermarkten als in den sog. Life Sciences, und hierzu zählt leider auch die Forschung zum Einfluss der Nutzung digitaler Medien auf das sich entwickelnde Gehirn.

Fast nach Belieben kann sich jeder Interessent aus dem dazu in den letzten zwei Jahrzehnten erhobenen und publizierten Befunden aussuchen, was ihm gefällt oder was am Besten zu dem passt, was er gern als wissenschaftlich objektive Erkenntnis zitieren und verbreiten möchte: Medienkonsum verbessert oder verschlechtert die Reaktionsfähigkeit und die Aufmerksamkeit, Computerspiele erhöhen die Gewaltbereitschaft oder auch nicht, Fernsehen macht dumm oder aber schlau. All das hat mit objektiver Wissenschaft nichts mehr zu tun. Es handelt sich hier nur noch um Beschreibungen und Interpretationen von Phänomenen, die unter bestimmten Bedingungen von einem Untersucher beobachtet und gemessen worden sind, der diese Bedingungen vorher festgelegt und sein Untersuchungsdesign entsprechend gestaltet hat.

Aus solchen, auf vielfältige Weise interpretierbaren, von den subjektiven Intentionen des Untersuchers abhängigen, aus dem Kontext herausgelösten und in andere Kontexte übertragenen Einzelbefunden lassen sich einfach keine Aussagen über den Einfluss der Nutzung moderner Medien auf die Hirnentwicklung ableiten.

In diesem Beitrag wird deshalb versucht, den gegenwärtigen Erkenntnisstand über die Entwicklung des menschlichen Gehirns zu einem Bild zusammenzufügen, das es erlaubt, die Wirkung verschiedener Einflussfaktoren und Nutzungsbedingungen auf den Prozess der Herausformung und Stabilisierung der das Denken, Fühlen und Handeln eines heranwachsenden Menschen bestimmenden neuronalen Netzwerke und synaptische Verschaltungsmuster in seinem Gehirn abzuschätzen. Da es unmöglich ist, den Einfluss irgendeines äußeren Faktors auf das Gehirn zu beschreiben, ohne zu berücksichtigen, wie und unter welchen Bedingungen sich dieses Gehirn bis zu diesem Zeitpunkt bereits entwickelt und strukturiert hat, beginnt diese Darstellung bereits dort, wo noch gar kein Medienkonsum stattgefunden hat, wo aber die wesentlichen Weichen für die weitere Hirnentwicklung – und die spätere Anfälligkeit für Ersatzbefriedigungen durch Medienkonsum – gestellt werden.

2. Die Strukturierung des sich entwickelnden Gehirns

Die notwendige Offenheit des sich entwickelnden Gehirns für strukturierende Einflüsse aus der äußeren Welt hat zwangsläufig zur Folge, dass es auch Einflüssen ausgesetzt werden kann, die die Integrität seiner inneren Struktur und Organisation bedrohen. Die genetischen Programme, die die Ausformung eines so offenen und daher enorm störbaren Hirns ermöglichen, konnten nur unter der Voraussetzung entstehen und im Genpool des Menschen verankert werden, dass derartige Störungen so gut wie nie vorkamen. Hand in Hand mit der Öffnung der anfangs noch recht starren genetischen Programmierung der Hirnentwicklung mussten im Lauf der Evolution also immer effizientere Mechanismen zum Schutz des sich entwickelnden Hirns vor äußeren Störungen entwickelt werden. Neben dem bereits bei den Säugetieren „erfundenen" Schutz der Nachkommen durch Verlagerung der störanfälligsten Entwicklungsschritte in den Mutterleib, wurden bei den Primaten und insbesondere beim Menschen Sicherheit bietende Bindungen und in dieser Verbundenheit gemachte soziale Erfahrungen zur entscheidenden Voraussetzung für die Ausbildung lernfähiger, plastischer Gehirne.

Das Grundprinzip, nach dem sich unser Gehirn in seiner individuellen Einzigartigkeit herausformt, ist eigentlich sehr einfach: es wird am Anfang immer mehr bereitgestellt, als irgendwo auf dieser Welt von irgendeinem Menschen jemals tatsächlich gebraucht wird. Schon vorgeburtlich ist bei uns allen ein beträchtlicher Überschuss an Nervenzellen produziert worden, von denen schließlich aber nur diejenigen erhalten geblieben sind, die auf irgendeine Weise in funktionelle Netzwerke eingebunden werden konnten. Der Rest wurde wieder abgebaut. Das war im Durchschnitt etwa ein Drittel. Die meisten Nervenzellen, also etwa ein Drittel mehr, hatten wir also in unserem Gehirn, als wir noch in einem embryonalen Zustand waren.

Das gleiche Prinzip der Selbstorganisation wird auch genutzt, um all jene neuronalen Verknüpfungen und synaptischen Netzwerke aufzubauen, mit deren Hilfe all das gesteuert wird, was uns später hilft, uns in unserer jeweiligen Lebenswelt zurecht zu finden. Wieder werden zunächst riesige Überschüsse an Fortsätzen, Verknüpfungen und Kontakten zwischen den Nervenzellen in den verschiedenen Bereichen des Gehirns bereitgestellt. Stabilisiert und in funktionelle Netzwerke eingebunden werden davon aber nur all jene Verknüpfungen, die tatsächlich gebraucht und benutzt werden. Der Rest wird wieder abgebaut.

Im Gehirn beginnt die Bereitstellung dieses Überschusses an Vernetzungsangeboten im Rückenmark und im Stammhirn, dann kommen die verschiedenen Bereiche des Mittel- und Zwischenhirns an die Reihe, danach der Kortex und zum Schluss entsteht diese Überfülle an Vernetzungsoptionen in der präfrontalen Rinde, dem Frontallappen. „Ausgejätet" wird das, was nicht gebraucht wird, ebenfalls in dieser zeitlichen Reihenfolge, von hinten unten im Gehirn nach vorn oben.

Die ersten funktionell relevanten Erregungsmuster werden in den tieferen und älteren Bereichen im Gehirn durch die aus dem eigenen Körper ankommenden Signalmuster aufgebaut. Das sind Erregungsmuster aus den verschiedenen Körperorganen, von der Körperoberfläche und aus den unterschiedlichen Muskelgruppen. Immer dann, wenn beispielsweise der Arm des ungeborenen Kindes zuckt, entsteht im Gehirn ein spezifisches Erregungsmuster, und je häufiger dieses Muster aufgebaut wird, weil der Arm wieder zuckt, desto stabiler wird es. Und je koordinierter diese stabiler gewordenen Vernetzungen im Gehirn die Bewegungen dieses Armes nun selbst wieder steuern können, desto präziser werden diese Armbewegungen. Am Ende der Schwangerschaft kann man dann beobachten, wie das ungeborene Kind mit Hilfe dieser nutzungsabhängig herausgeformten, seine Armbewegungen steuernden Vernetzungen in der Lage ist, seinen Daumen gezielt in den Mund zu stecken. Ist kein Arm da, kann sich im Gehirn auch keine solche Repräsentanz zur Steuerung der Armbewegungen herausbilden.

Zug um Zug werden auf diese Weise die komplizierten Nervenzellverschaltungen in den verschiedenen Regionen aufgebaut. Die von den Sinnesorganen ankommenden Erregungsmuster werden dabei benutzt, um immer stabilere und zunehmend komplexer werdende „innere Bilder" in Form bestimmter Verschaltungsmuster in den verschiedenen Hirnregionen zu verankern. Das gilt nicht nur für das Sehen und die Verankerung innerer „Sehbilder", sondern ebenso für das Tasten und die Herausbildung innerer „Tast- und Körperbilder", für das Hören und die Entstehung entsprechender „Hörbilder" und das damit einhergehende Verstehen und Verankern von Sprache, letztlich auch für das Interesse am Zuhören. Auf gleiche Weise entwickelt sich die Fähigkeit, aus Gerochenem innere „Geruchsbilder" anzulegen und mit anderen Sinneswahrnehmungen und den dadurch erzeugten inneren Bildern zu verbinden. Ja sogar die von den Muskeln bei Veränderungen ihres Tonus zum Gehirn weitergeleiteten Signale werden benutzt, um innere Repräsentanzen von komplexen Bewegungsabläufen, gewissermaßen innere „Bewegungs- und Handlungsbilder" im sensomotorischen Kortex anzulegen und bei Bedarf abzurufen.

Diejenige Hirnregion, in der all diese komplexen, nutzungsabhängigen neuronalen Verschaltungen letztendlich zusammenlaufen, ist eine Region, die sich beim Menschen zuletzt und am langsamsten entwickelt, und die auch bei unseren nächsten tierischen Verwandten weitaus kümmerlicher ausgebildet ist. Anatomisch heißt sie Frontal- oder Stirnlappen. Sie ist in besonderer Weise daran beteiligt, aus anderen Bereichen des Gehirns eintreffende Erregungsmuster zu einem Gesamtbild zusammenzufügen, und auf diese Weise von „unten", aus tieferliegenden und früher ausgereiften Hirnregionen eintreffende Erregungen und Impulse zu hemmen und zu steuern. Ohne Frontalhirn kann man keine zukunftsorientierten Handlungskonzepte und inneren Orientierungen entwickeln, kann man nichts planen, kann man die Folgen von Handlungen nicht abschätzen, kann man sich nicht in andere Menschen hineinversetzen und deren Gefühle teilen, auch kein Verantwortungsgefühl empfinden. Unser Frontalhirn ist diejenige Hirnregion, in der wir uns am deutlichsten von allen Tieren unterscheiden.

3. Die Bedeutung emotionaler Reaktionen für neuronale Strukturierungsprozesse

Was für ein Gehirn ein Kind „bekommt", hängt also davon ab, wie und wofür es sein Gehirn benutzt. Bestimmt wird das allerdings nicht von all dem, was ein Kind in seiner jeweiligen Lebenswelt vorfindet, sondern durch das, was ihm davon für seine eigene Lebensbewältigung als besonders bedeutsam erscheint. Das ist bei allen Kindern zunächst die Steuerung eigener Körperfunktionen und Bewegungsabläufe, später die Gestaltung seiner Beziehungen zu seinen primären Bezugspersonen und erst danach die schrittweise Entdeckung und Gestaltung seiner immer komplexer werdenden Lebenswelt. Dabei macht jedes Kind zwei Grunderfahrungen, die tief in seinem Gehirn verankert werden: Die Erfahrung engster Verbundenheit und die Erfahrung eigenen Wachstums und des Erwerbs eigener Kompetenzen. Diese beiden Grunderfahrungen bestimmen als Grundbedürfnisse seine künftigen Erwartungen. Zeitlebens sucht jeder Mensch deshalb nach Beziehungen, die es ihm ermöglichen, sich gleichzeitig als verbunden und frei zu erleben. Nur wenn diese beiden Grundbedürfnisse gestillt werden können, ist ein Kind – und später ein Erwachsener – in der Lage, die in seinem Gehirn bereitgestellten vielfältigen Vernetzungsangebote auf immer komplexer werdende Weise zu nutzen und ein entsprechend komplex vernetztes Gehirn zu entwickeln.

Wenn eines dieser beiden Grundbedürfnisse nicht gestillt werden kann, leiden das betreffende Kind und später der betreffende Erwachsene an einem Mangel. Weil die betreffende Person nicht das findet, was sie braucht, kann sie nur noch versuchen, sich das zu verschaffen, was sie bekommen kann. Ersatzbefriedigungen nennt man das, was nun fortan zunehmend an Bedeutung für die betreffende Person gewinnt und dazu führt, dass ihre ursprüngliche Offenheit, Beziehungsfähigkeit, uneingeschränkte Neugier und Gestaltungslust in eine bestimmte Richtung gelenkt wird.

Immer dann, wenn ein Kind etwas Neues entdeckt oder eine Herausforderung meistert und sich darüber begeistert, wenn es ihm also unter die Haut geht und es etwas besonders gut hinbekommen hat, wird im Mittelhirn eine Gruppe von Nervenzellen erregt. Die schütten dann an den Enden ihrer langen Fortsätze einen Cocktail sogenannter neuroplastischer Botenstoffe aus. Die bekanntesten dieser neuroplastischen Botenstoffe heißen Adrenalin, Noradrenalin und Dopamin, aber auch Peplide wie Endorphine und

Encephaline gehören dazu. Sie alle lösen auf die eine oder andere Weise in nachgeschalteten Nervenzellen eine rezeptorvermittelte Signaltransduktionskaskade aus. Das neurobiologische Signal der Begeisterung wird so bis in die Zellkerne der nachgeschalteten Nervenzellen weitergeleitet. Dort kommt es dann zur verstärkten Abschreibung von bestimmten Genen, und daraufhin beginnen diese Nervenzellen vor allem solche Eiweiße vermehrt herzustellen, die für das Auswachsen neuer Fortsätze und für die Herausbildung neuer Nervenzellkontakte gebraucht werden.

Auf diese Weise werden all jene neuronalen Netzwerke ausgebaut und verstärkt, die im Hirn aktiviert worden sind, um genau das zustande zubringen, was dieser betreffenden Person so ganz besonders am Herzen lag und worüber sie sich deshalb auch so sehr begeistert hat.

Genau das ist es, was die Hirnforscher damit meinen, wenn sie sagen, dass das Gehirn so wird, wie und wofür man es mit Begeisterung benutzt. Und deshalb ist es auch nicht die Umwelt, sondern die subjektive Bewertung, also das, was das betreffende Kind oder der betreffende Erwachsene in dieser jeweiligen „Umwelt" wichtig findet, wofür er oder sie sich interessiert und begeistert. Wenn wir also wissen wollen, wieso Menschen so werden, wie sie werden, oder wie sie so geworden sind, wie sie sind, müssen wir herausfinden, was ihnen in der Vergangenheit wichtig war, was ihnen jetzt wichtig ist und was ihnen in Zukunft möglicherweise besonders wichtig sein wird. Denn nur für das, was einem Menschen wichtig ist, kann er sich auch begeistern, und nur wenn sich ein Mensch für etwas begeistert, kommt in seinem Gehirn die Gießkanne mit dem Dünger in Gang, werden all jene Netzwerke ausgebaut und gefestigt, die der betreffende Mensch in diesem Zustand der Begeisterung nutzt.

Für nichts lassen sich Menschen, auch schon als kleine Kinder mehr begeistern als für das, was wir Glück nennen. Glücklich sind Menschen immer dann, wenn sie Gelegenheit bekommen, ihre beiden Grundbedürfnisse nach Verbundenheit und Nähe einerseits und nach Wachstum, Autonomie und Freiheit andererseits stillen zu können. Wenn sie also in der Gemeinschaft mit anderen über sich hinauswachsen können. Wer das erleben darf, ist glücklich. Der ist dann auch von keinem Rattenfänger dieser Welt verführbar. Der läuft niemandem hinterher, der ihm irgendetwas verspricht. Als kleines Kind nicht und auch nicht als Erwachsener.

Gesetzt den Fall, jemand hätte ein besonderes Interesse daran, dass möglichst viele Kinder und Jugendliche ihren Ratschlägen, ihren Angeboten und ihren Vorführungen folgen, müssten sie also möglichst viel Unzufriedenheit, Leid, Frust, Ärger, Wut erzeugen. Die so behandelten Kinder und Jugendlichen würden dann bereitwillig allen Angeboten, Versprechungen und Ratschlägen folgen, wenn die nur irgendwie, und auch nur für kurze Zeit, dazu beitragen, etwas glücklicher, etwas zufriedener, etwas froher zu sein. Damit sie besonders gute Kunden und Konsumenten solcher Angebote werden, müssten die Zeit und die Gelegenheiten verknappt werden, die diesen Kindern und Jugendlichen zum gemeinsam über sich Hinauswachsen zur Verfügung steht. Die Beziehungen der Menschen müssten so organisiert werden, dass immer mehr die Erfahrung machen, dass es für sie vorteilhafter ist, wenn sie gegeneinander statt miteinander arbeiten, und die Lebenswelt von Kindern und Jugendlichen wäre so zu organisieren, dass sich der Einzelne wie ein winziges Zahnrad in einem mächtigen Uhrwerk erlebt und irgendwann die Hoffnung begräbt, in dieser komplett durchorganisierten Lebenswelt jemals etwas selbst gestalten und damit autonom und frei werden zu können. Wer das so machte, wäre ein moderner Rattenfänger und die Menschen ließen sich von seinen Angeboten immer wieder neu begeistern.

Seit etwa zehn Jahren beobachten die Hirnforscher mit Hilfe funktioneller Kernspin-Untersuchungen, dass eine Region im Gehirn von Jugendlichen immer stärker ausgeformt wird. Es handelt sich hierbei um die sog. Daumenrepräsentanz im sensomotorischen Kortex. Diese Vernetzungen werden bei diesen Jugendlichen aber nicht deshalb immer stärker ausgebaut, weil sie von ihnen beim Bedienen der Tastaturen ihrer Mobiltelefone so intensiv benutzt werden, sondern weil das mit enormer Begeisterung, also unter Aktivierung der emotionalen Zentren in ihrem Gehirn geschieht. Diese Unterscheidung ist wichtig, weil sie den Blick öffnet für das, was die Hirnentwicklung von Kindern und Jugendlichen wirklich beeinflusst: nicht die Nutzung per se, sondern die Begeisterung, mit der bestimmte Nutzungsmuster immer wieder aktiviert werden, wenn sie digitale Medien nutzen.

4. Die Strukturierung des sich entwickelnden Gehirns durch die Begeisterung von Kindern und Jugendlichen über die Einsatzmöglichkeiten moderner Medien als Werkzeuge zur Lebensgestaltung

Die Frage nach dem Einfluss der Nutzung digitaler Medien auf die Hirnentwicklung lässt sich also nur beantworten, indem man herauszufinden versucht, wofür sich junge Menschen (und Erwachsene) eigentlich begeistern, wenn sie diese Medien benutzen. Manche sind davon begeistert, dass es sich dabei um außerordentlich wirksame und extrem gut nutzbare Werkzeuge handelt, mit deren Hilfe es möglich ist, ein Werk zu schaffen, also etwas zu vollbringen, was dazu dient, Informationen zu sammeln, Kontakte zu knüpfen, Berechnungen durchzuführen, Wissen zu erwerben, sich mit anderen zu vernetzen, Aktionen zu planen und Projekte vorzubereiten und umzusetzen. Wenn Kinder und Jugendliche digitale Medien dafür einsetzen und wenn sie sich darüber begeistern, wie gut sie sich dafür eignen, passt sich ihre neuronale Konnektivität extrem schnell an die Erfordernisse an, die ihnen diese Art der Nutzung abverlangen. Sie werden oft bereits als Kinder zu kompetenten Nutzern dieser Werkzeuge. In ihrem Hirn wurden all jene Vernetzungen sehr effizient ausgebaut und gefestigt, die gebraucht wurden, um z. B. visuelle Eindrücke schnell zu verarbeiten und mit bestimmten motorischen Handlungsmustern (mouseclicks) zu verknüpfen, das Erkennen und Erfassen von Bildern und Texten zu beschleunigen, die

Struktur und Logik von Computerprogrammen zu erfassen und für eigene Absichten zu nutzen.

Solange moderne Medien in dieser Weise als Werkzeuge und praktische Hilfsmittel benutzt werden, um sich besser in der Welt zurechtzufinden, um Probleme zu lösen und Herausforderungen zu meistern, die das reale Leben für Kinder und Jugendliche bereithält, sind die Auswirkungen auf die Hirnentwicklung ähnlich zu bewerten, wie die Auswirkungen aller bisher für die Lebensgestaltung auch schon eingesetzten Hilfsmittel und Werkzeuge.

Ob es sich um den Einsatz von Faustkeilen, von Hammer und Schraubenzieher, von Telefon oder Rechenschieber oder eben von Laptop und Internet handelt, immer passt sich das Gehirn an die mit der Nutzung dieser Werkzeuge einhergehenden besonderen Anforderung an – nicht automatisch, aber immer dann, wenn sich Kinder und Jugendliche dafür begeistern.

Computer steuern Maschinen, sie führen komplizierteste Rechenoperationen aus, sie machen Informationen weltweit zugänglich, sie ermöglichen die Kommunikation weltweit und erlauben natürlich die Speicherung und den Austausch ungeheurer Datenmengen rund um den Globus.

Das alles bedeutet eine immense Entlastung des menschlichen Gehirns als Informationsspeicher und Steuerinstrument, so wie wir das im letzten Jahrhundert und in allen Generationen davor noch betrieben haben. Damit werden plötzlich Freiräume offen, es entstehen neue Möglichkeiten und Dimensionen der Entfaltung menschlicher Potentiale. Das gilt nicht nur für Kinder und Jugendliche, die diese Computer vielleicht am intensivsten nutzen, das gilt auch für ältere Menschen, denen sich mit Hilfe dieser Computer und des Internets neue, bisher unbekannte Möglichkeiten eröffnen. Computer und die digitale Datenverarbeitung sind also ein Segen und aus der heutigen Welt eigentlich überhaupt nicht mehr wegzudenken.

Bei Menschen, die sehr viel mit digitalen Medien arbeiten, entsteht automatisch eine Anpassung auf der Ebene des Sehens, das heißt eine starke visuelle Dominanz. Diese Personen sind sehr schnell bei der Erkennung von Bildern. Außerdem entwickelt sich eine ausgeprägte motorisch-visuelle Kopplung, das heißt, man sieht etwas und reagiert sehr schnell mit der Hand darauf. Die Reaktionen laufen viel rascher ab, als das früher mit unseren alten Möglichkeiten der Fall war. Die Bilderfolgen in vielen Computerspielen sind außerordentlich beschleunigt, genauso auch die Handlungssequenzen. Das sind ganz neue Anforderungen an das Gehirn, und an diese Anforderungen passt sich das Gehirn von Kindern und Jugendlichen an.

Die starke visuelle Dominanz, die schnelle motorisch-visuelle Kopplung und die rasche Reaktion waren im früheren Maschinenzeitalter weniger wichtig. Da ging es eher darum, dass klare Wirkungs-Ursache-Beziehungen erkennbar wurden. Die Kraftmaschinen machen uns das ja noch bis heute deutlich. Wenn man Bücher aus dieser Zeit liest, erkennt man, wie begeistert die Menschen über ihre ersten Dampfmaschinen gewesen sind. Damals war sehr anschaulich nachvollziehbar, wo die Kraft entstand und wohin sie übertragen worden ist. Dieses ganze Ursache-Wirkungsdenken, das wir heute noch zum Teil in den Wissenschaften anwenden, stammt aus dieser

Zeit. Mit den Computern und den Möglichkeiten, die uns diese Geräte bieten, hat sich das vollkommen geändert. Ursache und Wirkung sind nicht mehr klar zu erkennen, wir können auch nicht mehr sehen, was hinter den Bildschirmen passiert. Das macht sie für uns unüberschaubarer, weniger vorhersagbar, die Realitätsgrenzen haben sich verschoben und damit auch der Realitätsbezug. Unser Denken, unsere Wahrnehmung hat sich dieser neuen Welt angepasst. Für unser Gehirn sind komplexe Sachverhalte also weniger gut vorhersagbar, weniger gut durchschaubar, die Welt scheint mehr oder weniger unbegrenzt, Aufgaben können scheinbar bedingungslos über die Computer bewerkstelligt werden.

Das hat zwei große Konsequenzen: Zum einen geht der Sinnbezug, der Bezug zur realen Welt, zur Wirklichkeit stärker verloren. Wenn man den größten Teil seiner Zeit vor solchen computergenerierten Bilderwelten, vor virtuellen Realitäten verbringt, passt man sich auch zunehmend daran an. Der zweite wichtige Aspekt, den man nicht oft genug betonen kann, ist, dass Menschen, die zu viel Zeit vor den Computern verbringen, auch den Bezug zu sich selbst verlieren. Sie spüren ihren eigenen Körper nicht mehr richtig, die eigene innere mentale Kraft geht verloren, sie sind sehr stark – und das ist vielleicht das wesentliche Kennzeichen – auf das konzentriert und fokussiert, was in den von den Computern generierten Bilderfolgen abläuft.

Und damit kommt es zwangsläufig mit der Einführung dieser neuen Technologien zu einer Veränderung des Selbstbildes. Dazu gehört, dass Kinder und Jugendliche eine andere Wahrnehmung von sich selbst herausbilden. Die Weltbilder, die Vorstellungen von dem, was Welt ist, haben sich verändert, die Sinnbilder sind andere geworden. Sinngebende Entitäten und Zusammenhänge haben im Computerzeitalter eine andere Dimension angenommen.

Aber es gibt eine Besonderheit, die moderne Medien gegenüber allen bisher von Menschen erfundenen Werkzeugen auszeichnet: Sie lassen sich nicht nur als Werkzeuge zur Gestaltung eines Werkes einsetzen, sondern auch um Frust abzubauen, um Langeweile zu überbrücken oder um sich selbst etwas vorzugaukeln.

5.   Die Strukturierung des sich entwickelnden Gehirns durch die Begeisterung von Kindern und Jugendlichen über die Einsatzmöglichkeiten moderner Medien als Instrumente zur Affektregulation

Die modernen Medien sind Geräte, die sich für etwas benutzen lassen, für das sich bisher kein anderes Werkzeug benutzen ließ: als Instrumente zur Affektregulation. Frust, Langeweile, Ärger, Wut, Unzufriedenheit – all das verschwindet wie von Zauberhand, wenn man sich vor den Fernseher oder noch besser vor einen Computer setzt, mit dem man im Internet herumsurfen, chatten oder herumballern kann – eben zum Entspannen. Das machen auch viele Erwachsene so. Aber Kinder müssten eigentlich lernen, ihre Affekte selbst zu regulieren. Wenn sie dazu Geräte benutzen, ist das im Grunde genauso, als ob sie Drogen einnehmen – sie lernen diese eigene Affektregulation nicht, sondern lernen, ihre Affekte immer besser und am Ende nur noch mit Hilfe dieser Geräte zu kontrollieren. So werden sie von diesen Geräten abhängig.

Computerspiele, Chatrooms und das Geschwätz in Onlineforen eigenen sich besonders gut zur Affektregulation. Zu dieser Affektregulation zählt auch die ersatzweise Befriedigung ungestillter Bedürfnisse. Das Bedürfnis nach Zugehörigkeit und Verbundenheit lässt sich eben ersatzweise auch in Chatrooms und Internetforen stillen. Man hat dann das Gefühl, man sei ständig mit anderen verbunden. Davon kann man leicht abhängig werden, vor allem dann, wenn es mit der Verbundenheit in lebendigen, realen Beziehungen im täglichen Leben nicht so recht klappt.

Das andere, ebenso wichtige Grundbedürfnis, das alle Kinder haben und das sich ebenfalls sehr gut ersatzweise am Computer stillen lässt, ist der Wunsch, etwas zu leisten, sich selbst und anderen zu zeigen, dass man etwas kann.

Vor allem die Jungs leiden in unserer heutigen Lebenswelt an einem Mangel an Aufgaben, an denen sie wachsen können. Sie suchen ständig nach Herausforderungen, wollen zeigen, dass sie etwas können, dass sie autonom und kompetent sind. Und wenn wir ihnen dazu im realen Leben zu wenig Gelegenheit bieten, so nutzen sie dazu ihre Computer.

Dann stillen sie ihr Bedürfnis nach Aufgaben und Herausforderungen eben virtuell. Das funktioniert auch hirntechnisch sehr gut. Sie werden in diesen Computerspielen sehr schnell immer besser, bekommen viel Anerkennung in Form von Punkten oder innerhalb ihrer virtuellen Spielgemeinschaften. Das ist alles viel leichter und funktioniert viel besser als im realen Leben, z. B. in der Schule.

Die Verlockung, sich lieber vor den PC als auf die Schulbank zu setzen, ist also sehr groß. Wenn dann keiner kommt, der diese Jungs für Aufgaben im realen Leben begeistern kann, bleiben sie all zu leicht in ihren virtuellen Welten gefangen.

Wer täglich stundenlang in solchen Welten herumkurvt, für den wird das reale Leben dann immer uninteressanter, er findet sich dort immer schlechter zurecht.

Seine wirkliche Heimat ist dann die virtuelle Welt seiner Computerspiele.

Wer seinen Frust mithilfe von gewaltverherrlichenden Computerspielen mit großer Begeisterung abarbeitet, bei dem verknüpft sich im Hirn das dabei empfundene angenehme Gefühl mit den Bildern von Gewaltanwendung. Diese Leute bekommen dann Lustgefühle, wenn auf ihren Monitoren Menschen auf brutalste Weise gemordet, geschlachtet und zerlegt werden. Die Opfer dieser Gewalttaten werden dann kaum noch als Mitmenschen betrachtet, sie sind vernichtungswürdige Untermenschen, Verbrecher, Intriganten, hinterlistige oder arrogante Schweine, oder einfach nur Gegner.

Wenn diese jungen Computerspieler, meist handelt es sich ja um junge Männer, sich dann in der Schule oder in ihren Gemeinschaften abgewertet, ausgegrenzt, beleidigt oder zurückgewiesen erleben, kann es sehr leicht passieren, dass sie darauf mit der gleichen brutalen Gewalt reagieren, die sie aus ihren Computerspielen kennen.

Eine weitere Folge der extensiven Nutung moderner Medien zur Affektregulation ist, dass sich durch intensives Spielen mit dem Computer die Körperrepräsentanzen verändern, das heißt, die Jugendlichen spüren ihren eigenen Körper nicht mehr. Wenn man körpereigene Signale immer weniger wahrnimmt, verkümmern letztendlich die Vernetzungen im Gehirn, die für die Wahrnehmung und Interpretation dieser Signale zuständig sind. Das wiederum findet seinen Ausdruck – und das lässt sich schon heute bei manchen Jugendlichen feststellen – in gestörtem Hunger- und Durstgefühl, das Schlafbedürfnis sinkt; in Südostasien sind bereits die ersten computerabhängigen jungen Männer vor ihren Computerspielen verhungert und vertrocknet. Sie konnten die Bedürfnisse ihres eigenen Körpers nicht mehr erkennen.

Eine weitere Konsequenz ist die mangelnde Empfindungsfähigkeit, das bedeutet ein Unvermögen, sich in andere Menschen einzufühlen, emotionale Befindlichkeiten des Gegenübers zu erkennen und durch angemessene Ausdrucksformen in Gestik oder Mimik mit anderen in Beziehung zu treten. Um das zu lernen, braucht man reale Menschen, auf die man reagieren kann und die wiederum auf einen selbst reagieren. Der Computer braucht nur die Maus, um zu erkennen, dass man etwas von ihm will. Er ist ein sehr passives Kommunikationsmedium. Man hat zwar das Gefühl, dass man mit dem PC vieles bewegen kann, aber es ist kein wirklicher Austausch, keine wechselseitige konstruktive Beziehung.

Und schließlich eine letzte Ebene, die in diesem Zusammenhang noch wichtig ist: Das Vorstellungsmögen und die Fantasie. In dem Maße, wie junge Menschen in Computerwelten ihre Fantasie ausleben, entstehen andere Vorstellungsbilder und Weltbilder und Möglichkeiten, ihrer Fantasie freien Lauf zu lassen. Ein ganz wesentlicher Aspekt ist der, dass man vor dem Computer eigentlich immer gezwungen ist, auf das, was der Computer an Bildern generiert – beim Fernsehen ist das ähnlich –, zu reagieren. Man selbst hat keine Möglichkeit, seine Fantasie spielen zu lassen, wie das beispielsweise beim Lesen der Fall ist, wo man sich eigene Gedanken zum Geschriebenen machen kann und eigene Bilder entwickelt. Die schnellen Bilderfolgen unserer virtuellen Welten reißen uns förmlich mit wie in einem Strom. Für die eigene Fantasie bleibt meistens weder Zeit noch Raum.

6. Prävention

Interessanterweise werden aber nicht alle, sondern nur ganz bestimmte Nutzer digitaler Medien besonders anfällig für die Sogwirkung digitaler Medien zum Zweck der Affektregulation. Es sind vor allem diejenigen, die in ihren Herkunftsfamilien, im Kindergarten und Schulen, auf Universitäten und im Berufsleben nur wenig Gelegenheit gefunden hatten, sich selbst als Entdecker und Gestalter im realen Leben zu erfahren und gemeinsam mit anderen über sich hinauszuwachsen. Es sind diejenigen, die sich nicht gesehen fühlten, die den Erwartungen ihrer Eltern und Lehrer nicht entsprachen, die nicht so funktionierten, wie sie sollten. Die suchen die Erfüllung ihrer Sehnsüchte besonders gern in virtuellen Welten.

Kinder und Jugendliche erwerben ja tagtäglich neue Fähigkeiten, sammeln Wissen, machen wichtige Erfahrungen, lernen ihren Körper kennen, gestalten Beziehungen – das ist alles Arbeit, Entwicklungsarbeit. Und je kleiner die Kinder noch sind, desto intensiver arbeiten sie an sich und an ihrer Potenzialentfaltung.

Wir sollten ihnen dabei helfen, ihre Potenziale, also all das, was in ihnen steckt, auch wirklich entfalten zu können. Dazu brauchen sie keine „Freizeitbeschäftigungen". Sie brauchen Aufgaben und Herausforderungen, an denen sie wachsen, sich bewähren, sich als kompetent erleben können. Und sie brauchen andere Menschen, mit denen sie sich verbunden fühlen, bei denen sie sicher und geborgen sind. Und weil sie noch nicht wissen, was wirklich gute Aufgaben zum Wachsen und gute Gemeinschaften zum Dazugehören sind, brauchen sie Vorbilder, die ihnen dabei helfen, sich nicht von allen möglichen Verlockungen und Verheißungen verführen zu lassen.

Das Erfüllen von Pflichten im Rahmen des Schulbesuches oder von Förderprogrammen ist keine Aufgabe, an der ein Jugendlicher wachsen kann. Aufgaben, an denen man wachsen kann, sucht man sich selbst. Die sind schwierig, die müssen auch schwierig sein. Und am Besten wäre es, wenn Kinder und Jugendliche Aufgaben und Herausforderungen fänden, die sich nur gemeinsam mit anderen bewältigen lassen. Dann könnten sie im realen Leben erfahren, dass sie dazugehören und dass sie gebraucht werden und dass es Freude macht, mit seinen besonderen Begabungen zum Gelingen des Ganzen beizutragen. Wenn Kinder und Jugendliche das im realen Leben erfahren könnten, brauchen sie keine Ersatzbefriedigungen in virtuellen Welten.

Teil II – Soziologische, psychologische und pädagogische Aspekte von Mediennutzung und -konsum

Gewalt und Medien

Thomas Mößle, Christina Roth, Florian Rehbein und Christian Pfeiffer

Seit vielen Jahren wird eine intensive internationale Debatte über die Auswirkungen der Nutzung gewalthaltiger Medien auf aggressive Gedanken,
Handlungen und delinquentes Verhalten geführt. In der Vergangenheit lag
der Fokus auf Fernsehen und Videos; in den letzten Jahren geht es zunehmend um die Frage, ob und in welchem Ausmaß sich die Nutzung gewalthaltiger Computer- und Videospiele auswirkt. Auch in der Medienberichter-
stattung nehmen insbesondere die Zusammenhänge mit Aggressivität und
gewalthaltigem Verhalten einen prominenten Platz ein. Oft verharrt diese
Debatte jedoch an den beiden Polen „*Mediengewalt führt zu gewalttätigem
Verhalten*" und „*Mediengewalt führt nicht zu gewalttätigem Verhalten*",
die beide in ihrer alleinigen Ausprägung sicher das Bild verfehlen.

1.   Empirische Ergebnisse

Betrachtet man die Studienlage der letzten Jahre, zeigt sich ein deutlich
differenzierteres und relativ eindeutiges Bild. Aufgrund der schnelllebigen
Weiterentwicklung und Veränderung des Spieleangebots soll hier vor allem
Bezug auf die letzten zehn Jahre genommen werden. Eine frühe Metaanalyse
von Sherry (2001) zeigte bereits zur Jahrtausendwende kleine Effekte von
Video- und Computerspielen auf Aggression ($d = .30$) mit einer Korrelation
von $r = .15$. Die amerikanischen Forscher Anderson und Bushmann (2001)
konnten für junge Erwachsene und Kinder einen positiven Zusammenhang
zwischen dem Spielen gewalthaltiger Videospiele und einem erhöhtem Ag-
gressionsniveau, erhöhtem aggressivem Affekt und erhöhter physiologischer
Erregung sowie einen negativen Zusammenhang mit prosozialem Verhalten nachweisen. Eine metaanalytische Aktualisierung dieser Ergebnisse
(Anderson et al. 2007) zeigte, dass methodisch saubere und elaborierte
Studien deutlichere Zusammenhänge und höhere Effektgrößen erbrachten.
Eine Vielzahl aktueller Studien wurde nochmals 2010 zusammengefasst.
Diese Analyse (Anderson et al. 2010) bestätigte erneut obige Ergebnisse[1]
für westliche wie östliche Kulturkreise sowie für beide Geschlechter. Der
berechtigte und vielfach geäußerte Einwand, man dürfte nicht von einer
Korrelation im Querschnitt darauf schließen, der Konsum der Spiele sei
verantwortlich für die stärkere Gewaltbereitschaft – genauso könnte die

---

[1] Es zeigten sich positive querschnittliche wie längsschnittliche Zusammenhänge
zwischen dem Spielen gewalthaltiger Videospiele und aggressivem Verhalten
($.08 \leq r \leq .26$), aggressiven Kognitionen ($.06 \leq r \leq .22$) sowie aggressivem Affekt
($.04 \leq r \leq .30$). Ebenso zeigte sich eine Desensibilisierung ($-.07 \leq r \leq -.20$) und das
Fehlen von prosozialem Verhalten ($-.09 \leq r \leq -.18$).

Korrelation als Hinweis verstanden werden, dass Jugendliche mit erhöhter Gewaltbereitschaft stärker diese Spiele präferierten – konnte in den berücksichtigten Längsschnittstudien und Experimenten entkräftet werden. Das Spielen gewalthaltiger Computer- und Videospiele erwies sich als kausaler Risikofaktor für langfristig aggressives Verhalten, aggressive Kognitionen und verminderte Empathiefähigkeit/Desensibilisierung.

Viele weitere Studien unterschiedlichster Methodik (Querschnitt, Längsschnitt, Experiment und Metaanalyse) bestätigen die postulierten positiven Zusammenhänge zwischen dem Spielen gewalthaltiger Computer- oder Videospiele und Aggression (z. B. Anderson et al. 2008; Bushman und Huesmann 2006; Möller und Krahe 2009), aggressivem Verhalten (z. B. Anderson et al. 2004; Wallenius und Punamäki 2008), vermindertem prosozialem Verhalten, aggressiven Kognitionen und Gefühlen (z. B. Bushman und Anderson 2002), aggressivem Affekt, erhöhtem physiologischem Arousal (z. B. Carnagey et al. 2007) oder Gewaltdelinquenz (z. B. Hopf et al. 2008; Mößle et al. 2007). Im Folgenden soll auf eine kleine Auswahl dieser Studien aus dem Bereich der Experimente und Längsschnittstudien näher eingegangen werden.

1.1. Experimente

Zum Nachweis einer verminderten Empathiefähigkeit durch das Spielen gewalthaltiger Computer- und Videospiele wurden verschiedene Experimente ausschließlich mit jungen Erwachsenen durchgeführt. So erbrachten Bartholow, Bushman und Sestir (2006) den Nachweis für eine Desensibilisierung gegenüber realweltlicher Gewalt durch das Erleben von Mediengewalt anhand einer amerikanischen Stichprobe junger Erwachsener. Die Desensibilisierung wurde über spezielle Komponenten (P 300) ereigniskorrelierter Hirnpotentiale in EEG-Messungen erfasst. Ein reduziertes Signal konnte eine nachfolgende Erhöhung von aggressivem Verhalten vorhersagen. Dieses wiederum wurde über das *Noise-Blasting-Paradigm* erhoben, d. h. in einem Reaktionstest konnte der vermeintliche Gewinner den fiktiven Verlierer einem lauten Ton aussetzen. Gemessen wurden Dauer und Intensität des verabreichten Tons als Maß für Aggression (vgl. Textkasten).

Eine niederländische Studie mit jugendlichen männlichen Studienteilnehmern zeigte darüber hinaus die aggressivsten *Noise-Blastings* nach dem Spielen eines gewalthaltigen Computerspiels, wenn sich die Jugendlichen mit der Spielfigur identifizierten (Konijn et al. 2007). Auch Carnagey, Anderson und Bushman (2007) lieferten Nachweise für eine physiologische Desensibilisierung in Form von gemessenen stabilen Pulsraten und stabilen galvanischen Hautwiderständen während des Betrachtens gewalthaltiger Filme (also kein Arousal), wenn die Probanden zuvor gewalthaltige Videospiele gespielt hatten. Ferner konnte in einer Stichprobe niederländischer 10- bis 13-jähriger Studienteilnehmer gezeigt werden, dass das Spielen gewalthaltiger Spiele im Vergleich zum Sehen gewalthaltiger Videospielszenen bei Jungen zu erhöhtem aggressiven Verhalten, gemessen über Einschätzungen Gleichaltriger, führt (Polman et al. 2008).

Desensibilisierung und aggressives Verhalten – ein Experiment

Bartholow, Bushman und Sestir (2006) konnten in ihrer Studie erstmalig aufzeigen, dass sich der Zusammenhang zwischen erhöhter Gewaltspielexposition und verhaltensbezogenen Aggressionsmaßen gleichzeitig auch über physiologische Maße im Sinne einer Langzeit-Desensibilisierung gegenüber Gewaltdarstellungen findet. Die Befunde zeigen zudem, dass die durch Gewaltspiele hervorgerufene Desensibilisierung auch hinsichtlich sehr alltagsnaher Gewaltszenen (*real-life-violence*) und nicht etwa ausschließlich bei Bildern aus Gewaltspielen wirksam wird.
Setting: 39 Probanden (Durchschnittsalter 19,5 Jahre) wurden zunächst im Rahmen eines quasi-experimentellen Versuchsdesigns zu ihrer Gewaltspielnutzung befragt und aus den Angaben wurde ein Gewaltexpositionsindex errechnet. Die Probanden wurden dann mit neutralen (z. B. Bild eines Fahrradfahrers), violenten (z. B. Mann bedroht Frau mit Waffe) und negativen (z. B. Baby mit Tumor im Gesicht) Bildern konfrontiert. Gleichzeitig wurden ihre EEG-Reaktionen auf die Bilder abgeleitet und ereigniskorrelierte Potenziale der P300-Reaktion ermittelt.
Desensibilisierung: Die Probanden mit einem hohen Gewaltexpositionsindex reagierten zwar genauso stark und schnell auf die negativen Bilder, reagierten jedoch deutlich schwächer und langsamer auf die Gewaltbilder als die Probanden mit geringer Gewaltexposition. Der Zusammenhang blieb auch stabil, wenn die aggressiven Persönlichkeitsanteile der Probanden dabei kontrolliert wurden.
Aggressives Verhalten: Geringere Reaktionen auf die Gewaltbilder, wie sie vornehmlich bei den Gewaltspielern auftraten, standen wiederum mit signifikant höheren Werten in einem verhaltensnahen Aggressionstest in Beziehung. In diesem Verfahren mussten die Probanden, im Glauben gegen einen menschlichen Gegner anzutreten, möglichst schnell auf einen Hinweiston reagieren und konnten bei Erfolg ihren vermeintlichen Gegner mit einem lauten, unangenehmen Geräusch bestrafen (*Noise-Blasting-Paradigm*). Sowohl Probanden mit geringeren kortikalen Reaktionen auf Gewaltbilder (*Desensibilisierung*) als auch Gewaltspielnutzer bestraften ihren Gegner mit lauteren Tonsignalen.

1.2.   Längsschnittstudien

Finnische Forscher (Wallenius und Punamäki 2008) konnten in einer Längsschnittstudie für eine jugendliche Stichprobe zwei wichtige Zusammenhänge belegen: Erstens einen Zusammenhang zwischen digitaler Spielgewalt und tatsächlich ausgeübter Gewalt. Zweitens fanden sie aber auch eine Interaktion zwischen dem Gebrauch gewalthaltiger Videospiele und der Qualität der Eltern-Kind-Kommunikation. Eine gute Eltern-Kind-Kommunikation kann möglicherweise eine frühe Nutzung von Gewaltcomputerspielen verhindern. Eine weitere internationale wie auch interkulturelle Studie mit amerikanischen und japanischen Versuchspersonen (Anderson et al. 2008) identifizierte den Gebrauch von gewalthaltigen Videospielen für beide Kulturen als Risikofaktor für spätere erhöhte Aggression. Es zeigten sich jedoch auch deutliche Altersunterschiede dahingehend, dass die Effekte in der Jugendstichprobe geringer waren als in der Kinderstichprobe.

Deutsche Längsschnittstudien zum Einfluss von Gewalt in Computer- und Videospielen auf das Gewaltverhalten zeigen schließlich für verschiedene Personengruppen schädliche Wirkungen. So fand Möller (2006) für eine Stichprobe von Gesamtschülern eine größere Beeinflussung der Aggressivität durch den Konsum von Gewaltspielen als für den Gewaltspielekonsum durch eine aggressive Persönlichkeit. Mediationsanalysen konnten zudem zeigen, dass die Verfestigung aggressiver Tendenzen durch normative Überzeugungen vermittelt wird. In einer zweijährigen Längsschnittstudie des selben Forscherteams (Möller und Krahe 2009) fand sich zudem ein kausaler Einfluss des Gebrauchs gewalthaltiger Medien auf spätere körperliche Gewalt sowie ein direkter Zusammenhang zwischen gewalthaltigen Videospielen und aggressiven Normen. Zwischen gewalthaltigen Videospielen und einem feindseligen Attributionsbias zeigte sich ein indirekter Zusammenhang, vermittelt über aggressive Normen. Eine weitere Längsschnittstudie mit einer Hauptschulstichprobe konnte darüber hinaus den Gebrauch von gewalthaltigen Videospielen zu Beginn der Jugend als stärksten Risikofaktor für spätere gewaltsame Kriminalität im Alter von 14 Jahren identifizieren (Hopf et al. 2008). Zwischenergebnisse einer eigenen Studie zeigen schließlich ebenso einen eigenständigen kausalen Einfluss der Nutzung gewalthaltiger Videospiele (neben anderen Persönlichkeitsvariablen) auf Gewaltdelinquenz im Grundschulalter (Mößle und Roth 2009).

2.   Risikomodell gewalttätigen Verhaltens

Die empirischen Ergebnisse weisen demnach auf einen kleinen bis mittleren Zusammenhang zwischen der Nutzung gewalthaltiger Bildschirmmedien und den verschiedensten aggressions- bzw. gewaltbezogenen Variablen hin. Bei Betrachtung dieses Zusammenhangs kann aber keineswegs von einem einfachen, monokausalen Zusammenhang zwischen Gewaltmediennutzung und tatsächlich ausgeübter Gewalt ausgegangen werden. Vielmehr zeigt sich ein multifaktorieller Zusammenhang. So sind es nach eigenen

48

Forschungsergebnissen die erlebte Viktimisierung (Gewaltopfererfahrung, erlebte Gewalt im Elternhaus), Persönlichkeitsmerkmale (Risikosuche, Impulsivität, Empathiefähigkeit, Gewaltakzeptanz), Medienkonsum (Gewaltmedien und Nutzungszeiten), sowie ein delinquenter Freundeskreis und männliches Geschlecht, die insgesamt in einem komplexen Zusammenspiel mit wechselseitiger Beeinflussung eine Erklärung für gewalttätiges Verhalten liefern (siehe **Abb. 1**).

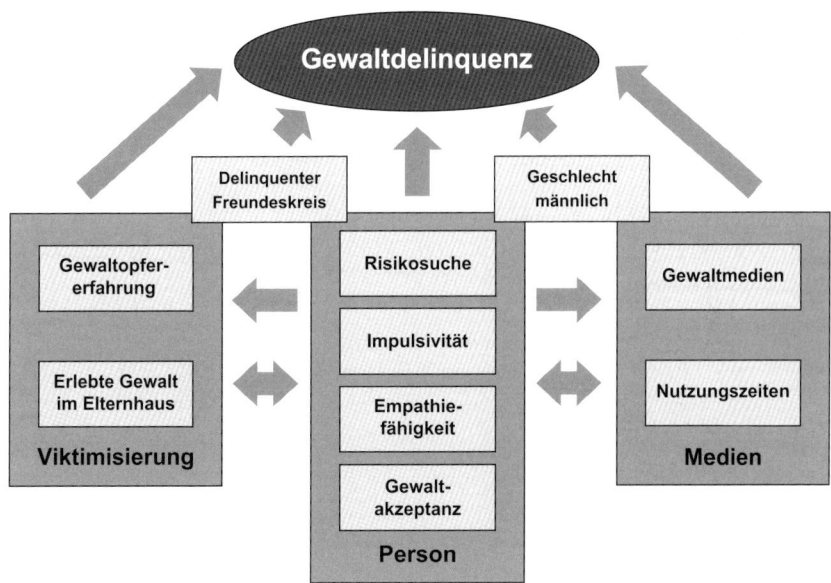

Abbildung 1: Risikomodell Gewaltdelinquenz

Das Modell aus **Abbildung 1** soll anhand eines fiktiven, zugegebenermaßen zugespitzt konstruierten Fallbeispiels erläutert werden. Dieses prototypische Fallbeispiel summiert alle Risikofaktoren für die Erhöhung gewalttätigen Verhaltens, die aus den oben beschriebenen Forschungsergebnissen deutlich geworden sind. Die biografische Beschreibung ist frei erfunden und erlaubt daher keine Rückschlüsse auf Personen.

„Hallo, mein Name ist Norman K., ich bin 12 Jahre alt und besuche nun die 6. Klasse einer Berliner Grundschule. Leider musste ich die Schule wechseln, da ich im vergangenen Schuljahr häufig andere Kinder verletzt habe, und andere dazu gezwungen habe, Fußballkarten für mich zu kaufen. In der letzten Klassenkonferenz wurde schließlich entschieden, dass ich nicht mehr auf der Schule bleiben darf. Auch mit der Polizei habe ich Ärger bekommen, da ich dabei erwischt wurde, als ich einen Mülleimer am Bahnhof angezündet und den Feuerlöscher aus der S-Bahn geklaut habe.

Alles fing damit an, dass ich zu Hause viel Ärger hatte. Mein Vater hat mich manchmal verprügelt, ich konnte gar nicht verstehen warum. Er war dann immer so komisch und hat auch Mama angeschrieen oder vermöbelt. Einmal hat er mir die Fernbedienung so fest hinterher geworfen, dass ich im Krankenhaus an der Schläfe genäht werden musste. Mama war meistens nett zu mir, aber wenn wir Streit hatten, hat sie mir auch oft eine runtergehauen. In der Schule war ich dann oft wütend und konnte mich gar nicht auf den Unterricht konzentrieren. Deswegen haben die Anderen angefangen, mich damit aufzuziehen. In der Pause hat mich Lukas aus der Parallelklasse manchmal grundlos vermöbelt. Ich musste immer lügen und den Lehrern erzählen, dass ich hingefallen bin, sonst hätte er seine älteren Freunde mitgebracht, die noch Schlimmeres mit mir gemacht hätten. Bei uns in der Straße habe ich den 15-jährigen Theo kennengelernt, der viele starke Kumpels und eine Softgun hatte. Sie haben viel Mist gebaut und Ärger mit der Polizei gehabt, weil sie ein Computerspiel und Wodka geklaut hatten und häufig in Schlägereien verwickelt waren. Aber sie haben mich beschützt, sodass ich nicht mehr so viel Angst vor Lukas haben musste. Einmal haben sie ihn sogar krankenhausreif geschlagen. Seitdem hat er mich in Ruhe gelassen. Mit Theo und seinen Freunden konnte ich viele aufregende Abenteuer erleben. In der Schule bekam ich immer Ärger, wenn ich wieder dazwischen gequatscht habe oder die Aufgaben nicht richtig durchgelesen habe. In den Pausen habe ich oft andere beim Fußballspielen angebrüllt oder angerempelt. Hauptsache ich konnte ein Tor schießen. Wenn jemand geweint hat, war mir das egal, ich musste schließlich auch Einiges aushalten. Das ganze Gerede der Erwachsenen hat sowieso nichts gebracht. Mittags, wenn ich nach Hause kam, schaltete ich den Fernseher ein, damit mir nicht so langweilig war beim Essen. Danach habe ich mich oft mit Theo und seinen Kumpels getroffen. Abends spielte ich immer mindestens zwei Stunden lang „GTA 4" oder andere Spiele ab 18 (die hat mir Theos Kumpel gebrannt), dabei konnte ich viele heldenhafte Taten vollbringen, rumballern und meine Wut auf die Anderen rauslassen. Am Wochenende haben wir oft den ganzen Tag gespielt oder runtergeladene Filme angeschaut. Am liebsten habe ich mir auch schon morgens vor der Schule etwas im Fernsehen angeschaut, dann hat Mama aber immer rumgebrüllt und mich zur Schule geschickt. So fing der Tag immer schon blöd an.

Heute frühstückt Mama immer mit mir zusammen und bringt mich rechtzeitig zum Bus. Außerdem darf ich nur noch eine halbe Stunde am Tag Computerspielen oder Fernsehen und Mama achtet immer darauf, dass es nicht zu grausam für mein Alter ist. Papa ist jetzt in einer Klinik, damit er nicht mehr so viel Alkohol trinkt und so wütend wird. Mama und ich mussten oft zum Jugendamt und zur Beratungsstelle. Ich gehe nun einmal wöchentlich zu einer Gruppe mit anderen, die auch lernen müssen, netter zu anderen Kindern zu sein. An den anderen Tagen esse ich in der Schulmensa und gehe danach zum Hort, um meine Hausaufgaben zu erledigen und mit anderen zu spielen. In der neuen Schule habe ich schon einen Freund gefunden, mit dem ich jetzt immer Dienstagabend zum Fußballtraining und am Wochenende zu Fußballspielen gehe. Das macht richtig viel Spaß. Zu Hause ist es viel besser geworden und in der Schule komme ich jetzt auch besser klar."

Auch wenn durch dieses Fallbeispiel das Bild eines multipel belasteten Kindes entstanden ist, muss an dieser Stelle noch einmal erwähnt werden, dass jedem einzelnen der genannten Faktoren, und somit auch dem Gewaltmedienkonsum, eine eigenständige Erklärungskraft für die Erhöhung der Wahrscheinlichkeit gewalttätigen Verhaltens zukommt.

3.   Theoretische Erklärungen

Eine Frage bleibt aber auch nach diesem Fallbeispiel noch offen: Wie genau kann Gewaltmedienkonsum seine Wirkung entfalten? Zur Beantwortung sollen die beiden prominentesten theoretischen Erklärungsmodelle im Folgenden kurz vorgestellt werden.

3.1.   General Aggression Model

Anderson und Kollegen (2001; 2007) entwickelten ein Rahmenmodell zur Erklärung des Zusammenhangs zwischen Gewaltmedienkonsum und aggressivem, gewalttätigem Verhalten über Skripte und Schemata (siehe **Abb. 2**). In diesem Modell kann kurzfristig der innerpsychische Erlebnis-

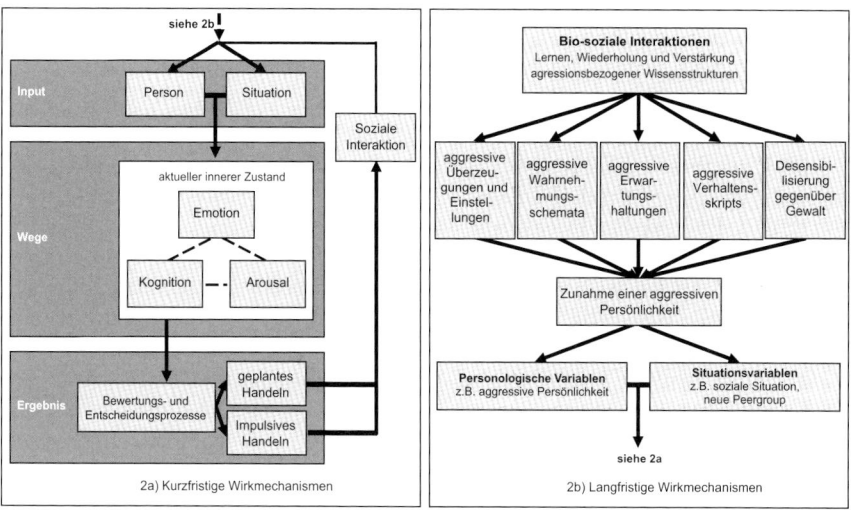

Abbildung 2: Kurzfristige (2a) und langfristige (2b) Wirkmechanismen im General Aggression Model (GAM) nach Anderson und Bushmann (2001) und Anderson et al. (2007).

zustand durch personenbezogene oder situationsbezogene Variablen (z. B. gewalthaltige Computerspiele) auf den sich wechselseitig beeinflussenden Ebenen Emotion, Kognition und Arousal verändert werden. So kann ein gewalthaltiges Computerspiel kurzfristig einen aggressionsähnlichen Zustand mit aggressiven Gedanken, Gefühlen und Aktivierungsbereitschaft auslösen. Langfristig kann dadurch die wiederholte Nutzung gewalthaltiger Medien zur Entwicklung einer aggressiven Persönlichkeitsstruktur beitragen, beispielsweise durch Desensibilisierung und einer Erweiterung aggressionsbezogener Wissensstrukturen.

3.2. Downward Spiral Model

Zur Erklärung des Zusammenhangs zwischen dem Konsum von Mediengewalt und Aggression bei Jugendlichen ziehen Slater und Kollegen (Slater et al. 2003) das *Downward Spiral Model* heran. Dieses besagt, dass sich Prädispositionen und der Konsum von Mediengewalt reziprok beeinflussen, sich gegenseitig nicht ausschließen und antisoziale, negative, zerstörerische Folgen haben.

4. Fazit und handlungsrelevanter Ausblick

Der aktuelle internationale Forschungsstand zeigt deutliche, negative Auswirkungen gewalthaltiger, altersinadäquater Mediennutzung auf Gewaltverhalten oder gewaltbezogene kognitive Aspekte im Kindes- und Jugendalter im Zusammenspiel mit anderen (Persönlichkeits-)Merkmalen. Somit besteht für Kinder und Jugendliche, die gewalthaltige Medien nutzen, ein erhöhtes Risiko, Gewalt auszuüben. Dies kann dadurch erklärt werden, dass über die gewalthaltige Mediennutzung aggressive Skripte und Handlungsschemata verankert werden, die wiederum Einflüsse auf die Persönlichkeitsstruktur haben (vgl. **Abb. 2** zum General Aggression Model). Sofern nicht ausreichend realweltliche, weniger gewalthaltige und prosoziale Modelle gelernt werden, können gewaltsame Strategien, die in der digitalen Welt zum Erfolg führen, nicht kompensiert werden. In der aktuellen Situation besteht Handlungsbedarf auf der Ebene der Prävention für die heranwachsende Generation, die noch unbelastet von Gewaltmedien ist sowie auf der Ebene der Intervention für Kinder, Jugendliche und deren Eltern, die bereits Symptome negativer Auswirkungen gewalthaltiger Medien (gewalttätiges Verhalten, schulische Leistungseinbußen sowie suchtähnliche Verhaltensweisen) zeigen.

Präventiv sollten strengere, international konsistente Prüfungen der Altersfreigaben von Filmen und Spielen vorgenommen und die Einhaltung dieser überprüft werden. Im Vorschul- und Schulalter sollten wirksame, altersangemessene Medienunterrichtskonzepte umgesetzt werden, um einen verantwortungsbewussten Umgang mit Medien zu fördern. Um Kindern wertvolle, altersgerechte Erfahrungen im realen Leben zu ermöglichen, sollten ausreichend Nachmittagsbetreuungsangebote zur Verfügung stehen, die finanziell für alle zugänglich sind und mit veränderten Familienstrukturen, wie dem zunehmenden Anteil an berufstätigen und auch alleinerziehenden Elternteilen vereinbar sind. Mediennutzung sollte im Freizeitmenü einen altersentsprechenden, angemessenen Raum finden, so dass Kinder und Jugendliche einerseits neue Medien und Techniken, sowie den Umgang damit, kennenlernen, aber auch vor unerwünschten negativen Folgen geschützt werden und im Gegenzug hilfreiche Verhaltensskripte sowie Handlungsstrategien für das reale Leben erlernen können.

Eine Beratung der Eltern stellt die Schnittstelle zwischen Prävention und Intervention dar. Eltern von jüngeren Kindern sollten frühzeitig über „Risiken und Nebenwirkungen" des (gewalthaltigen) Medienkonsums aufgeklärt werden. Darüber hinaus sollten Eltern dazu befähigt werden, Medienerziehung in einer altersgerechten Art und Weise in der Familie umzusetzen. Dafür sollten aus den Forschungsergebnissen Leitlinien für altersadäquate Limits der Nutzungsdauer und Inhalte entwickelt werden. Dies hat interventiven Charakter, wenn bereits Symptome beim Kind bemerkbar sind oder die Medienerziehung durch die Wissenserweiterung in der Elternberatung restriktiver wird. Für Kinder und Jugendliche, die bereits unkontrolliert altersunangemessene Medien genutzt haben und oben beschriebene negative Verhaltensweisen zeigen, sollte die psychosoziale Versorgung gewährleistet sein. Insbesondere Beratungsstellen, Facharztpraxen für Kinder- und Jugendpsychiatrie, Ambulanzen und stationäre Therapieeinrichtungen für Kinder und Jugendliche sollten entsprechendes Wissen und Fachpersonal für diese Problematik bereitstellen, um wirksame Interventionen anbieten zu können.

Literatur

Anderson C A, Bushman B J (2001) Effects of violent video games on aggressive behavior, aggressive cognition, aggressive affect, physiological arousal, and prosocial behavior: A meta-analytic review of the scientific literature. Psychological Science 12: 353.

Anderson C A, Carnagey N L, Flanagan M, Jr., A J B, Eubanks J, Valentine J C (2004) Violent Video Games: Specific Effects of Violent Content on Aggressive Thoughts and Behavior. In: Zanna MP (Hrsg.) Advances in Experimental Social Psychology (Bd. 36). S. 200–246.

Anderson C A, Gentile D A, Buckley K E (2007) Violent video game effects on children and adolescents. New York: Oxford University Press.

Anderson C A, Sakamoto A, Gentile D A, Ihori N, Shibuya A, Yukawa S, Naito M, Kobayashi K (2008) Longitudinal Effects of Violent Video Games on Aggression in Japan and the United States. Pediatrics 122: e1067–1072.

Anderson C A, Shibuya A, Ihori N, Swing EL, Bushman B J, Skamoto A, Rothstein H R, Saleem M (2010) Violent Video Game Effects on Aggression, Empathy, and Prosocial Behavior in Eastern and Western Countries: A Meta-Analytic Review. Psychological Bulletin 136: 151–173.

Bartholow B D, Bushman B J, Sestir M A (2006) Chronic violent video game exposure and desensitization to violence: Behavioral and event-related brain potential data. Journal of Experimental Social Psychology 42: 532–539

Bushman B J, Anderson C A (2002) Violent video games and hostile expectations: A test of the general aggression model. Personality & Social Psychology Bulletin 28: 1679–1686.

Bushman B J, Huesmann L R (2006) Short-term and long-term effects of violent media on aggression in children and adults. Archives of Pediatrics & Adolescent Medicine 160: 348–352.

Carnagey N L, Anderson C A, Bushman B J (2007) The effect of video game violence on psychological desensitization to real-life violence. Journal of Experimental Social Psychology 43: 489–496.

Hopf W H, Huber G L, Weiß R H (2008) Media Violence and Youth Violence- A 2-Year Longitudinal Study. Journal of Media Psychology: Theories, Methods, and Applications 2Konijn E A, Bijvank M N, Bushman B J (2007) I Wish I Were a Warrior: The Role of Wishful Identification in the Effects of Violent Video Games on Aggression in Adolescent Boys. Developmental Psychology 43: 1038–1044.

Möller I (2006) Mediengewalt und Aggression: eine längsschnittliche Betrachtung des Zusammenhangs am Beispiel des Konsums gewalthaltiger Bildschirmspiele. Universität Potsdam, Potsdam.

Möller I, Krahe B (2009) Exposure to Violent Video Games and Aggression in German Adolescents: A Longitudinal Analysis. Aggressive Behavior 35: 75–89.

Mößle T, Kleimann M, Rehbein F (2007) Bildschirmmedien im Alltag von Kindern und Jugendlichen: Problematische Mediennutzungsmuster und ihr Zusammenhang mit Schulleistungen und Aggressivität (1. Aufl. Bd. 33). Baden-Baden: Nomos.

Mößle T, Roth C (2009) Gewaltmediennutzung und Gewaltdelinquenz im Grundschulalter. Ergebnisse einer Längsschnittstudie. (http://www.medienheft.ch/dossier/bibliothek/d09_Games_MoessleRoth.pdf, Zugriff am 13.10.2009).

Polman H, de Castro BO, van Aken MA (2008) Experimental study of the differential effects of playing versus watching violent video games on children's aggressive behavior. Aggressive Behavior 34: 256–264.

Sherry J L (2001) The Effects of Violent Video Games on Aggression: A Meta-Analysis. Human Communication Research 27: 409–431.

Slater M D, Henry K L, Swaim R C, Anderson L L (2003) Violent Media Content and Aggressiveness in Adolescents: A Downward Spiral Model. Communication Research 30: 713–736.

Wallenius M, Punamäki R-L (2008) Digital game violence and direct aggression in adolescence: A longitudinal study of the roles of sex, age, and parent-child communication. Journal of Applied Developmental Psychology 29: 286–294.

Wie Jugendliche der „Generation 2.0" mit Computer, Internet und Smartphones umgehen – Zur Bedeutung der Neuen Medien als Gestalter eigensinniger Widerspruchszeit

Christine Morgenroth

1. Einleitung

„Meine Tochter ist nicht mehr erreichbar für mich. Tag und Nacht sitzt sie am Computer, wenn sie nicht chattet, hört sie Musik, zudem telefoniert sie ständig – und der Fernseher läuft ohnehin die ganze Zeit. Neulich kommt sie mir in einer Gruppe von Freundinnen entgegen, offensichtlich gut gelaunt. Im Näherkommen erkenne ich verdutzt, dass drei von ihnen ein Handy am Ohr haben und sich einem anderen, unsichtbaren Gesprächspartner zuwenden, nicht jedenfalls der Freundin, die neben ihr geht. Eine weitere junge Frau ist ebenfalls mit ihrem Handy beschäftigt und tippt etwas ein oder fummelt anderweitig daran herum. Sie hatten gar nichts miteinander zu tun – und mich hat sie gar nicht wahrgenommen. Muss ich mir Sorgen machen?" Diese Frage stellt kürzlich eine ratlose Mutter in einer Erziehungsberatungsstelle, deren Mitarbeiterinnen vielfach solchen Elternanfragen begegnen.

Wie wird die Beraterin mit der Anfrage umgehen und kann sie sich dabei auf wissenschaftliche Erkenntnisse beziehen? In den letzten 15 Jahren hat sich in der Jugendforschung eine Auffassung durchgesetzt, diese Lebensphase als einen *psychosozialen Möglichkeitsraum* (King 2002) zu begreifen, den Jugendliche nutzen. Diese Aktionen spielen sich in einem spannungsvollen Widerspruchsfeld ab, denn die Jugendlichen müssen die hormonell-körperlichen Veränderungen mental integrieren, den Ansprüchen einer spezifischen sozialen Situation gerecht werden und ihren eigenen Platz in der Gesellschaft finden. Je nachdem, welche dieser drei Perspektiven zum Ausgangspunkt und Fokus der Untersuchung gewählt wird, verfolgt die Jugendforschung unterschiedliche Ansätze. Es kommt darauf an, ob Entwicklungsziele im Zentrum stehen, die prozessuale Entwicklungsdynamik betrachtet wird oder Betrachtungen nach Altersstufen vorgenommen werden. Der Psychoanalytiker Erik H. Erikson hat der Phase des Jugendalters im Wesentlichen die Aufgabe zugewiesen, den Konflikt zwischen der Herausbildung einer Ich-Identität und einer drohenden Identitätsdiffusion zu bewältigen. Viel zitiert wurde sein Verständnis dieser Phase der Identitätsfindung als eine *psychosoziale Karenzzeit*, mit deren Abschluss der junge Mensch neben der individuellen psychosexuellen Entwicklung auch in der Gesellschaft diejenige „Nische findet, die wie für ihn gemacht ist" (vgl. Erikson 1966, S. 106f). Es ist immer auch eine Phase der Integration in die Gesellschaft.

Soziale Integration versteht z.B. Mechthild Bereswill gerade nicht als formale Anpassung an gesellschaftliche Vorgaben. Vielmehr wird der *Übergangsraum Adoleszenz* und „die soziale Integration Adoleszenter mit einem Zuwachs an Handlungsautonomie assoziiert", mit dem erhebliche Integrationsprobleme und Ausgrenzungsrisiken einhergehen (Bereswill 2003, S. 195). Im Bewusstsein, dass die Adoleszenz ein höchst turbulenter und widersprüchlicher Prozess ist, müssen Jugendliche in ihrem Eigensinn und ihrer Gestaltungskraft betrachtet werden – ohne dabei aus dem Auge zu verlieren, dass diese Aktivitäten ihrerseits bedingt sind durch kulturelle und soziale Dynamiken, die Ausdruck gesellschaftlicher Erwartungen und Zwänge sind, auf die Jugendliche ebenfalls reagieren (müssen). Sie sind daher weder nur Opfer der sozialen Verhältnisse noch der hormonellen Vorgänge in ihrem Körper, aber sie sind eben auch nicht frei in ihrer Reaktion – diese Handlungsautonomie will erst erworben werden.

Ich möchte diesen Versuchen, die Adoleszenz begrifflich zu fassen, einen weiteren hinzufügen, indem ich die Adoleszenz als *eigensinnige Widerspruchszeit* begreife (Morgenroth 2010), in der jede/r Adoleszente in notwendiger Egozentrik Widerspruch gegen bekannte Strukturen emotionaler und sozialer Art einlegt. Gleichzeitig bewegt er/sie sich in einem gesellschaftlichen Raum, der sich durch große Widersprüche auszeichnet. Beides muss in der Adoleszenz gelernt werden: Widerspruch einzulegen und Widersprüchen zu begegnen und sie auszuhalten. Aus dieser Dynamik erwächst das „Neue" in der Adoleszenz (King 2002) – es meint die höchst eigenständige, individuelle Persönlichkeit des jungen Erwachsenen.

Die (Fach-)Öffentlichkeit spricht in kulturpessimistischer Einschätzung von „Cyberkids" und „Digital natives" und zeichnet dabei ein Bild von einer Jugendgeneration, die die wichtigsten Stunden des Tages vor dem Computer zubringt, sich per Handy oder anderen technischen Geräten auf der Basis neuester Techniken im Netz tummelt oder sich bei einem der sozialen Netzwerke in Kontakt mit Hunderten sogenannter „"Freunde" befindet und sich über Belanglosigkeiten austauscht oder aber im schlimmeren Fall die Bankkonten harmloser Mitbürger/innen hackt. Dabei drohen Vereinzelung und Einsamkeit (vgl. exemplarisch Bergmann 2005). Es wird im Folgenden zu zeigen sein, dass dieses Bild nur bedingt der Realität entspricht. Richtig daran ist zweifellos, dass nun die ersten Generationen von Jugendlichen aufwachsen, die mit dem Internet groß geworden sind, die die Welt außerhalb der unmittelbar erfahrbaren Umgebung von Familie, Schule und Nachbarschaft nicht allein aus Büchern oder durch das Fernsehen kennen gelernt haben; die Alltagserfahrung dieser Jugendgeneration ist bereits durch und durch digitalisiert: sie kennen es nicht anders, als dass sie jederzeit die Möglichkeit haben, sich im Netz zu bewegen, die dazu nötige Software stets zu aktualisieren, aber auch die technischen Geräte immer auf dem neuesten Stand zu halten. Welche Funktion besitzen die Neuen Medien für die Adoleszenten, konkret: muss die eingangs zitierte Mutter sich Sorgen machen?

Um dieser Frage näher zu kommen, werde ich einen adoleszenztheoretischen Ansatz aus der psychoanalytischen Entwicklungspsychologie, der einzelnen Phasen der Adoleszenz bestimmte innerseelische Entwicklungsaufgaben zuweist, mit den Ergebnissen aktueller Jugendstudien konfrontieren, die Medienkonsum, Freizeitgestaltung und Werthaltungen untersuchen. Aussagen über die konkrete Bedeutung in der Entwicklung einzelner Adoleszenter lassen sich durch dieses Vorgehen selbstverständlich nicht machen; ich kann nur Lesarten von Bedeutungen vorschlagen, dies allerdings vor dem Hintergrund einer Auffassung der Adoleszenz als eigensinnige Widerspruchszeit. Die Technik dominiert immer größere Bereiche des Alltags. Auch Jugendliche verfügen in hohem Umfang über die modernsten technischen Geräte, nahezu jeder (97 %) hat ein eigenes Handy, über einen MP3-Player verfügen 84 % und 79 % haben einen eigenen Computer oder Laptop zur Verfügung.[1] Nach der jüngsten JIM-Studie des Medienpädagogischen Forschungsverbunds Südwest von 2010 haben 98 % aller Jugendlichen zwischen 12 und 19 Jahren Zugang zum Internet.[2] Nach eigener Einschätzung verbringen Jugendliche durchschnittlich 138 Minuten am Tag im Internet, das sind nur noch drei Minuten weniger als mit dem Fernsehen. Das Internet ist für sie vor allem eine Möglichkeit zur Kommunikation, mehr als die Hälfte der Teenager nutzt die Angebote der Netz-Communities ein- oder mehrmals täglich. Dabei ist (Stand 2010!) SchülerVZ der Marktführer, die Plattform Facebook kann jedoch auf einen starken Zulauf verweisen und wird bereits von mehr als einem Drittel der Jugendlichen genutzt, mit dramatisch steigender Tendenz.

Allerdings verweisen die großen Jugendstudien mit Nachdruck auf die Tatsache, dass es für Jugendliche nach wie vor ein intensives Leben jenseits des Netzes gibt. Bei neun von zehn Teenagern steht das Treffen mit Freunden ganz oben auf der Liste erwünschter Freizeitaktivitäten und 76 % der Jungen sowie 64 % der Mädchen treiben mehrmals pro Woche Sport.

Die Beziehungen zur Herkunftsfamilie sind nach wie vor bedeutsam und nehmen sogar in ihrer Bedeutung wieder deutlich zu. Wenn sie ein größeres Problem haben, wendet sich die Mehrzahl der Jugendlichen zwischen 12 und 25 Jahren an Freunde und sucht den sozialen Austausch mit vertrauten Menschen. So geben in der Shell-Studie 2010 79 % der Befragten an, dass sie sich bei Schwierigkeiten einem Freund anvertrauen, um das Problem gemeinsam zu lösen (31 % immer, 48 % häufig) und 61 % diskutieren in diesem Fall das Problem mit den Eltern oder einem anderen Erwachsenen (19 % immer, 42 % häufig). (Shell-Studie 2010, S. 227 ff). Die JIM-Studie

---

[1] Es gibt kaum noch ein Gefälle nach sozialen Schichten oder kulturellem Hintergrund, leicht noch nach Stadt und Land – das bedeutet: die Neuen Medien sind „Gleichmacher" in einem guten Sinn, sie nivellieren soziale und kulturelle Differenzen, zumindest potenziell.

[2] Dieses Institut dokumentiert in einer Studienreihe seit 1998 den Umgang Jugendlicher mit Medien in einer für Deutschland repräsentativen Stichprobe (N= 1.200 Jugendliche zwischen 12 und 19 Jahren).

verzeichnet im Vergleich der beliebtesten non-medialen Freizeitaktivitäten, die mehrmals pro Woche stattfinden, in der Zeit von 2005 bis 2010 erstaunlich geringe Veränderungen. Mit Abstand die größte Beliebtheit haben für Jugendliche von 12–19 Jahren die Treffen mit Freunden ((2010: 85 %; 2005: 88 %). Sportliche Aktivitäten haben leicht an Bedeutung gewonnen (2010: 71 %; 2005: 68 %) ebenso wie das „Chillen", also das geruhsame Nichtstun (2010: 65 %; 2005: 59 %). Besonders mag erstaunen, dass in den letzten fünf Jahren auch die Bedeutung der Familie und von gemeinsamen Unternehmungen zugenommen hat (2010: 25 %; 2005: 16 %) (alle Angaben aus JIM-Studie 2010, S. 10).

Diese Angaben taugen gewiss nicht dazu, ein düsteres Bild der Cyberkids zu bestätigen, die sich einsam vor ihrem Bildschirm isolieren. Nun ist die Adoleszenz eine überaus entwicklungsintensive Lebensphase; selbstredend macht es einen Unterschied, ob von 13-jährigen Jugendlichen oder von 19-jährigen jungen Erwachsenen die Rede ist, ob von weiblichen oder männlichen Jugendlichen. Ich werde daher im Folgenden den Versuch unternehmen, entlang einer entwicklungspsychologischen Zeitschiene und aus sozialpsychologischer Perspektive eine Interpretation der vorliegenden Befunde vorzunehmen. Ich werde mich dabei auf die Shell-Studie, die JIM-Studie sowie die BitKom-Studie Jugend 2.0[3] beziehen und dabei nach Altersgruppen differenzieren sowie fragen
- Wie viel Zeit wird in dieser Altersphase im Netz verbracht?
- Womit wird die Zeit verbracht (Netzwerke, Recherche, Surfen, Spiele)?
- Welche anderen Freizeitaktivitäten gibt es (Bücher, Zeitungen, Sport)?
- Wie intensiv ist der realweltliche Kontakt zu Freund/innen und zu Familienmitgliedern?

2. Phasen der Adoleszenz – Die zweite Individuation

Häufig findet sich in der psychoanalytischen Literatur die Adoleszenz als „zweite Chance" oder als „zweite seelische Geburt" beschrieben. Die zweite Chance besteht während der Adoleszenz darin, Konflikte aus der frühen Kindheit zu rekapitulieren und, falls sie nur unbefriedigende Lösungen gefunden haben, nach neuen Lösungsmöglichkeiten zu suchen. Sie stellt also einen weiteren, einen zweiten Schritt zur Individuation dar (vgl. Blos 2001, S. 23, Fendt 2000, S. 91, Mertens 1996).

Während in der ersten Phase der Individuation die Unterscheidung zwischen Ich und Nicht-Ich, zwischen Selbst und Nicht-Selbst vollzogen

---

[3] Shell Deutschland Holding (Hg) (2010): Jugend 2010 – eine pragmatische Generation behauptet sich. Frankfurt/M (Fischer Taschenbuch), im folgenden Shell-Studie 2010. Medienpädagogischer Forschungsverbund Südwest (Hg) (2010): JIM-Studie 2010. Jugend, Information, (Multi-)Media. Basisuntersuchung zum Medienumgang 12–19-Jähriger, im Folgenden JIM-Studie 2010.
BitKom (Hg) (2011): Jugend 2.0. Eine repräsentative Untersuchung zum Internetverhalten von 10–18-Jährigen, im folgenden Bitkom-Studie 2011.

wird, ist das zweite Individuationserlebnis während der Adoleszenz komplexer und stellt den Jugendlichen vor größere Anforderungen. Erhebliche Stimmungsschwankungen, riskante Experimente, radikale Rebellion und das Ausprobieren der eigenen Grenzen im Kampf gegen die Eltern sind Elemente dieser Selbstfindung. Oftmals geht der Ich-Identität die Feststellung dessen, was alles Nicht-Ich ist, voraus. Während dieses Ablösungsprozesses treten Gefühle von Isolierung, Vereinsamung und Verwirrung auf, die als äußerst unangenehm empfunden werden und andauern, bis die adoleszente Krise zu einer stabilen Ich-Identität gefunden hat. Dieses Verständnis von adoleszenter Entwicklung betont das Potenzial, positive Erfahrungen in späteren Lebensphasen in das Selbstverständnis des Subjekts zu integrieren. Hier geht es daher um die Frage, ob und in wie weit die sogenannten Neuen Medien diese aktuelle Gestalt mitbestimmen. Ob sie also „äußeres" Instrument zur Inszenierung adoleszenter Konflikte und Besonderheiten sind oder ob sie die „inneren, intrapsychischen" Strukturen der Jugendlichen verändern, ob sie also von den subjektiven Strukturen Besitz ergreifen und wenn ja, in welchem Umfang. Dieses Konzept ist von zentraler Bedeutung, weil es die – jugendphasenspezifische – Dialektik zwischen Innen und Außen, zwischen innerseelischen Vorgängen und äußeren, gesellschaftlich-sozialen Erfahrungen beachtet und zum zentralen Entwicklungsmotor bestimmt.

2.1.   Präadoleszenz: Fleißige Sammler

Mit dem Abschluss der Latenzperiode hat das Kind zwischen dem 5. und 10. Lebensjahr eine Entwicklung seiner kognitiven, sozialen und moralischen Fähigkeiten erreicht. Es hat ein stabiles Selbstwertgefühl entwickelt, das durch den Glauben an das eigene Können getragen wird. Durch tragfähige Identifizierungen wird das Kind von den Objektbesetzungen und ihrer wechselnden Intensität und Qualität unabhängiger (Blos 2001, S. 68), denn die elterlichen Forderungen und Verbote sind verinnerlicht worden. Daraus ist das Über-Ich entstanden, das Kind wird bereits von seiner eigenen inneren moralischen Instanz geleitet. Die Funktion der Neuen Medien in dieser Entwicklungsstufe kann eine Erweiterung des Neugierverhaltens sein, das sich auch auf die technischen Möglichkeiten von Geräten und Programmen richtet. Der Computer wird als Lernfeld genutzt, die Möglichkeiten der Computerspiele als intellektuelle Herausforderung begriffen oder auch als Zeitvertreib eingesetzt. Die Verbesserung der technischen Fertigkeiten, vielleicht sogar deren Überlegenheit gegenüber den Eltern, stärkt gewiss das Selbstwertgefühl der Kinder in der Latenzphase, gerade weil die interaktive Dimension, die Möglichkeit, eigenständig Ziele zu definieren und deren Erreichen selbst festzustellen, eine weitere Unabhängigkeit von der Bestätigung durch die Eltern oder andere Erwachsene bedeutet.

Die Präadoleszenz (10. bis 12. Lebensjahr) ist durch eine Zunahme des Triebdrucks gekennzeichnet, die sich durch eine erhöhte sexuelle Erregbarkeit zum Ausdruck bringt. Die libidinösen Energien haben allerdings noch kein neues Ziel gefunden; kennzeichnend für diese Zeit ist die Regression der Kinder und Jugendlichen auf ein prägenitales Niveau. Da direkte Triebbefriedigung aufgrund der noch kindhaften Lebensweise, aber auch aufgrund der moralischen Über-Ich-Verbote nicht möglich ist, sucht das Ich nach Abwehrformen: Typisch für diese Phase ist auf der Verhaltensebene das zielbewusste Sammeln von Gegenständen, Münzen, Zeitschriften, Unterschriften, Ablenkungen, die den Charakter von Besessenheit annehmen können. Allerdings können die Abwehrmaßnahmen vorübergehend auch zu Angstzuständen führen oder zwangsähnliche Ausdrucksformen annehmen (wie Nägel knabbern, Stottern) oder sogar zu somatischen Spannungsventilen werden (z.B. Kopfschmerzen).

Der Gebrauch der Neuen Medien kann sich auf die Sammelleidenschaft beziehen, zum Beispiel Handys betreffend. Immerhin besitzen 82 % der 10–12-Jährigen ein eigenes Handy, 57 % ist der Besitz eines modernen Handys sehr wichtig. 84 % der Jugendlichen dieser Altersgruppe haben zudem eine eigene Spielkonsole (Bitkom-Studie 2010, S.7). Es ist auch durchaus möglich, dass Programme und „Apps" gesammelt werden, um damit bestimmte Spiele zu verfolgen. Aber auch der Gebrauch sozialer Netzwerke, vermutlich im Dienste entweder gleichgeschlechtlicher Kontakte oder der Identifikation mit symbolisch hoch aufgeladenen Idolen, kann in diese Zeit fallen. Auch die sehr jungen Jugendlichen dieser Altersgruppe nutzen bereits Online-Communities (46 % sind angemeldet, 42 % nutzen aktiv), davon sind die meisten (24 %) bei SchülerVZ und 9 % bei Facebook angemeldet (Stand 2010). Nach aktuellen Prioritäten gefragt, geben 97 % der befragten Kinder an, dass sie Freunde und Familie am höchsten schätzen, unmittelbar gefolgt von guten Schulnoten (94 %), Internetzugang (86 %), eigenem Computer (76 %) und Sport (75 %). Markenkleidung (31 %) sowie die neusten Computer- und Videospiele (34 %) könnten auch die hochbedeutsame Sammelleidenschaft betreffen, stehen aber am Ende der persönlichen Prioritätenliste (Bitkom-Studie 2010, S. 9). Dazu passen die Nennungen zu den liebsten Freizeitbeschäftigungen dieser Altersgruppe: Freunde treffen (65 %) und Unternehmungen mit der Familie (43 %) stehen ganz oben, gefolgt von Sport (35 %) und Fernsehen (30 %), erst dann kommen Computer und Online-Spiele (26 %) (Bitkom 2010, S. 10).

Die große Bedeutung persönlicher Beziehungen zu Freunden und zur Familie wird sehr deutlich; ebenso eine nachdrückliche Leistungsorientierung, die sich an der Orientierung auf gute Schulleistungen bezieht. Es bietet sich an – gerade aufgrund der Tatsache, dass sich nur ein Drittel der präadoleszenten Jugendlichen mit Online-Spielen beschäftigt – die hohe Präferenz von Internetzugang und eigenem Computer oftmals im Dienst der geforderten Schulleistungen zu gewichten, d.h. dass sie für Recherchen und Informationsbeschaffung benutzt werden und weniger zum „Spielen". Auch die Nutzung der Online-Communities deutet darauf hin, dass Kontakt zu anderen Jugendlichen der eigenen Altersgruppe gesucht wird.

2.2. Frühadoleszenz: Unter Peers

Die große Bedeutung sozialer Kontakte verstärkt sich und kennzeichnet die Frühadoleszenz vom 13. bis zum 15. Lebensjahr. Weiterhin steht die reale Trennung von den „frühen Liebesobjekten" im Zentrum der mentalen Aktivitäten (Blos 2001, S. 91). Die starke Kontrolle, die das Über-Ich auf das Verhalten der Jugendlichen bislang ausübt, nimmt in dieser Zeit stetig ab. Das erklärt sich aus der emotionalen Ablösung von den Eltern, die auch Objektrepräsentanzen und die internalisierten moralischen Gebote betrifft. Werte, Maßstäbe und moralische Gesetze haben sich aus dem Einflussbereich der elterlichen Autorität gelöst, sind Ich-gerecht geworden und dort bereits autonom wirksam. Eine charakteristische Verarmung des Ichs äußert sich beim Adoleszenten in Gefühlen der Leere oder des inneren Aufruhrs; häufig erleichtern sich die Jugendlichen durch Externalisierungen in der Außenwelt (Blos 2001, S. 92). Hier kommen die Neuen Medien ins Spiel, die Ablenkung und Kurzweil anbieten und immer ohne Anstrengung verfügbar sind. Indem die ursprünglichen Liebesbindungen außer Kraft gesetzt werden, steigt die Dringlichkeit einer Bindung an neue Objekte. Freunde und Freundinnen bekommen folgerichtig in dieser Zeit eine große Bedeutung, sie werden nach narzisstischem Schema ausgewählt. Sie haben oft Eigenschaften, die der/die Jugendliche selbst gern hätte. In der Freundschaft besteht dann die Möglichkeit, an diesen Eigenschaften stellvertretend teilzuhaben (vgl. Freud 1914, S. 62).

Jugendliche in der Frühadoleszenz, also der Altersgruppe von ca. 13–15 Jahren, sind in der Regel bestens mit elektronischen Geräten ausgestattet: So haben 96 % ein eigenes Handy und 79 % einen eigenen Computer; Zugang zum Internet haben praktisch alle (Bitkom-Studie, S. 8). An der Wichtigkeit von Freunden und Familie hat sich gegenüber der jüngeren Gruppe nichts geändert (98 % Freunde, 94 % Familie). Allerdings gehört es nur noch für 23 % der Jugendlichen zu den drei wichtigsten Aktivitäten, mit der Familie etwas zu unternehmen; das waren bei den 10–12jährigen noch 43 %. Hier zeigt sich ein altersgemäßer Distanzierungsprozess. Die Beschäftigung mit Computerspielen bleibt indes nahezu unverändert (24 % der 13–15-Jährigen, zuvor 26 %). Allerdings ist ein beträchtlicher Anstieg der Internetnutzung zu verzeichnen (nur 19 % der 10–12-Jährigen, aber 46 % der 13–15-Jährigen). Ein beträchtlicher Anteil dieser Steigerung ist der Nutzung von Online-Communities geschuldet, die von der jüngeren Altersgruppe zur älteren ebenfalls sprunghaft zunimmt. So sind 46 % der 10–12-Jährigen, aber 86 % der 13–15-Jährigen in einem solchen sozialen Netzwerk angemeldet und gehören zumeist auch zu dessen aktiven Nutzern (Bitkom-Studie, S. 26). Im Durchschnitt hat jeder aktive Nutzer einer Community in dieser Altersgruppe 115 Kontakte zum Zeitpunkt der Befragung November 2010, die jüngere Altersgruppe hatte noch weniger als die Hälfte (im Durchschnitt 51 Kontakte).

Ein entsprechendes Ergebnis zeigt auch die JIM-Studie, die unter anderem die inhaltliche Verteilung der Internetnutzung nach Kommunikation

(Communities), Spiele, Informationssuche und Unterhaltung (Videos, Bilder) vornimmt. Danach steht die Kommunikation bei allen untersuchten Altersgruppen absolut im Zentrum der Aktivitäten im Internet (hier: 45 %, Spiele mit 21 %, Unterhaltung mit 22 % und Informationssuche 12 %). Die große Gruppe der Internetnutzer ist nahezu identisch mit den Nutzern der Online-Communities, denn nur 15 % nutzen sie nie, wohingegen 73 % zu den intensiven Nutzern (täglich) gehören. Das war bei den jüngeren Probanden (12–13 Jahre) noch deutlich seltener, denn hier gehörten nur 58 % zu den Intensivnutzern und immerhin 30 % interessieren sich gar nicht für die sozialen Netzwerke und nutzen sie daher nie (JIM-Studie 2010, S. 41)

Bei nicht-medialen Freizeitaktivitäten, die mehrmals die Woche stattfinden, geben immerhin 72 % der jungen Erwachsenen dieser Altersgruppe an, Sport zu treiben (JIM-Studie 2010, S. 10), allein oder gemeinsam mit Freunden. Freunde nehmen insgesamt in ihrer Bedeutung zu – und folgerichtig werden nun vermehrt die sozialen Netzwerke des Internet genutzt. Auch sie unterliegen dem Vorteil der ständigen Verfügbarkeit und haben den Vorzug einer gewissen Distanz, es gibt sehr viel größere soziale Chancen zum Experiment, sich im Kontakt zu anderen auszuprobieren. In dieser Zeit werden Freundschaftsbeziehungen gelegentlich auch homoerotisch aufgeladen, die Angst vor diesen erotischen Gefühlen kann dann zu einem abrupten Beziehungsabbruch führen. Hier bieten Plattformen wie SchülerVZ und Facebook einen Schutz vor schneller Sexualisierung oder vor möglichen Missverständnissen. Die entkörperlichte Form der virtuellen Begegnung hilft dabei, die eigene Sinnlichkeit zu kontrollieren und zu differenzieren, ohne Gefahr zu laufen, von ihr im direkten Kontakt überwältigt zu werden, in gleich- wie gegengeschlechtlichen Beziehungen.

Eine Art der Externalisierung kann aber durchaus in der besessenen Nutzung der kleinen technischen Wunder liegen, das Handy oder Smartphone wird wie ein Teil des eigenen Körpers empfunden, das bestimmte Funktionen, zum Beispiel die eines externen Gedächtnisspeichers, übernimmt. Die Jugendlichen müssen sich keine Telefonnummern merken, sie müssen nicht lernen, wie eine Land- oder Straßenkarte zu lesen ist. Die kleinen Hochleistungsgeräte übernehmen das alles. Das Smartphone wird zum sozialen Gedächtnis seiner Besitzer, ein Chip mit immenser Speicherkapazität tritt an die Stelle einer Erinnerungsspur. So erklärt sich wohl auch der verzweifelte Ausspruch eines Jugendlichen, dem bei einer Klassenfahrt sein Handy ins Wasser gefallen war: „Jetzt habe ich keine Freunde mehr."

2.3. Eigentliche Adoleszenz: Erste Liebesbeziehungen

Im Mittelpunkt der eigentlichen Adoleszenz, der Zeit vom 15.–17. Lebensjahr, steht die heterosexuelle oder auch gleichgeschlechtliche Objektbesetzung, d.h. erste ernstere Liebesbeziehungen prägen diese Entwicklungsphase. Bevor der Adoleszente zu einer reifen stabilen Liebesbeziehung fähig wird, ist eine Reihe von Veränderungen notwendig, wobei die Gefühlsreifung nicht von möglichst vielen sexuellen Erfahrungen abhängt: Die Hauptprobleme liegen in den Besetzungsverschiebungen. Bei beiden Geschlechtern ist eine deutliche Zunahme des Narzissmus festzustellen. Weil die kindlichen Objektbesetzungen ihre Bedeutung verlieren, kommt es zeitweilig zu einer Überschätzung des Selbst, einer erhöhten Selbstwahrnehmung, zu einer extremen Empfindlichkeit und Selbstbezogenheit, gelegentlich tritt ein narzisstischer Rückzug auf sich selbst und ein Verlust der Realitätsprüfung ein (Blos 2001, S. 107).

Die reale Ablösung der libidinösen Besetzungen von den Eltern führt zu einer Veränderung der Objektrepräsentanzen, die dann das gegenwärtige Verhalten des Adoleszenten seinen Eltern und ihren Vertretern gegenüber bestimmen. Daraus resultiert folgerichtig beim Adoleszenten ein enormer Objekthunger, der permanente Veränderungen, oberflächliche Bindungen und verschiedenste Identifizierungen zur Folge hat. Viele Adoleszente, die in dieser Zeit eine Neigung haben, wahllos Essen und Getränke in sich hineinzustopfen, geben auf diese Weise nicht nur physischen Bedürfnissen einen Ausdruck, sondern die Essattacken gehen einher mit dem Steigen und Fallen des Objekthungers und seiner Inkorporierungsfunktion. Das Hungergefühl nimmt in dem Moment ab, in dem ein sinnvolles und befriedigendes Objekt gefunden ist (Blos 2001, S. 108).

Die Zunahme des Narzissmus führt zu einer Entidealisierung der Eltern; jetzt neigt der Adoleszente dazu, sie zu unterschätzen und sie wie gefallene Idole zu behandeln. Dies zeigt sich an dem arroganten und rebellischen Verhalten des Jugendlichen, nicht nur im Widerstand gegen seine Eltern, sondern auch gegen Lehrer und andere Autoritätspersonen, ebenso wird die Übertretung sämtlicher Gesetze reizvoll. Die narzisstische Libido, die sonst auf die internalisierten Eltern gerichtet war, steht nun dem Ich zur Verfügung. Diese Besetzungsverschiebung muss den Jugendlichen in die Lage versetzen, sich aufgrund von tatsächlichen Leistungen so viel narzisstische Zufuhr zu sichern, wie er/sie für die Aufrechterhaltung der Selbstachtung benötigt. In den tatsächlichen Liebesverhältnissen des Jugendlichen nimmt die Identifizierung eine hervorragende Stellung ein. Der Adoleszente erlebt in dieser Zeit zum einen Trauer über den Verlust der Eltern, auf der anderen Seite nimmt nun das Verliebtsein einen hohen Stellenwert ein. Die Partnerwahl orientiert sich in dieser Phase der radikalen Ablösung häufig an Trotz- und Rachebindungen. Der Partner wird also nicht aus Liebe gewählt, sondern unbewusst dient die Wahl der Rache an den Eltern.

Die Rolle der Neuen Medien am Beispiel der Internetnutzung bleibt, so die Ergebnisse der JIM-Studie, ähnlich der vorangegangenen Altersgruppe: Die Kommunikation in sozialen Netzwerken spielt die mit Abstand wichtigste Rolle (47 % der Internetnutzer), 25 % fallen auf die Unterhaltung, 11 % auf die Informationssuche und die Bedeutung der Spiele geht deutlich auf 14 % (zuvor 21 %) zurück. Die Bedeutung der Online-Communities bleibt mit 74 % Intensivnutzer, die täglich zum Teil mehrmals ihre Community aufsuchen, im Vergleich zur nächstjüngeren Altersgruppe nahezu unverändert (73 % bei den jüngeren). Nach der Bitkom-Untersuchung haben die 16–18-jährigen Netzwerknutzer im Durchschnitt 179 Kontakte zum

Zeitpunkt der Befragung im November 2010, davon 44 „gute Freunde" (Bitkom-Studie 2010, S. 28). Die Zahl derjenigen Internetnutzer, die sich niemals in Communities aufhalten, sinkt auf knappe 11 % (JIM-Studie 2010, S. 41).

Bei nicht-medialen Freizeitaktivitäten, die mehrmals die Woche stattfinden, geben immerhin 70 % der jungen Erwachsenen dieser Altersgruppe an, Sport zu treiben (SIM-Studie 2010, S. 10). Die Bedeutung der Freunde steigt noch einmal an bei den 16–18-Jährigen, für 99 % sind die Freunde wichtig (17 %) bzw. sehr wichtig (82 %). Aber auch die Familie behält ihren hohen Stellenwert (29 % wichtig und 66 % sehr wichtig) (Bitkom-Studie 2010, S. 9). Entsprechend ist auch die liebste Freizeitbeschäftigung das Treffen mit Freunden (71 % der 16–18-Jährigen), die Nutzung des Internets (51 %) aber auch der Sport (35 %). Unternehmungen mit der Familie und gemeinsame familiäre Aktivitäten spielen eine eher geringe Rolle (22 %) Hier fällt die Diskrepanz zwischen der hohen ideellen Bedeutung und der geringen tatsächlichen gemeinsamen Aktivität auf. Die Funktion der Neuen Medien für die innere Balance der Jugendlichen in der eigentlichen Adoleszenz lässt sich recht deutlich beschreiben: Einerseits dienen sie der Ablösung von den Eltern durch die Verschiebung der Intensität und Aufmerksamkeit der jeweiligen Aktivitäten. Die Freunde und damit die sozialen Netzwerke sind absolut vorrangig. Sie dienen auf besonders vielfältige Weise der Befriedigung des Objekthungers: je mehr Freunde bei Facebook desto besser. Und immer mehr sind dort organisiert (nur 11 % haben niemals soziale Netzwerke kontaktiert). Je intensiver und also auch häufiger die Kontakte sind, desto besser befriedigen sie dieses altersgemäße Grundbedürfnis. Natürlich sind auch die wachsenden Kenntnisse im Umgang mit den neuen Technologien und die Nutzung besonders moderner, neuer, „cooler" Inhalte besonders geeignet, sich von den Eltern demonstrativ abzugrenzen. Dieses Bedürfnis kann gegenüber den Eltern auch leicht in arrogante Überheblichkeit umschlagen. Die Jugendlichen lassen die ältere Generation spüren, wie altmodisch und „von gestern" diese ist. Umso strahlender ist dann das Licht, in dem sie sich selbst sehen.

2.4. Spätadoleszenz: Konsolidierung

Die Phase der Spätadoleszenz (ab 18 Jahre) kann als die Zeit der Konsolidierung bezeichnet werden. In dieser Phase der Adoleszenz ist das Ich mit seinen Leistungen zur Synthese diejenige psychische Instanz, die an Stabilität gewinnt. Seine Integrationsleistungen nehmen zu und sie münden in einen Prozess der Selbstbegrenzung, in einem Abstecken des Lebensraumes im Bereich Werte, Arbeit, Liebe, Loyalität – das Ich hat sich von seinen hochfliegenden und allumfassenden Ansprüchen und Plänen verabschiedet und der weiteren Entwicklung eine Richtung gegeben. Diese Richtung wird einerseits von Einflüssen des Über-Ich und des Ich-Ideals bestimmt,

seine konkrete Form ist jedoch ebenso von Einflüssen der Umgebung, der Kultur, von Traditionen und Wertsystemen abhängig. Die Stabilisierung der Selbstachtung ist eine der Hauptleistungen des Erwachsenen. Sie drückt die Übereinstimmung oder auch Diskrepanz zwischen Wunschvorstellungen vom Selbst und der Selbstrepräsentanz aus. In der Spätadoleszenz lernt der junge Erwachsene, sich mit Kompromissen anzufreunden und auch mit den Unvollkommenheiten der eigenen Person Frieden zu schließen. In dieser Zeit findet auch die Entwicklung der Geschlechtsidentität ihren relativen Abschluss. Blos beschreibt diese Zeit wie folgt: „Dieses ich-syntonische Arrangement führt zur Stabilität von Haltungen, Gefühlen und Vorurteilen. Unter normalen und günstigen Bedingungen sind sie für den Vorzugsärger von Menschen, Vorzugsmeckereien, Vorzugshass etc. verantwortlich. Sie sind in der seelischen Ökonomie von äußerster Wichtigkeit" (Blos 2001, S. 165). Die Phase der Konsolidierung führt zu größerer Festigkeit, Stabilität und Gleichmaß in Gefühlen, Denkweisen und Handlungen des jungen Erwachsenen.

Die Nutzung des Internets dient auch in der Spätadoleszenz ganz wesentlich der Kommunikation: 45 % der im Netz verbrachten Zeit wird den Communities gewidmet. Die weitere Zeit verteilt sich auf Unterhaltung per Musik (24 %), Informationsbeschaffung (18 %) und Spiele (13 %), die Bedeutung letzterer sinkt also (JIM-Studie 2010, S. 29). Die non-medialen Freizeitaktivitäten sind mit 88 % dem Treffen mit Freunden gewidmet, sportliche Aktivitäten sind „nur" noch für 68 % von Bedeutung. Für die Bedeutung der Familie im Rahmen der Prioritäten weist die Bitkom-Studie keine Daten der über 18-Jährigen aus. Eine qualitative Untersuchung zur „Absturzpanik der Generation Biedermeier" (18–24-Jährigen) bezeichnete kürzlich diese Generation junger Erwachsener als pragmatisch-zielorientiert, fleißig und kompetent. Gleichzeitig stellen die Autoren aber auch eine starke Tendenz zum Rückzug in heimisches Umfeld, eigenes Haus und Familie als Lebensideal fest, eine Biedermeier-Idylle eben, mit der auch tieferliegende Ängste, die Angst vor dem Absturz, abgewehrt und kontrolliert werden (vgl. Rheingold, Institut für qualitative Markt- und Medienanalysen, Pressemitteilung vom 09.09.2010).

In den Online-Communities sind 76 % der Spätadoleszenten zwischen 18 und 19 Jahren Intensivnutzer (und nur 10 % sind dort nie zu finden). Erweitert man den Nutzungszeitraum auf mindestens einmal wöchentlich sind es sogar 83 % (JIM-Studie 2010, S. 41). Immerhin sind in dieser Altersgruppe 19 % der weiblichen und 16 % der männlichen Internetnutzer bereits einmal Opfer von Cybermobbing geworden (JIM-Studie 2010, S. 49), d. h., über sie wurden – eigenen Angaben zufolge – gezielt negative, beleidigende und falsche Informationen verbreitet. Cybermobbing ist, als aktive Praxis begriffen, im Netz auch eine leicht zugängliche Form der Abfuhr von Aggressionen auf Täterseite, die Verletzungen der Opfer steht der durch Mobbingerfahrungen in der realen Welt in nichts nach!

3. Fazit: Das wirkliche Leben geht vor!

Die gelegentlich dämonisierten Neuen Medien sind für den größten Teil der Jugendlichen gewohnheitsmäßig verfügbar, sie werden als Teil der sie umgebenden Welt betrachtet und auch entsprechend genutzt. Es ist für sie normal, mit Handys umzugehen, permanent auf irgendeinem Kanal erreichbar zu sein, zu Hause verschiedene Medien gleichzeitig aktiviert zu haben. Für Menschen, denen die Nutzung dieser Technologien noch nicht von Kindesbeinen an vertraut war, stellt sich diese Summierung als bedrohliche Entsinnlichung dar. Für die Jugendlichen selbst erfüllen sie eine ganz andere Funktion: es sind Gebrauchsgegenstände. Die wirklichen Beziehungen, das Treffen mit Freunden, die echte Begegnung im wirklichen Leben behalten ihre große Bedeutung, vielleicht vertieft diese sich sogar. Sind in den frühen Phasen der Adoleszenz diese Technologien noch ein bevorzugtes Feld, sich von den Eltern abzugrenzen, gewinnt später der echte Gebrauchswert an Bedeutung und die wirklichen Beziehungen, auch die zur eigenen Familie, werden enger. Wenn 20-Jährige ernsthafte Probleme mit ihren Eltern besprechen, ist das eher eine – fast überraschend frühe – Wiederannäherung an die ältere Generation. Der Kampf zwischen Eltern und adoleszenten Kindern wird weniger erbittert und über einen kürzeren Zeitraum geführt. Die Sorge um die vereinsamten Cyberkids, die Sorge, dass technische Geräte und virtuelle Beziehungen die wirklichen Beziehungen ersetzen, ist in den allermeisten Fällen unbegründet, auch wenn es besonders verletzliche und gefährdete Jugendliche gibt (die aber auch durch andere Substanzen bzw. Verhaltensweisen gefährdet sind). Für die meisten Jugendlichen, so darf mit gutem Grund angenommen werden, stellen die Neuen Medien ein geeignetes Handwerkszeug zur leichten Unterhaltung zur Verfügung, das einen praktischen Nutzen besitzt und gelegentlich eine libidinös besetzte Bedeutung erlangt (wie zu anderen Zeiten das Moped oder der Plattenspieler), die sich aber bald wieder reduziert bzw. normalisiert.

Die besorgte Mutter, die in der Beratungsstelle Unterstützung nachfragte, kann vermutlich beruhigt werden. Ihre Tochter wird es wie folgender Jugendlicher handhaben: „Tag für Tag ist Jetlir online, oft viele Stunden bis spät in die Nacht. Fast immer ist auf dem Bildschirm das Fenster seines Chat-Programms offen. Freunde und Bekannte schreiben da gleichzeitig durcheinander. Ab und zu tippt Jetlir einen Halbsatz in den ruckelnden Strom der Dialogzeilen, irgendwas Witziges oder ein Hallo, während er sich nebenher durch die Sportvideos bei YouTube klickt. Jetlir, 17 Jahre alt, Gymnasiast in Köln, ist mit dem Internet aufgewachsen. Seit er denken kann, ist es da. Seine halbe Freizeit spielt sich ab zwischen Facebook, YouTube und dem Chat. Wirklich wichtig aber sind ihm andere Dinge, allen voran der Basketball. „Der Verein geht vor", sagt Jetlir, „nie würde ich ein Training auslassen." Auch sonst hat das echte Leben Vorrechte: „Wenn sich jemand mit mir treffen will, mache ich sofort die Kiste aus." In Jetlirs Alltag spielt das Internet eine paradoxe Rolle: Er nutzt es ausgiebig, aber es interessiert ihn nicht. Es ist unverzichtbar, aber nur, wenn sonst nichts anliegt. „Eine Nebensache", sagt er.[4]

Literatur

Bente, G, Mangold R, Vorderer P (Hrsg.) (2004) Lehrbuch der Medienpsychologie. Göttingen: Hogrefe

BitKom (Hrsg.) (2011) Jugend 2.0. Eine repräsentative Untersuchung zum Internetverhalten von 10- bis18-Jährigen. (kostenloser Download über www.bitkom.org)

Blos P (2001) Adoleszenz. Eine psychoanalytische Interpretation. 7. Auflage. Stuttgart: Klett-Cotta

Bereswill M (Hrsg) (2003) Entwicklung unter Kontrolle? Baden-Baden: Nomos

Erikson E H (1966) Identität und Lebenszyklus. Frankfurt/M.: Suhrkamp

Fend H (2000) Entwicklungspsychologie des Jugendalters. Ein Lehrbuch für pädagogische und psychologische Berufe. Opladen: Leske + Budrich

Flaake K, King V (Hrsg.) (1993) Weibliche Adoleszenz. Zur Sozialisation junger Frauen. Frankfurt/M./New York: Campus

Flaake K, KingV (Hrsg.) (2005) Männliche Adoleszenz. Sozialisation und Bildungsprozesse zwischen Kindheit und Erwachsensein. Frankfurt/M.: Campus

Hannover B, Mauch M, Leffelsend S (2004) Sozialpsychologische Grundlagen. In: Bente, G., Mangold, R., Vorderer, P. (Hrsg.): Lehrbuch der Medienpsychologie. Göttingen: Hogrefe

King V (2002) Die Entstehung des Neuen in der Adoleszenz. Individuation, Generativität und Geschlecht in modernisierten Gesellschaften. Wiesbaden: Verlag für Sozialwissenschaften

Medienpädagogischer Forschungsverbund Südwest (Hrsg.) (2010) JIM-Studie 2010. Jugend, Information, (Multi-)Media. Basisuntersuchung zum Medienumgang 12- bis 19-Jähriger. (kostenloser Download über www.mpfs.de)

Merkens H, Zinnecker J (2001) Jahrbuch Jugendforschung, Opladen: Leske und Budrich, S. 121–134

Mertens W (1996) Entwicklung der Psychosexualität und der Geschlechtsidentität. 2 Bände. Stuttgart: Kohlhammer

Morgenroth C (2010) Die Dritte Chance. Therapie und Gesundung von drogenabhängigen Jugendlichen. Wiesbaden: Verlag für Sozialwissenschaften

Shell Deutschland Holding (Hrsg.) (2010) Jugend 2010 – eine pragmatische Generation behauptet sich. Frankfurt/M: Fischer

---

[4] (Spiegel online Druckversion Internet Null Blog, Aufruf vom 17.08.2010 http://www.spiegel1/0,1518,druck-709492,00 html)

Der Einfluss der Medien auf die Schulleistung

Thomas Mößle, Paula Bleckmann, Florian Rehbein und
Christian Pfeiffer

Die Einführung neuer Medien als didaktisches Mittel in der Pädagogik war jeweils von dem Impuls getragen, dass damit die Bildungsmöglichkeiten *verbessert* würden. Das ist ein verständliches und lobenswertes Ziel. Aber haben die Medien auch das geleistet, was sie versprachen? Als der Schulfunk, das Schulfernsehen, die Sprachlabore und in jüngster Vergangenheit erst der Schulcomputer eingeführt wurden, standen jeweils engagierte Pädagogen mit den besten Absichten hinter dieser Entwicklung. Bei der Einführung der verschiedenen Medien in den Schulalltag zeichnen sich verblüffende Parallelen in der Argumentationsstruktur und im zeitlichen Ablauf ab: Gerade für Kinder, die durch bildungsferne Elternhäuser oder schlechte Lehrkräfte benachteiligt seien, so wird jeweils argumentiert, sollen Bildungschancen eröffnet werden. Das Bildungssystem sei in einem desolaten Zustand und das neue Medium sei geeignet, Abhilfe zu schaffen. Zu Anfang lässt sich dabei jeweils eine Phase der Euphorie mit übersteigerten Erwartungen an das bildungsfördernde Potenzial des jeweiligen Mediums beschreiben. Anschließend folgte jeweils eine Phase der Stagnation und zuletzt eine Phase der Ernüchterung (Hübner 2005). Ausgelöst wird diese Ernüchterung durch wissenschaftliche Studien, die dem schulischen Medieneinsatz in der langfristigen Evaluation unter Einbeziehung von Vergleichsgruppen bescheinigen, dass der hohe finanzielle Aufwand in keinem günstigen Verhältnis zum allenfalls bescheidenen Erfolg steht. Nach einer Untersuchung mit rund 40.000 Schülern wird z. B. für das Schulfernsehen gefolgert, „dass der Fernsehunterricht in der vorliegenden Form keine Zukunft hat" (Barth 1978). Wenn es um Verbesserung der Schulleistungen und nicht etwa um Absatzförderung für bestimmte Medienanbieter geht, ist durch „low-tech"-Strategien wie zum Beispiel kleinere Klassenteiler oder Theaterprojekte bei gleichem Aufwand eine günstigere Wirkung auf die Schulleistungen zu erzielen. Auch für das historisch jüngste „Bildungsmedium", den Computer, rechtfertigen die Ergebnisse solider langfristiger Kosten-Nutzen-Analysen keinesfalls die noch verbreitete Euphorie (Armstrong und Casement 2000), wobei die Unterschätzung der tatsächlichen Kosten des schulischen Computereinsatzes ein wichtiger Grund für dieses Fehlurteil ist (Becker 1993).

Noch schlechter sieht die Bilanz allerdings bei Betrachtung der außerschulischen Bildschirmmediennutzung aus. *Je höher die Bildschirmnutzungszeiten, desto schlechter sind im Durchschnitt die Schulnoten.* Im Folgenden werden neuere Forschungsergebnisse dargestellt, die diesen globalen Zusammenhang bestätigen. Außerdem wollen wir Erklärungsansätze liefern, die diesen nicht monokausal zu verstehenden Zusammenhang durch eine Reihe verschiedener Wirkungspfade erklärbar machen.

1. Empirische Ergebnisse – Medienkonsum gefährdet Schulleistungen

Der schulleistungsmindernde Effekt zeitlich exzessiver und inhaltlich problematischer Mediennutzung kann bei Grundschulkindern als belegt gelten (vgl. Mößle et al. 2010). Dabei scheinen sowohl Verdrängungseffekte anderer entwicklungsförderlicher Freizeitaktivitäten durch Mediennutzung als auch Effekte problematischer Medieninhalte eine Rolle zu spielen (vgl. Mößle et al. 2007; Zimmerman und Christakis 2005). Razel (2001) fasste beispielsweise in seiner Meta-Analyse mit über 1.000.000 Schülerinnen und Schülern 305 Korrelationskoeffizienten zu Zusammenhängen zwischen Fernsehnutzung und Schulleistung aus sechs internationalen Studien von 1986 bis 1998 zusammen und konnte zeigen, dass 90 Prozent der berichteten Korrelationen zwischen Fernsehzeit und Schulleistung (Lesen, Mathematik und Naturwissenschaften) negativ ausfielen. Darüber hinaus bestätigen auch Längsschnittstudien des letzten Jahrzehnts eine negative Beeinflussung schulischer Leistungen durch exzessiven Medienkonsum. So kommen neuseeländische Forscher (vgl. Hancox et al. 2005) in einer Langzeitstudie mit ca. 1.000 Versuchspersonen zu dem Ergebnis, dass sich ein erhöhter Fernsehkonsum im Alter von 5 bis 15 Jahren negativ auf die Realisierung eines Schul- oder Universitätsabschlusses auswirkt. Darüber hinaus gilt Fernsehkonsum im Kleinkindalter als Prädiktor von Verzögerungen in der kognitiven Entwicklung und den (schrift-)sprachlichen Kompetenzen in der Schule. So fanden deutsche Forscher (Ennemoser und Schneider 2007) einen quer- wie längsschnittlich negativen Zusammenhang zwischen häufiger Unterhaltungsfernsehnutzung (hier insbesondere in der ersten Klasse) und schwächeren Sprach- und Lesekompetenzen (in der dritten Klasse). Zudem zeigen sich Korrelationen frühkindlichen Fernsehkonsums mit später diagnostizierten Aufmerksamkeitsstörungen, was wiederum schulische Leistung gefährden kann (vgl. Zimmerman und Christakis 2007). Hier ist allerdings die Wirkrichtung nicht eindeutig geklärt (Mößle 2009). Im Jugendalter zeigen sich negative Mediennutzungseffekte auf die Schulleistung, wenn eine Medienabhängigkeit entwickelt wurde (Rehbein et al. 2010). Eine aktuelle US-amerikanische Meta-Analyse (Nunez-Smith et al. 2009), die neben Studien zu unterschiedlichen gesundheitlichen Parametern auch Studien zur Schulleistung berücksichtigte, ermöglicht ferner die beobachteten Effekte in ihrer relativen Größe zu beurteilen: Die stärksten Zusammenhänge finden sich zwischen Bildschirmexposition und Übergewicht bzw. Rauchen, mittlere Zusammenhänge werden bei Alkoholismus, Drogenkonsum und *Schulversagen* gefunden, während der Zusammenhang zwischen Bildschirmmedienkonsum und Verhaltensauffälligkeiten bisher am schwächsten wissenschaftlich belegt ist.

Natürlich ist der Zusammenhang zwischen Mediennutzungsgewohnheiten und Schulleistungen nicht monokausal, sondern mit vielen weiteren relevanten Einflussvariablen verknüpft (vgl. **Abb. 1**; Mößle et al. 2007; Mößle et al. 2010).

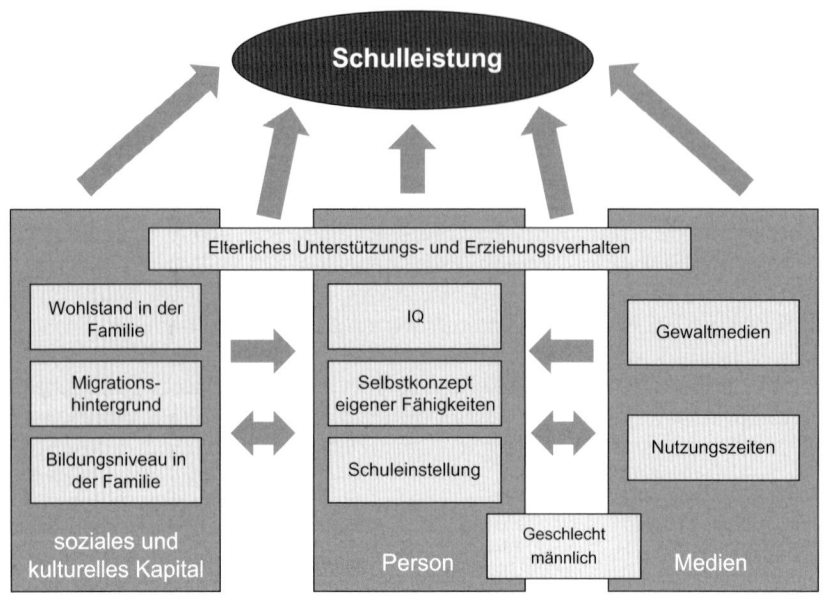

Abbildung 1: Bedingungsfaktoren schulischer Leistungen (empirisches Modell).

So hat der *Bildungshintergrund im Elternhaus*, was sich nicht nur in den PISA-Studien immer wieder bestätigt, eine vorrangige Bedeutung für den Bildungserfolg von Schülerinnen und Schülern, welcher aber auch maßgeblich von den *kognitiven Fähigkeiten der Kinder* abhängig ist. Als weitere Einflussfaktoren auf Seiten der Kinder auf die durchschnittlichen Schulnoten zeigen sich ein *hohes Selbstkonzept eigener Schulfähigkeiten* sowie eine *positive Einstellung zur Schule*, wobei letztere auch mit einem geringeren Konsum gewalthaltiger Medieninhalte sowie mit geringeren Mediennutzungszeiten zusammenhängt, in dem Sinne, dass Kinder mit geringeren Mediennutzungszeiten und einer geringeren Nutzung gewalthaltiger Medieninhalte eine bessere Einstellung zur Schule haben. Auf Seiten des sozialen und kulturellen Kapitals verliert bei gleichzeitiger Betrachtung aller im Modell enthaltenen Variablen sowohl der *Wohlstand in der Familie*, der stark mit dem Bildungsniveau verbunden ist, als auch der *Migrationshintergrund* der Kinder an eigenständiger Erklärungskraft. Der Migrationshintergrund im Elternhaus wirkt sich wiederum nur indirekt dadurch aus, dass dieser zum einen mit geringerem Wohlstand und zum anderen, etwas weniger ausgeprägt, mit einem niedrigeren Bildungsniveau zusammenhängt. Diesem Modell zufolge haben Kinder mit Migrationshintergrund aber nicht nur aufgrund ihres Migrationshintergrundes schlechtere Noten. Es zeigt sich – bei Berücksichtigung der wichtigsten Variablen auf Seiten des Schülers sowie der Variablen des sozialen und kulturellen Kapitals – ein schwacher bis mittlerer Einfluss des Spielens gewalthaltiger Computerspiele bzw. des Betrachtens gewalthaltiger Filme auf die Schulleistungen der Kinder. Hohe

Mediennutzungszeiten bedingen dabei eine deutlich häufigere Nutzung von Gewaltmedien und entfalten somit über diesen Pfad wie auch über eine negativere Schuleinstellung ihre Wirkung. Es sind vornehmlich Jungen, die ein gewaltbetontes Nutzungsprofil mit hohen Nutzungszeiten aufweisen. Das *Geschlecht* der Kinder hat aber keine eigenständige Erklärungskraft für bestehende Schulleistungsunterschiede. Schließlich erklärt ein gutes elterliches Erziehungs- und Unterstützungsverhalten gleich auf zweierlei Wegen gute Schulleistungen: Erstens wirkt sich die Unterstützung direkt, zweitens auch vermittelt über eine geringere Nutzung von Gewaltmedien sowie niedrigere Nutzungszeiten positiv auf den Schulerfolg aus.

2. Verdrängung, Löschung, Lernmodus? – Mögliche Wirkmechanismen am Beispiel eines exzessiven Computerspielers

Ted spielt täglich (durchschnittlich) genau 5 Stunden und 59 Minuten Computerspiele. Er verbringt mit Bildschirmmedien insgesamt – also Fernsehen, Video, DVD, Computer zusammengenommen – täglich 13 Stunden und 18 Minuten seiner Freizeit.[1] Ted ist nicht sein wirklicher Name, sondern eine Abkürzung. T.E.D. steht für Teenager, Exzessivspieler, Durchschnitt[2]. Teds Eltern haben ihm den ersten PC mit 10 Jahren ins Kinderzimmer gestellt. „Ich brauche ihn für die Schule", hieß es damals. So *könnte* doch die Nutzung pädagogisch wertvoller Fernsehsendungen und Computer (-spiel)programme auch positive Effekte auf schulische Leistungsfähigkeit, Lernmotivation und Kreativität haben (vgl. Murphy et al. 2002).

Nun fragen sich die Eltern, warum Ted in der Schule schlechter statt besser wird, seit er seinen PC hat. Eine Verbesserung wäre dann wahrscheinlich, wenn Ted *erstens* am Bildschirm Bildungsinhalte vermittelt bekäme und diese Kompetenzen ins Leben außerhalb des Bildschirms übertragen könnte, und wenn Teds Medienkonsum *zweitens* nicht andere nichtmediale Formen des Wissenserwerbs und der Wissenskonsolidierung beeinträchtigen würde. Schon die erste Bedingung, die des Wissenserwerbs durch Computerspiele ist sehr fraglich: Mit annähernd 100-prozentiger Wahrscheinlichkeit hat Ted *keine* Serious Games als Lieblingsspiele (von den 3.514 exzessiv spielenden Jungen nannte nur einer ein Serious Game – „Dr. Kawashimas Gehirnjogging" – als sein Lieblingsspiel). Einmal angenommen, Ted würde

---

[1] An dieser Stelle muss erwähnt werden, dass sich die unterschiedlichen medialen Tätigkeiten auch überschneiden können. Im Vergleich zu den medialen Tätigkeiten verbringt Ted 1 Stunde und 52 Minuten täglich mit Sport sowie 24 Minuten täglich mit Musik außerhalb der Schule und liest 23 Minuten täglich Bücher.

[2] Ted bezieht seine „Eigenschaften" aus den Daten einer großen repräsentativen Querschnittsbefragung mit ca. 45.000 Jugendlichen aus ganz Deutschland, die vom KFN 2007/2008 durchgeführt wurde (vgl. Rehbein et al. 2009) und für die wir hier erstmals Mittelwerte speziell für die Gruppe der exzessiv computerspielenden männlichen Jugendlichen vorlegen.

doch Serious Games spielen, stellt sich anschließend die Frage nach dem Kompetenztransfer. Bei der Überprüfung der Wirksamkeit des Trainingsprogramms „Dr. Kawashimas Gehirnjogging" zeigte sich, dass eine Gruppe von tausenden Erwachsenen, die über Monate hinweg täglich 10 Minuten mit dem Programm trainiert hatte, hinterher besser abschnitt. Besser worin? Besser waren sie im Lösen von „Dr. Kawashimas Gehirnjogging"-Aufgaben, während bei den allgemeinen kognitiven Fähigkeiten kein signifikanter Unterschied zur Vergleichsgruppe messbar war (Owen et al. 2010). Es kam also am Bildschirm wohl zu einer Kompetenzsteigerung, aber gerade nicht zum erhofften *Kompetenztransfer* vom Bildschirm ins Leben.

Damit wäre zunächst nur erklärt, warum bei Ted keine *Verbesserung* der Schulleistungen zu erwarten ist, nicht aber, warum diese sich sogar verschlechtern. Erklärungsansätze für eine Verschlechterung der Schulleistungen durch Bildschirmmedienkonsum lassen sich unter den sog. Minderungshypothesen zusammenfassen. Wir umreißen im Folgenden die drei gängigen Hypothesen – *Zeitverdrängung*, *Inhalt*, *Löschung* – sowie einige sie stützende Forschungsergebnisse und ergänzen sie um eine vierte eigene, die *Lernmodushypothese*.

Die *Zeitverdrängungshypothese* besagt, dass der Gebrauch von Medien Lernaktivitäten, Freizeitverhalten und Erholungszeiten zeitlich verdrängt und dadurch zu einer verminderten Schulleistung führt. Für jede Stunde, die ein Kind im Vorschulalter ohne seine Geschwister vor dem Fernseher verbringt, nimmt beispielsweise im statistischen Mittel die Zeit, die das Kind in Interaktion mit den Geschwistern verbringt, nicht etwa nur um diese eine Stunde, sondern sogar um über anderthalb Stunden ab (Vandewater et al. 2006). Eine intensive Mediennutzung führt auch bei älteren Kindern zu einer Reduktion insbesondere intellektuell herausfordernder Tätigkeiten (vgl. Shin 2004). Je jünger ein Kind ist, desto dramatischer fallen die Folgen massiver Zeitverdrängung für den Verlauf der Entwicklung aus.

Teds Eltern machen sich zu Recht Sorgen: Ted schläft weniger als seine „normalen" Altersgenossen. Er verbringt weniger Zeit mit Hausaufgaben. Er macht weniger Sport. Im Real Life trifft er sich seltener mit Freunden. Dass ausreichend Zeit für Hausaufgaben für den Schulerfolg bedeutsam ist, dürfte außer Frage stehen. Mindestens ebenso wichtig ist ausreichend körperliche Bewegung. Neurobiologischer Forschung zufolge steht Bewegung mit Intelligenzentwicklung in direktem Zusammenhang. So spielt Bewegung eine wichtige Rolle für die Hirndurchblutung und die Vernetzung der Hirnzellen untereinander. Gerade in frühem Lebensalter wird die neuronale Plastizität am stärksten durch Bewegung beeinflusst (vgl. Kubesch 2002). Eine Längsschnittstudie über Bewegung im Grundschulalter kommt zu dem Ergebnis, dass sich eine erhöhte sportliche Aktivität positiv auf die soziale Einbindung, Konzentrationsfähigkeit und Lernfreude auswirkt (Müller und Petzold 2002). Ausreichend Schlaf hat ebenfalls eine große Bedeutung für die Wissenskonsolidierung, da in den verschiedenen Schlafphasen Erinnerungen gefestigt werden, so dass das Gelernte nicht nur einmal gelernt wird, sondern auch für die Zukunft zur Verfügung steht (vgl. Fenn et al. 2003; Graves et al. 2001; Payne und Nadel 2004; Van Dongen et al. 2003).

Eine weitere Hypothese ist die *Inhaltshypothese*. Diese besagt, dass die hohe Präferenz für gewalthaltige Medieninhalte zu einer verstärkten Aggressivität und Desensibilisierung führt (vgl. Anderson et al. 2010; ausführliche Darstellung siehe das im vorliegeden Buch veröffentlichte Kapitel „Gewalt und Medien", S. XXX), und dass dadurch die Partizipation an schulischen Lernprozessen beeinträchtigt wird. Ted hat als seine drei Lieblingsspiele „Counterstrike" (46 % aller exzessiv spielenden Jungen), „World of Warcraft" (25 %) und „Call of Duty" (12 %) angegeben. Für die beiden Ego-Shooter „Counterstrike" und „Call of Duty" ist davon auszugehen, dass diese bei ihm statistisch gesehen das Risiko für aggressive Kognitionen und Verhaltensweisen erhöhen, während prosoziale Verhaltensweisen und Empathiefähigkeit vermindert werden, und das hat Folgen für Teds Zukunftsaussichten. In einer skandinavischen Langzeitstudie konnte z. B. über das reine Schulversagen hinaus ein Zusammenhang zwischen aggressivem Verhalten in der Kindheit und späterer Langzeitarbeitslosigkeit aufgezeigt werden (Kokko und Pulkkinen 2000).

Die *Löschungshypothese* als dritte gängige Minderungshypothese geht davon aus, dass die Erinnerung des in der Schule Gelernten durch den Medienkonsum beeinträchtigt ist. Sie stützt sich auf Erkenntnisse gedächtnispsychologischer und neurobiologischer Forschung, die darauf hinweisen, dass sowohl mediale Gewaltdarstellungen als auch die besonderen biophysiologischen Muster bei der Nutzung gewalthaltiger Medien einen unmittelbaren Einfluss auf die Informationsverarbeitungprozesse des Nutzers nehmen können. Wenn Ted am Computer spielt, lernt er dabei auch etwas: Nämlich im Computerspiel erfolgreich zu sein. Dass dies beim Spielen von Gewaltspielen für ihn mit einer stark empfundenen Zufriedenheit verbunden ist, die durch eine um 100 Prozent erhöhte Dopaminausschüttung erklärt werden kann (Koepp et al. 1998), macht das Lernen am Computer für ihn attraktiv. Gleichzeitig geht dies aber mit einem erhöhten Stresslevel einher. Studien zeigen eine Erhöhung physiologischer Stressparameter wie Herzschlag, Blutdruck, Adrenalin, Cortisol und Noradrenalin (vgl. Baldaro et al. 2004; Carnagey et al. 2007). Ein Zusammenhang zwischen der hohen Erregung durch den Konsum gewalthaltiger Medien und der dadurch bedingten Löschung schulischer Lerninhalte wird vermutet. Es gibt aber auch Studien, die einen solchen Effekt trotz geeigneter Versuchsanordnung nicht nachweisen können, was eher gegen die reine Löschungshypothese spricht (Rehbein 2011).

Obgleich alle drei bisher geschilderten Hypothesen plausible Wirkungspfade beschreiben, bleibt dabei ein u. E. bedeutsamer Zusammenhang weitgehend unberücksichtigt. *Welche Auswirkungen haben Reizdichte und Belohnungsstruktur auf den Wissenserwerb?* Die Inhaltshypothese berücksichtigt hier zu wenig die inhaltsunabhängigen Wirkungen der *Präsentationsform* medialer Darstellungen, wie sie z. B. in der heute vernachlässigten rezipientenorientierten Medienwirkungsforschung bereits gut untersucht wurden (Sturm 1987). Die Löschungshypothese wiederum konzentriert sich auf den Bereich der Wissenskonsolidierung und geht zu wenig auf Motivation im Rahmen des Wissenserwerbs ein. Wir schlagen daher eine vierte, die anderen Hypothesen nicht ausschließende, sondern ergänzende *Lernmodushypothese* vor: Wenn Ted im Spiel etwas richtig macht, wird er sofort belohnt, macht er etwas falsch, kann er es wieder probieren. Schnelle Reaktionen sind gefragt. Der Schwierigkeitsgrad der Aufgaben richtet sich nach seinen „Fähigkeiten", nach seinem Level im Spiel. Das Spiel ist bunt, es ist laut, es ist schnell, es ist fesselnd. Was für ein Kontrast zum Deutschunterricht am nächsten Morgen: Die Lektüre ist schwarz-weiß, es geht langsam voran, Ted ist gelangweilt. Er bemüht sich, trotzdem bei der Sache zu bleiben, aber dann denkt er sich: Es hat doch keinen Zweck. In der letzten Klausur hatte ich doch wieder eine fünf, obwohl ich vorher zwei Tage gelernt hatte.

Ted hat sich also im Spiel an einen Lernmodus gewöhnt, der im Spiel auch gut funktioniert. Nicht lange nachdenken, schnell reagieren, Spaß haben, schnell vorwärts kommen.

Wie wichtig aber gerade die Fähigkeit zum Bedürfnisaufschub für die kognitive Entwicklung ist, zeigte eine Studie von Mischel an der Universität Stanford: Bei Jugendlichen, die im Alter von vier Jahren *warten* konnten (z. B. „Willst Du lieber jetzt ein Marshmallow oder nachher dann zwei Stück?"), ergaben sich deutlich bessere Schulleistungen als bei der nicht Aufschub fähigen Gruppe. Außerdem waren Selbstbewusstsein, Frustrationstoleranz und Ausdauer höher sowie Impulsivität niedriger als bei den „ungeduldigen" Kindern (Shoda et al. 1990).

3.   Fazit

Für Ted wäre es ideal, wenn man die Schule so ändern könnte, dass sie einem seiner spannenden Computerspiele ähnlicher wird. Oder? Das käme darauf an, wie diese Ähnlichkeit erreicht wird. Die Anpassung der Schule an die Bedürfnisse des Schülers ist eine unterstützenswerte Forderung. Sie kann in zwei Richtungen gedacht werden, von denen die eine in virtuelle Verirrungen führt, die andere viel Leben in die Schule bringt. Was Ted auf den ersten Blick entgegenkäme, wäre doch Schule in Form eines Computerspiels: Schule am Bildschirm, mit hohem Spaßfaktor, gewürzt mit ausreichend Gewalt auf dem Bildschirm, mit sofortigen Belohnungen und natürlich mit der Möglichkeit, bei Misserfolgen ab dem letzten gespeicherten Spielstand wieder loszulegen. Der Nachteil dieser Art von Schule bliebe vielleicht sogar eine Weile lang unbemerkt, wenn die Leistungsnachweise noch stärker als bisher an das angepasst würden, was durch Computerspieltraining erlernbar ist: Schnelle Reaktionen, Abfragen von Faktenwissen – z. B. im Multiple-Choice-Format – statt Förderung von Reflexionsfähigkeit und eigenen Gedankengängen. Diese Tendenz ist in der Schule von heute durchaus zu beobachten. Allerdings würde Ted dann, wie das „Dr.-Kawashimas Gehirnjogging"-Beispiel oben zeigt, nicht fürs Leben, sondern für die Schule lernen.

Die Art von Bedürfnisaufschub, wie die Schule sie von Ted verlangt, ist für ihn eine Überforderung, und im Grunde für praktisch alle Menschen, die gerade die Lebensphase der Adoleszenz durchlaufen, eigentlich unzumutbar. In der Adoleszenz werden Gefährdungen durch eigenes oder fremdes Handeln unterschätzt, angenehme sofortige Konsequenzen werden vor möglichen negativen Spätfolgen höher gewichtet (vgl. Seiffge-Krenke 2008). Wer wollte erwarten, dass Jugendliche viele Jahre lang gerne an einen Ort gehen, wo Tag für Tag ihre Unzulänglichkeiten unterstrichen werden, wo ihre vorhandenen Fähigkeiten nicht genutzt und praktisch eingesetzt, sondern abgeprüft werden, um eines Zieles willen, das in ferner Zukunft liegt (Schulabschluss)? Wie könnte denn das, was Ted im Computerspiel sucht und scheinbar auch findet, im realen Leben vermittelt werden, also das Gefühl, dass er gebraucht wird, dass seine Anstrengungen fruchtbar sind, dass die reale Welt ein spannender Ort ist, den kennenzulernen und zu verstehen es sich lohnt? Dass dies in einem anderen, langsameren und nachhaltigeren Lernmodus leichter möglich wäre, nämlich in einem Lernmodus der Neugier, der sorgfältigen und lebendigen Beobachtung und der praktischen Teilhabe, steht außer Frage. Die übermäßige Reizdichte, der Ted durch seinen alltäglichen Medienkonsum ausgesetzt ist, verhindert regelrecht diesen nachhaltigen Lernmodus und die Schule in ihrer heutigen Form, natürlich mit vielen lobenswerten Ausnahmen, fördert ihn nicht genug.

Literatur

Anderson C A, Shibuya A, Ihori N, Swing E L, Bushman B J, Sakamoto A, Rothstein H R, Saleem M (2010) Violent video game effects on aggression, empathy, and prosocial behavior in Eastern and Western countries: A meta-analytic review. Psychological Bulletin136: 151–173.

Armstrong A, Casement C (2000) The child and the machine: How computers put our children´s education at risk. Beltsville: Robins Lane Press.

Baldaro B, Tuozzi G, Codispoti M, Montebarocci O, Barbagli F, Trombini E, Rossi N (2004) Aggressive and non-violent videogames: Short-term psychological and cardiovascular effects on habitual players. Stress & Health: Journal of the International Society for the Investigation of Stress20: 203–208.

Barth N (1978) Schulfernsehen – Effektivität und Konsequenzen für den Unterricht. Basel: Weinheim.

Becker H J (1993) A Truly Empowering Technology-Rich Education - How Much Will It Cost. Educational IRM Quarterly 3: 31–35.

Carnagey N L, Anderson C A, Bushman B J (2007) The effect of video game violence on psychological desensitization to real-life violence. Journal of Experimental Social Psychology 43: 489–496.

Ennemoser M, Schneider W (2007) Relations of Television Viewing and Reading. Journal of Educational Psychology 99: 349–368.

Fenn K M, Nusbaum H C, Margoliash D (2003) Consolidation during sleep of perceptual learning of spoken language. Nature425: 614–616.

Graves L, Pack A, Abel T (2001) Sleep and memory: A molecular perspective. Trends in Neurosciences 4: 237–243.

Hancox R J, Milne B J, Poulton R (2005) Association of television viewing during childhood with poor educational achievement. Archives of Pediatrics & Adolescent Medicine 159: 614–618.

Hübner E (2005) Anthropologische Medienerziehung – Grundlagen und Gesichtspunkte. Frankfurt: Peter Lang.

Koepp M J, Gunn R N, Lawrence A D, Cunningham V J, Dagher A, Jones T, Brooks D J, Bench C J, Grasby P M (1998) Evidence for striatal dopamine release during a video game. Nature 393: 266–268.

Kokko K, Pulkkinen L (2000) Agression in childhood and long-term unemployment in adulthood: A cycle of maladaption and some protective factors. Developmental Psychology 36: 463–472.

Kubesch S (2002) Sportunterricht: Training für Körper und Geist. Nervenheilkunde21: 487–490.

Mößle T (2009) Gefährden Bildschirmmedien den Schulerfolg? Kinderärztliche Praxis 80: 22–27.

Mößle T, Kleimann M, Rehbein F (2007) Bildschirmmedien im Alltag von Kindern und Jugendlichen: Problematische Mediennutzungsmuster und ihr Zusammenhang mit Schulleistungen und Aggressivität (1. Aufl. Bd. 33). Baden-Baden: Nomos.

Mößle T, Kleimann M, Rehbein F, Pfeiffer C (2010) Media Use and School Achievement – Boys at Risk? British Journal of Developmental Psychology 28: 699–725.

Müller C, Petzold R (2002) Längsschnittstudie bewegte Grundschule. Ergebnisse einer vierjährigen Erprobung eines pädagogischen Konzeptes zur bewegten Grundschule. St. Augustin: Academia.

Murphy R, Penuel W R, Means B, Korbak C, Whaley A, Allen J E (2002) E-DESK: A Review of Recent Evidence on the Effectiveness of Discrete Educational Software. Menlo Park: SRI International.

Nunez-Smith M, Wolf E, Huang H M, Chen P G, Lee L, Emanuel E J, Gross C P (2009) Media and child and adolescent health. A systematic review. (http://www.aeforum.org/aeforum.nsf/d5335c270a1f94d380256ef3004240f2/b768d6128ed9446180257569005d08d5/$FILE/Common%20Sense%20Media%20Report%201.pdf, Zugriff am 12.01.2011).

Owen A, Hampshire A, Grahn J A, Stenton R (2010) Putting brain training to the test. *Nature* 465: 775–778.

Payne J D, Nadel L (2004) Sleep, dreams, and memory consolidation: The role of the stress hormone cortisol. Learning and Memory 11: 671–678.

Razel M (2001) The Complex Model of Television Viewing and Educational Achievement. The Journal of Educational Research 94: 371–379.

Rehbein F (2011) Mediengewalt und Kognition. Eine experimentelle Untersuchung der Wirkung gewalthaltiger Bildschirmmedien auf Gedächtnis- und Konzentrationsleistung am Beispiel der Computerspielnutzung. Baden Baden: Nomos.

Rehbein F, Kleimann M, Mößle T (2009) Computerspielabhängigkeit im Kindes- und Jugendalter. Empirische Befunde zu Ursachen, Diagnostik und Komorbiditäten unter besonderer Berücksichtigung spielimmanenter Abhängigkeitsmerkmale (Forschungsbericht No. 108). Hannover: KFN.

Rehbein F, Kleimann M, Mößle T (2010) Prevalence and Risk Factors of Video Game Dependency in Adolescence: Results of a German Nationwide Survey. CyberPsychology & Behavior 13: 269–277.

Seiffge-Krenke I (2008) Gesundheit als aktiver Gestaltungsprozess im menschlichen Lebenslauf. In: Oerter R, Montada L (Hrsg.) Entwicklungspsychologie (6 A.). Weinheim: Beltz. S. 822–836.

Shin N (2004) Exploring pathways from television viewing to academic achievement in school age children. Journal of Genetic Psychology 165: 367–381.

Shoda Y, Mischel W, Peake P K (1990) Predicting adolescent cognitive and self-regulatory competencies from preschool delay of gratification: Identifying diagnostic conditions. Developmental Psychology 26: 978–986.

Sturm H (1987) Medienwirkung auf Wahrnehmung, Emotion, Kognition – Eine Grundlage für medienpädagogisches Handeln. In: Issing L J (Hrsg.) Medienpädagogik im Informationszeitalter. Weinheim: Deutscher Studien Verlag. S. 91–115.

Van Dongen H P, Maislin G, Mullington J M, Dinges D F (2003) The cumulative cost of additional wakefulness: Dose-response effects on neurobehavioral functions and sleep physiology from chronic sleep restriction and total sleep deprivation. Sleep 26: 117–126.

Vandewater E, Bickham D, Lee J (2006) Time Well Spent? Relating Television Use to Children´s Free-Time Activities. Pediatrics 117.

Zimmerman F J, Christakis D A (2005) Children`s television viewing and cognitive outcomes: A longitudinal analysis of national data. Archives of Pediatrics & Adolescent Medicine 159: 619–625.

Zimmerman F J, Christakis D A (2007) Associations between content types of early media exposure and subsequent attentional problems. Pediatrics 120: 986–992.

Teil III – Klinische Aspekte der Medien- und Computersucht

Entwicklungspsychopathologische Aspekte der Medien- und Computersucht

Manfred Spitzer

1.   Einführung

Bildschirmmedien, also Fernsehen, Computer, Spielkonsolen (Videospiele) und zunehmend auch Mobiltelefone (smartphones) spielen im Leben von Jugendlichen und Heranwachsenden eine große Rolle. Der Gebrauch fängt sehr früh an: „Baby-Videos für einmonate alte Babys, Computerspiele für neunmonate alte Babys und TV-Shows für Einjährige gehören zum Alltag", beschreibt eine US-amerikanische Studie der Kaiser Family Foundation die Situation (Rideout und Hamel 2006, S. 4). Und der Gebrauch steigert sich in den USA bei den 8- bis 18-Jährigen auf derzeit durchschnittlich 10 Stunden und 45 Minuten täglich. Da beruhigt wenig, dass die Jugendlichen und Heranwachsenden diese Mediennutzungszeit in 7 Stunden und 38 Minuten unterbringen, d. h. 29 % ihrer Medienzeit mit mehr als einem Bildschirmmedium zugleich verbringen. Dieses Multitasking hat für sich genommen bereits schädliche Effekte auf die geistige Leistungsfähigkeit (Orphir et al. 2009), worauf im Folgenden ebenso wenig eingegangen werden soll wie auf die bekannten schädlichen Auswirkungen der Bildschirmmedien auf Bildungsprozesse, die Gewaltbereitschaft oder das Körpergewicht.

Es geht im Folgenden vielmehr um Überlegungen zur Suchtproblematik, die sich aus ganz allgemeinen Überlegungen zur Gehirnfunktion und Gehirnentwicklung ableiten lassen. Dass das Phänomen Sucht nicht notwendig stoffgebunden sein muss, ist durch die Spielsucht belegt; dass dieses Problem auch für Bildschirmmedien relevant ist, wird in diesem Buch an anderer Stelle gezeigt (vgl. den Beitrag „Pfeiffer, Hochprozentiges für Kinder und Jugendliche – Das Abhängigkeitspotenzial von Online-Spielen). Es geht daher hier nicht um die Darlegung der Existenz eines Effekts, sondern um die Diskussion möglicher Ursachen, insbesondere im Lichte der Gehirnentwicklung.

2.   Gehirnentwicklung

Das Gehirn des Neugeborenen hat nur etwa ein Viertel (350 Gramm) des Gewichts und der Größe des Gehirns eines erwachsenen Menschen (1300–1400 Gramm), wenn auch sowohl die Nervenzellen als auch deren Verbindungsfasern bereits vorhanden sind und nach der Geburt zahlenmäßig kaum zunehmen. Es ist vor allem *Fett*, das im Laufe der Entwicklung nach der Geburt das Gehirn so groß werden lässt. Dabei handelt es sich um eine ganze besondere Art von Fett, *Myelin* genannt, mit dem bestimmte Zellen (den Schwann'schen Zellen) die Nervenfasern ummanteln. Diese

Myelinisierung der Nervenfasern bewirkt, dass die Impulse nicht mehr langsam (max. 3 m/s) entlang einer Nervenfaser *laufen*, sondern schnell (max. 115 m/s) entlang der Faser *springen*. Dieser Unterschied ist für die Gehirnfunktion sehr bedeutsam, denn das Gehirn ist modular aufgebaut, d.h. verarbeitet Informationen vor allem dadurch, dass diese zwischen verschiedenen, jeweils einige Zentimeter voneinander entfernt liegenden Modulen dutzende Male hin und her fließt. Hieraus erklärt sich die enorme Bedeutung der Myelinisierung. Die Zeit, die Impulse von einem Modul zu einem anderen (eine Distanz in der Größenordnung von 10 Zentimetern) benötigen, beträgt bei einer Nervenleitgeschwindigkeit von 3 Metern pro Sekunde etwa 30 Millisekunden. Dies mag kurz erscheinen, ist jedoch für eine Informationsverarbeitung, die letztlich darin besteht, dass Impulse zwischen unterschiedlichen Modulen vielfach hin und her fließen, sehr lang. Der rasche Austausch zwischen Modulen setzt schnelle Leitung der Impulse voraus, woraus sich wiederum ergibt, dass ein Modul, dessen Verbindungsfasern noch nicht myelinisiert sind, nur wenig zur Informationsverarbeitung beitragen kann. Damit ist eine nichtmyelinisierte Nervenfaserverbindung im Kortex so etwas wie eine *tote Telefonleitung* – physikalisch vorhanden aber praktisch ohne Funktion.

Karten des Gehirns, auf denen verzeichnet ist, wann bzw. in welcher Reihenfolge die zu einzelnen Bereichen ziehenden Fasern zur Ausreifung kommen, gibt es schon seit etwa einhundert Jahren (Flechsig 1920). Zum Zeitpunkt der Geburt sind lediglich die primären sensorischen und motorischen Areale myelinisiert, also Bereiche, die für die Verarbeitung von Signalen (Sehen, Hören, Tasten) verantwortlich sind, die direkt von der Außenwelt kommen oder direkt nach „draußen" gehen, d. h. Bewegungen der Muskeln verursachen (siehe **Abb. 1**). Damit kann der Säugling erste Erfahrungen machen: Man zwickt ihn ins Bein und das Bein zuckt. Die Informationen werden jedoch *noch nicht sehr tief* verarbeitet. Später werden die Fasern zu weiteren Modulen myelinisiert, und erst gegen Ende der Entwicklung um die Zeit der Pubertät herum (bzw. noch danach!) werden auch die Verbindungen zu den letzten Modulen im Frontal- und Parietalhirn mit Myelinscheiden versehen. Teile des Frontallappens des Menschen sind aufgrund dieser Entwicklung erst zur Zeit der Pubertät funktionell voll mit dem Rest des Gehirns verbunden (Fuster 1995).

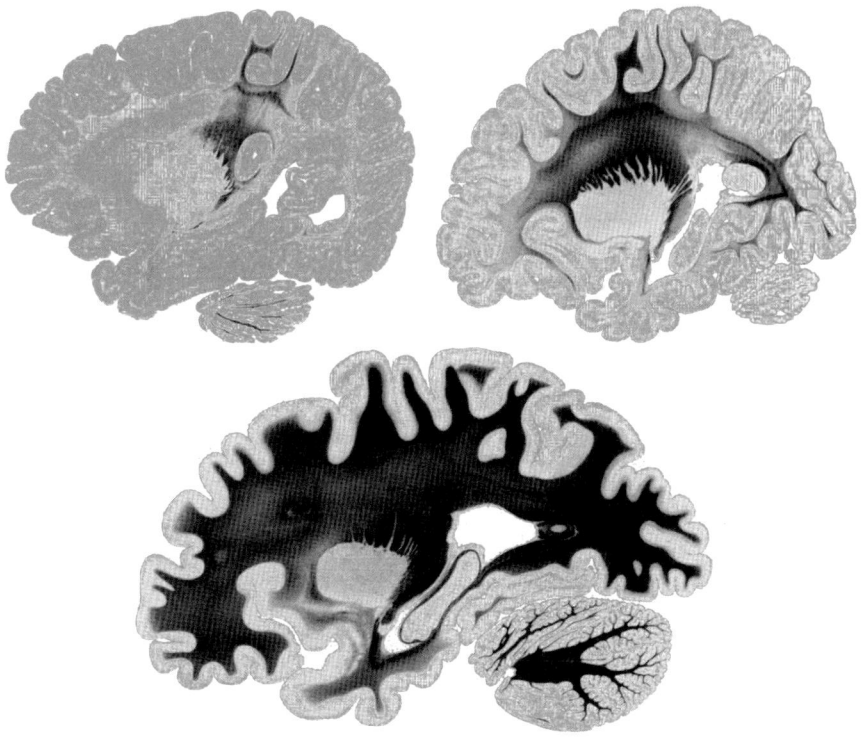

Abb. 1: Myelinisierung (Darstellung durch Anfärbung von Fett mit schwarzem Farbstoff) der Faserverbindungen kortikaler Areale (nach Flechsig 1920). Links oben Gehirn eines Neugeborenen, rechts Kind im Kindergartenalter, unten Gehirn eines Erwachsen dargestellt. Beim Säugling sind nur wenige Areale mit schnell leitenden Fasern verbunden.

Diese, verglichen mit anderen Primaten, sehr stark verzögerte Gehirnreifung beim Menschen wurde lange Zeit als Nachteil interpretiert. Computersimulationen neuronaler Netzwerke, die sich eigens mit den Wechselwirkungen von Gehirnreifung und Lernen beschäftigten, zeigen jedoch, *dass die Reifung des Gehirns letztlich einen guten Lehrer ersetzt*. Dieser sorgt dafür, dass wir beim Lernen mit dem Einfachen beginnen und dann die Komplexität immer mehr steigern. Im alltäglichen Lebensvollzug (d.h. ohne Lehrer) sind wir jedoch den verschiedensten Reizen ausgesetzt, deren Struktur von „ganz einfach" bis „hoch komplex" reicht. Die Tatsache, dass sich das Gehirn entwickelt und zunächst überhaupt nur einfache Strukturen verarbeiten *kann*, stellt jedoch sicher, dass es zunächst auch nur Einfaches lernt (Verarbeiten ist immer auch Lernen!). Am Beispiel der Sprachentwicklung sei dieser Gedanke etwas genauer ausgeführt.

Untersuchungen dazu, wie Erwachsene mit Babys und Kleinkindern sprechen, konnten zeigen, dass wir uns einerseits auf den kleinen „Gesprächspartner" etwas einstellen, dass dies jedoch nicht sehr weit geht. Wenn wir mit Babys reden, verwenden wir Lautmalerei und eine übertriebene Sprachmelodie (wir sprechen modulierter und höher; vgl. Spitzer 2002b), aber schon mit Kleinkindern reden wir fast wie mit Erwachsenen. Wir gehen keinesfalls systematisch wie ein Lehrer im Sprachunterricht vor. Während des Spracherwerbs ist ein Kind damit einer sprachlichen Umgebung ausgesetzt, die wenig oder gar keine Rücksicht auf seine jeweiligen Lernbedürfnisse nimmt. Wären Kinder auf eine lerngerechte Reihenfolge sprachlicher Erfahrungen angewiesen, so hätte wahrscheinlich keiner von uns je Sprechen gelernt. Warum haben wir dann trotzdem Sprechen gelernt, ganz ohne einen den Stoff systematisch darbietenden Lehrer?

Die Antwort auf diese Frage besteht darin, dass „im Leben" der Lehrer durch ein reifendes Gehirn ersetzt wird (siehe **Abb. 2**). Noch einmal: Das Problem beim Erlernen komplizierter Strukturen wie beispielsweise der Grammatik besteht darin, dass man sicherstellen muss, dass zunächst einfache Strukturen gelernt werden, dann etwas komplexere und dann noch komplexere (vgl. die ausführliche Darstellung in Spitzer 1996). So lernt das Gehirn zunächst die Frequenzen des akustischen Input, bildet Frequenzkarten aus, dann Karten von zeitlich wechselnden Frequenzmustern (Lauten), dann Zusammenfassungen von Lauten (Silben und Wörter), und dann werden Strukturen, die wiederum in diesen Mustern stecken, weiterverarbeitet und gelernt – auf jeweils höheren Ebenen (Modulen) der Verarbeitung, die nacheinander „zugeschaltet" werden.

Die Tatsache der Gehirnreifung während des Lernens ist damit dem Lernen nicht hinderlich, sondern förderlich und überaus sinnvoll: Gerade *weil* das Gehirn reift und *gleichzeitig* lernt, ist gewährleistet, dass es in der *richtigen Reihenfolge* lernt. Dies wiederum gewährleistet, dass es überhaupt komplexe Zusammenhänge lernen kann und auch lernt. Hieraus wiederum ergibt sich, dass nur dann, wenn das Gehirn lernt, während es sich entwickelt, überhaupt komplexe Informationsverarbeitung gelernt werden kann. Es folgt: Hätten Sie das Gehirn, das Sie jetzt haben, bereits bei Ihrer Geburt gehabt, hätten Sie wahrscheinlich nie sprechen gelernt!

Abbildung 2 verdeutlicht noch einmal stark schematisch die Entwicklung des Gehirns: Etwa 2,5 Millionen *Input*-Fasern (von den Sinnesorganen, der Körperoberfläche, dem Körperinneren) laufen in das Gehirn und ca. 1,5 Millionen Fasern leiten dessen *Output* an die Effektor-Organe (Muskeln, Drüsen). Im Gehirn kommt der Input zunächst zu einfachen kortikalen Modulen, die im Falle des Säuglings diese Signale an einfache Output-Areale weitergeben. Im Laufe der Entwicklung reifen Verbindungen zu höheren Arealen heran, die ein zunehmendes Maß an Komplexität aus dem Input extrahieren können und ihrerseits mit komplexeren Output-Bereichen in Verbindung stehen. In praktischer Hinsicht bedeutet dies: der Säugling kann nichts weiter als ganz einfach reagieren. Wird er am linken Fuß gekniffen, zieht er den Fuß zurück oder/und schreit. Sein Verhalten ist reflexartig, im Hier und Jetzt, ohne Plan oder Ziel. Neuronen in „höheren" Arealen sind vorhanden, die Information zu diesen Arealen hin und zurück braucht jedoch noch sehr lange, so dass sie praktisch, d.h. für die Funktion des Gehirns, kaum eine Rolle spielen.

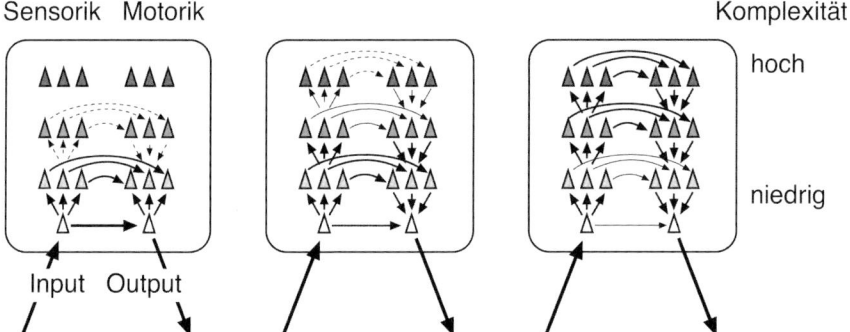

Abb. 2: Schema zur Gehirnentwicklung vom Säugling (links) zum Erwachsenen (rechts). Nur die Neuronen in „niedrigen", „einfachen" Arealen sind beim Säugling bereits mit schnellen Fasern verbunden und damit „online".

Betrachten wir ein Beispiel (vgl. **Abb. 3**): Wenn Kinder ein Eis sehen, möchten sie auch Eis essen. Diese Reaktion erfolgt reflexartig und ist durch gute Worte („aber du hast doch schon drei Eis gegessen", „du kriegst einen ganz kalten/dicken Bauch" etc.) nicht zu bremsen. Anders hingegen reagiert der Erwachsene: Auch er sieht das Eis und stellt sich vor, wie süß und gut es schmeckt. Aber in ihm steckt auch die (hochstufige, komplexe) Idee einer guten Figur mit all ihren Begleitgedanken wie Gesundheit, Schönheit etc. Diese Idee wiederum ist eng mit der von Diät verbunden, also mit der willentlichen Beschränkung auf bestimmte, dem Körper zuträgliche Nahrungsmittel. Die Diät-Idee wiederum wird die Handlung „ruhig bleiben und nicht essen" aktivieren und damit die Handlung „essen" aktiv unterdrücken. Der wesentliche Punkt ist: *Das kleine Kind kann dies gar nicht*, wie **Abbildung 3** zeigt: Dem Kleinkind fehlt die „Hardware", um die Ideen von Figur und Diät zu repräsentieren. Daher kann es mittels solcher Gedanken auch nicht sein Verhalten steuern.

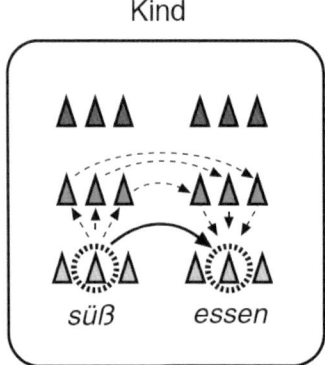 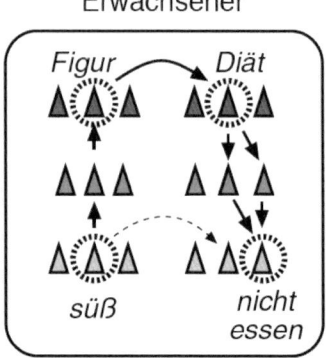

Abb. 3: Unterschied der Reaktion auf Süßes zwischen Kindern und Erwachsenen. Das Kind reagiert reflexartig (links): Die Empfindung süß aktiviert ohne große Umwege die Aktion essen. Anders der Erwachsene (rechts): Der Input süß aktiviert nicht nur reflexartig die Aktion essen, sondern auch die Ideen „Figur" und „Diät", die ihrerseits für den Output „nicht essen" sorgen.

Halten wir fest: Im Laufe der Gehirnentwicklung werden in zunehmend komplexen Modulen Erfahrungen gespeichert, durch die Verhalten gesteuert werden. Dieses Verhalten wird dadurch immer ziel- und planvoller, *selbstgesteuert* und nicht reflexhaft.

3. Selbstkontrolle

Wie in **Abbildung 3** an einem Beispiel gezeigt, arbeitet die selbstgesteuerte Verhaltenskontrolle mittels Inhibition von reflexhaftem („präpotentem") Verhalten. Das Eis *nicht* essen, auf die Ablenkung *nicht* achten, seinen Ärger *nicht* rauslassen etc. Dieses „Nein" ist ein flexibles, planvolles, das im Frontalhirn aktiv aufrechterhalten werden muss. Sonst wird es von der Automatik gleichsam überrannt.

Betrachten wir ein einfaches Beispiel (Wegner 1998, 2009): Sagt man einer Versuchsperson mit einem Pendel in der Hand, dass das Pendel nicht seitwärts von links nach rechts schwingen soll, so tut es nach einer Weile genau dies: Es schwingt in die „verbotene" Richtung (siehe **Abb. 4**). Wenn man die Versuchsperson zusätzlich am bewussten Denken (mit ihrem Frontalhirn) dadurch hindert, dass sie von 1000 immer drei rückwärts zählen soll, so schlägt das Pendel in alle Richtungen etwas stärker aus, ganz besonders stark aber in die „verbotene" Richtung.

Pendel ruhig halten   Pendel nicht seitlich schwingen

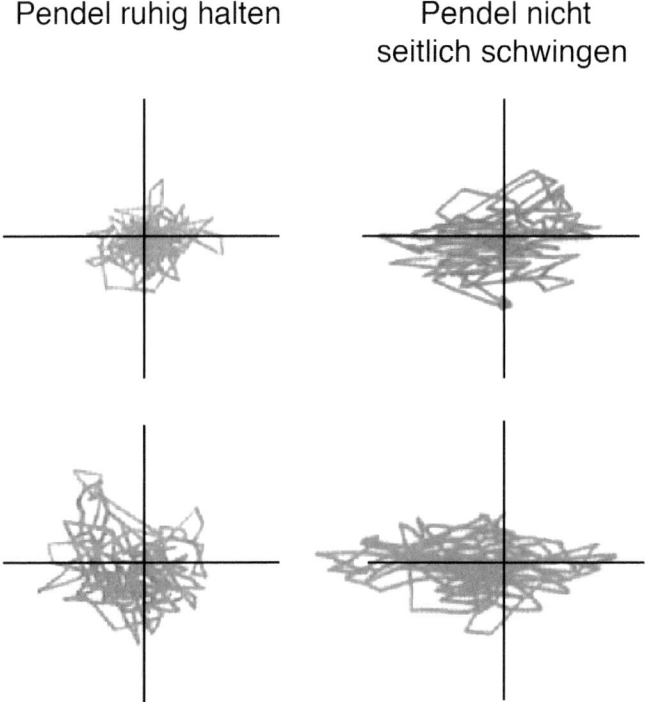

Abb. 4: Aufzeichnung der Bewegung eines Pendels, das von einem Probanden in Ruhe gehalten werden soll, entweder ohne weitere Instruktion (oben links) oder mit der Instruktion, es soll nicht seitlich schwingen (oben rechts). Man sieht, dass das Pendel in genau die Richtung, in die es nicht schwingen soll, schwingt. Bei Ablenkung des Probanden bewegt sich das Pendel nicht nur insgesamt unruhiger (unten links), es schlägt vor allem noch stärker in die „verbotene" Richtung aus (unten rechts, nach Wegner 2009).

Auch im Hinblick auf die Selbstkontrolle stellt die Gehirnentwicklung sicher, dass die Informationsverarbeitung und damit das Lernen von planvollem Verhalten im Verlauf von Kindheit und Adoleszenz vom Einfachen zum Komplizierten voranschreitet. Zunehmend komplexere Module übernehmen hierbei nicht nur immer komplexere Aufgaben, sie wirken umgekehrt auch auf einfachere Module zurück und steuern die Aktivität in diesen. So wird aus einem reflexhaft funktionierenden, durch äußere Reize und innere Bedürfnisse kontrolliertem Neugeborenen ein planvoll handelnder selbstgesteuerter Erwachsener.

So wie es zum Erwerb der Sprache hunderttausender „Spracherfahrungen" bedarf, die auf sich entwickelnde Sprachzentren treffen und in diesen ihre Spuren hinterlassen (Neuroplastizität), so bedarf auch die Entwicklung der Selbststeuerung entsprechender vielfältiger Erfahrungen.

Diese waren entwicklungsgeschichtlich betrachtet während des größten Zeitraums des Bestehens der derzeitigen menschlichen Art gegeben. Wer als Jäger und Sammler lebt, muss kontrolliert und planvoll vorgehen, um zu überleben. Wer das Feuer nicht hütet, bei Zeiten neues, brennbares Material nicht besorgt und sich entsprechend verhält, erfriert im Winter. Wer sich bei der Suche nach Nahrungsmitteln leicht durch die vielfältigsten anderen Dinge, die es in der Natur auch noch gibt, ablenken lässt, verhungert. Und wer bei der Jagd auch nur einen Moment unaufmerksam ist, verhungert ebenfalls. Wer ein Problem hat und um Rat nachfragen will, muss sich auf den Weg machen und einen älteren Menschen aufsuchen, was planvoll zu geschehen hatte, weil es erstens nicht so viele gab und sie zweitens sehr beschäftigt waren (vor allem mit dem Erteilen von Ratschlägen). Vergleichen wir diese Situation mit dem heutigen Leben: Wer Hunger hat, öffnet den Kühlschrank, wer friert, dreht die Heizung auf, und wer etwas wissen will, der googelt. In den ersten beiden Fällen ist kein Aneinanderreihen planvoller Handlungsvollzüge notwendig. Im letzten Fall findet es faktisch nicht statt. Wie Londoner Bibliothekare (2008) feststellen: Informationssuche erfolgt bei Jugendlichen nicht planvoll sondern durch wahlloses Herumklicken.

Beim Übergang vom Jäger und Sammler zum Bauern mit der Bildung großer Staatengemeinschaften fallen also viele primäre Erfahrungen weg, die man zum Entwickeln der Fähigkeit der Selbststeuerung braucht. Zugleich aber wird diese Fähigkeit wichtiger denn je, denn ein Bauer muss über weit größere Zeiträume planen als ein Jäger und Sammler.

Man stelle sich einmal vor, die Erfindung der Schrift hätte dazu geführt, dass die Menschen nicht mehr miteinander sprechen, sondern nur noch über schriftliche Nachrichten kommunizieren. Dies hätte verheerende Auswirkungen auf die Sprachentwicklung der nächsten Generation und damit aller weiterer Generationen gehabt. Wer nicht sprechen gelernt hat, der kann auch nicht lesen und schreiben. So ähnlich muss man sich die Auswirkungen einer gut organisierten und sämtliche Bedürfnisse von Menschen befriedigende Gesellschaft auf die Entwicklung von Selbstkontrolle vorstellen: Plötzlich fallen alle Gelegenheiten weg, in denen man sie üben könnte. Funktionierende Kulturen haben daher das „Spiel" erfunden und kultiviert.

Betrachten wir beispielsweise die Aktivitäten, die seit Jahrhunderten in Kindergärten durchgeführt werden. Man singt gemeinsam ein Lied. Nicht jeder singt, was ihm gerade einfällt, sondern man kontrolliert das eigene Tun und stimmt es mit den anderen ab. Man singt ein Lied und verändert während der Produktion den Text (Stichwort: „Drei Chinesen mit dem Kontrabass"). Hier wird also eine Instruktion („alle singen auf a") im Gedächtnis aufrechterhalten, dieser Plan wird unmittelbar umgesetzt, was nur dann gelingt, wenn der automatische Output aus den Sprachzentren noch einmal im Frontalhirn moduliert und dann erst nach draußen geschickt wird. Diese Kontrolle ist flexibel („und jetzt alle auf i"), das heißt, die Regel, der jeweils zu folgen ist, wird immer wieder geändert und so wird kognitive Flexibilität trainiert. Bewegungs- und Laufspiele haben die gleiche Funktion des Einübens von Selbstkontrolle. Auch das planvolle

Gestalten ganzer Handlungsabläufe dient nichts anderem. Eine Gruppe ist mit dem Kuchenbacken beschäftigt. Niemand schleckt am Teig, sondern alle arbeiten auf das gemeinsame Ziel hin und beherrschen die Kontrolle des unmittelbaren Bedürfnisses nach Süßem. Steht der Kuchen erst einmal dampfend auf dem Tisch, wird erst noch ein Lied gesungen, bevor es sodann ans Essen geht. Besser kann man Selbstkontrolle gar nicht trainieren. Wie wichtig diese für den späteren Erfolg im Leben ist, zeigt eine Studie von US-Wissenschaftlern der Duke-University. In einer Langzeitstudie zur Entwicklung von gut tausend Kindern wurde die Selbstkontrolle in der Kindheit im dritten, fünften, siebten und elften Lebensjahr sowohl durch Fremdbeobachtung als auch (mit elf Jahren) Selbstbeobachtung erfasst. Dann wurden die Kinder in regelmäßigen Abständen weiter untersucht, bis ins Erwachsenenalter hinein. Hierbei zeigte sich, dass Gesundheit, Wohlstand und die sozialen Lebensumstände vom Ausmaß der Selbstkontrolle in der Kindheit abhängen. Wer als Kind Selbstkontrolle trainiert hat, neigt später deutlich weniger zur Verarmung, Kriminalität und vor allem auch Suchtkrankheiten (Rauchen mit 15 oder Drogensucht mit 26).

Man lernt nun Selbstdisziplin nicht, in dem man zu dieser angehalten wird, wie dies gelegentlich gesagt wird: „Nun reiß dich doch mal zusammen", „mehr Disziplin bitte", ist als Aufforderung mit dem Ziel des Lernens von Selbstkontrolle etwa so sinnvoll, wie „nun sag doch mal was" für die Sprachentwicklung förderlich ist. Es geht vielmehr bei der Entwicklung von Selbstkontrolle um Situationen, in denen sie spielerisch geübt wird, ohne dabei zugleich explizites Thema zu sein. Gemeinsames alltägliches Handeln, sportliche Aktivitäten in der Gemeinschaft, musische Aktivitäten in der Gemeinschaft, Theaterspielen oder das Durchführen anderer Spiele hat letztlich (auch stets) die Entwicklung von Selbstkontrolle zum Ziel.

4.   Pathologie und Prävention

Wie entsprechende Untersuchungen zeigen, hat der Konsum von Bildschirmmedien den gegenteiligen Effekt: Christakis und Mitarbeiter (2004) konnten zeigen, dass der Fernsehkonsum in der früheren Kindheit zum vermehrten Auftreten von Aufmerksamkeitsstörungen (d. h. zum Fehlen von Selbstkontrolle) im Schulalter führt.

Weitere Studien an gut tausend Neugeborenen aus den Jahren 1972/73 in der südneuseeländischen Stadt Dunedin konnten zeigen, dass der Medienkonsum im Kindergartenalter deutliche negative Auswirkungen auf den Bildungserfolg im Erwachsenenalter hat, und dass zudem der Medienkonsum im Kindergartenalter etwa 17 % der Varianz des Körpergewichts im Erwachsenenalter erklärt. Beides kann als Indiz für geringe Selbstkontrolle und als Risikofaktor für Suchverhalten gewertet werden: Schulabbrecher kommen viel leichter „auf die schiefe Bahn" bzw. enden in einer Suchtkarriere. Übergewicht wird gerade in den letzten Jahren immer häufiger als suchtähnliches Verhalten interpretiert, insbesondere im Lichte neuer Daten aus der Gehirnforschung.

Nimmt man die angeführten Datensätze im Zusammenhang, so ergibt sich eine recht dichte Indizienkette von Medienkonsum im Kinder- und Jugendalter zum Suchtverhalten im Jugend- und Erwachsenenalter. Diese Kette geht weit darüber hinaus, was man landläufig diskutiert, d. h. dass im Kindes- und Jugendalter bestimmte Verhaltensweisen (den Computer einschalten und stundenlang Zeit damit zu verbringen) eingeübt und damit gelernt werden. Der Zusammenhang reicht vielmehr tiefer: Medienkonsum senkt die Chance zur Ausbildung von Selbstkontrolle; und Selbstkontrolle wiederum ist ein salutogenetischer Faktor, d. h. ein Schutzfaktor im Hinblick auf die Entwicklung von Suchtverhalten. Aus dieser Sicht lassen sich durchaus praktische Konsequenzen ableiten.

Wer glaubt, er könne bereits im Kindergarten Medienkompetenz trainieren und damit einem Suchtverhalten vorbeugen, der irrt! Denn zum einen wird Medienkompetenz über Mediennutzung vermittelt und damit wird gerade das falsche Verhalten eingeübt. Die Mediennutzungszeit reduziert den wichtigsten Schutzfaktor für eine Mediensuchtentwicklung, die Selbstkontrolle. Medienkonsum in der Kindheit bewirkt damit nicht nur eine geringere Chance auf Bildung und Gesundheit, sondern erhöht zugleich das Risiko einer Suchtkarriere. Dies betrifft sowohl stoffgebundenes als auch nicht stoffgebundenes Suchtverhalten und damit auch die Mediensucht. Wichtig ist aber hier zu betonen, dass der Medienkonsum in der Kindheit auch anderes Suchverhalten mit verursachen kann, keineswegs nur die Mediensucht.

Man könnten nun einwenden, dass die Effekte der Selbstkontrolle über die Intelligenz oder den sozioökonomischen Status vermittelt seien: Intelligente Menschen haben sich besser im Griff, Kinder aus guten Verhältnissen ebenso. Daher ist von Bedeutung, dass in der oben erwähnten Untersuchung von Moffitt et al. (2011) der sozioökonomische Status und die Intelligenz eigens erfasst wurden. In der Tat haben sie einen Einfluss, der jeweils etwa so groß wie der Einfluss der Selbstkontrolle ist und sich von dem der Selbstkontrolle statistisch abgrenzen lässt. Auch in der Studie zu den ungünstigen Auswirkungen von Medienkonsum in der Kindheit auf den Bildungserfolg im Erwachsenenalter ließ sich zeigen, dass der sozioökonomische Status (in Deutschland schauen die Kinder von Hartz-IV-Empfängern im Durchschnitt ca. ½ Stunde mehr täglich fern) nicht ausreicht, um den Effekt zu erklären. Es geht also um einen eigenen systematischen Effekt der Selbstkontrolle (sich im Griff haben) auf gesundheitsrelevantes Verhalten im Erwachsenenalter.

Wer sich dafür stark macht, dass im Kindergarten oder in der Grundschule mehr Mediennutzung stattfinden sollte, muss dies Argumente bedenken und ernst nehmen. Er muss vor allem nachweisen, dass die vermuteten Vorteile größer sind als die mit Sicherheit vorhandenen Nachteile. Einen solchen Nachweis sind diejenigen, die Computernutzung gerade im Kindesalter stark propagieren, bislang schuldig geblieben.

Literatur

Christakis D A, Zimmerman F J, DiGuiseppe D L, McCarty C A (2004) Early Television Exposure and Subsequent Attentional Problems in Children. Pediatrics 113: 708–713

Flechsig P (1920) Anatomie des menschlichen Gehirns und Rückenmarks auf myelogenetischer Grundlage. Leipzig

Fuster J M (2005) Memory in the cerebral cortex, MIT Press, Cambridge, MA

Moffitt T E, Arsenault L, Belsky D, Dickson N, Hancox R J, Harrington H, Houts R, Poulton R, Roberts B W, Ross S, Sears M R, Thomson W M, Caspi A (2011) A gradient of childhood self-Control predicts health, wealth, and public safety. PNAS 108: 2693–2698

Ophir E, Nass C, Wagner A D. Cognitive control in media multitaskers. PNAS 2009 doi/ 10.1073/ pnas.0903620106.

Rideout V J, Foehr U G, Roberts D F. Generation M^2 (2010) Media in the lives of 8–18 year olds. Kaiser Family Foundation, Menlo Park, CA (www.kff.org)

Rideout V, Hamel E (2006) The media family: Electronic media in the lives of infants, toddlers, preschoolers and their parents. Kaiser Family Foundation, Menlo Park, CA

Spitzer M (1996) Geist im Netz. Spektrum Akademischer Verlag Heidelberg

Spitzer M (2002a) Lernen. Gehirnforschung und die Schule des Lebens. Spektrum Akademischer Verlag, Heidelberg

Spitzer M (2002b) Musik im Kopf. Schattauer Verlag, Stuttgart

Wegner D M, Ansfield M, Pilloff D (1998) The putt and the pendulum: Ironic effects of the mental contol of action. Psychological Science 9: 196–199

Wegner D M (2009) How to think, say, or do precisely the worst thing for any occasion. Science 325: 48–50

Jugendpsychiatrische Aspekte der Medien- und Computersucht

Rainer Thomasius, Anneke Aden und Kay Uwe Petersen

1. Einleitung

Obwohl die Eltern, wie eine aktuelle repräsentative Befragung 6- bis 13-jähriger Kinder und ihrer Eltern („KIM-Studie 2010") ergibt, das Lesen von Büchern als bedeutsamstes Medium für die Förderung der Phantasie von Kindern und für das Lernen in der Schule einschätzen, ist der Anteil der Nichtleser unter den Kindern weiter gestiegen (MPFS 2011): Bereits jedes fünfte Kind liest in seiner Freizeit niemals Bücher. Dagegen nutzen fast drei Viertel der Kinder Computer, etwa die Hälfte nutzt regelmäßig das Internet, von diesen sogar jedes vierte Kind täglich oder fast täglich. Besonders unter den Jungen ist das Computerspiel eine besonders beliebte und zeitaufwendige Aktivität.

Bereits bevor hier die Problematik suchthafter Computer- und Internetnutzung thematisiert wird, ist auf die Auswirkungen einseitig bildschirmorientierter Freizeitaktivitäten wie z. B. des Computerspiels hinzuweisen. Wie Greenfield (2009) feststellte, fördert das Spielen von Computerspielen handlungsorientierte Leistungsaspekte selektiv, während andere vernachlässigt werden (Analyse, Reflektion, kritisches Denken, Vorstellungsvermögen), die eher durch Lesen begünstigt werden. Durch Computerspiel als dominantes Freizeitverhalten entstünden damit möglicherweise Menschen, die schnell und impulsiv reagieren und handeln können, die aber eher Schwierigkeiten damit haben, ihre Handlungen kritisch zu hinterfragen und Handlungsalternativen zu entwickeln. Greenfield (2009) vergleicht die Mediennutzung mit der Nahrungsaufnahme und stellt angesichts der Dominanz der Medien Fernsehen und Computer- bzw. Konsolenspiel eine Art geistiger Fehlernährung fest. Als gesunde Alternative fordert sie eine ausgewogene Medien-Diät für Kinder und Jugendliche.

Ebenso sind auch Problematiken der nicht oder noch nicht exzessiven oder gar pathologischen Internetnutzung zu benennen. So waren etwa zwei Drittel der Eltern der KIM-Studie 2010 der Auffassung, Kinder sollten nicht ohne Filterprogramme im Internet surfen, tatsächlich waren aber nur auf etwa 14 % der von den Kindern genutzten Internetcomputern Filterprogramme überhaupt installiert (MPFS 2011). 41 % der Kinder berichteten dagegen, gut allein und ohne Hilfe im Internet surfen zu können und das auch zumindest manchmal zu tun. Daher überrascht die Auskunft von etwa 10 % der Eltern nicht, ihre Kinder seien bereits im Internet auf problematische Inhalte (darunter 6 % Pornographie) gestoßen. Neben pornographischen, gewalthaltigen oder rechtsextremen Inhalten, die Kinder und Jugendliche beeinträchtigen können, ist auch auf problematische Kontakte in sozialen Netzwerken bzw. auf die Preisgabe persönlicher Daten im Internet hinzuweisen. Die Probleme, denen bereits Kinder ausgesetzt sind, betreffen Jugendliche mit ihrer deutlich höheren Autonomie im Internetverhalten noch in deutlich höherem Ausmaße. Angesichts der technischen Grenzen, die dem staatlichen Jugendschutz in Bezug auf das Internet gesetzt sind, sind die Eltern in hohem Maße gefordert, Gefahren aus dem Internet für ihre Kinder abwehren zu helfen und in das Internetverhalten der Kinder und Jugendlichen stärker regulierend einzugreifen, als dies bezüglich anderer Medien notwendig wäre.

Die Dauer und Intensität der Computer- und Internetnutzung von Jugendlichen bietet ein weiteres Problemfeld an, das hier zunächst theoretisch und in der Folge anhand eines Fallbeispiels aus der Behandlung im Detail untersucht werden wird. Das Wissen über die exzessive Computer- und Internetnutzung von Jugendlichen ist noch sehr begrenzt und bezieht sich im Wesentlichen auf Computerspiele. Auf der Basis einer repräsentativen Studie an Schülerinnen und Schülern der 9. Klassen schätzten Rehbein et al. (2010) drei Prozent der männlichen und 0,3 % der weiblichen Jugendlichen in Deutschland als abhängig vom Computerspielen ein. Ihre Kriterien von Computerspielsucht orientieren sich an der Diagnostik der Abhängigkeit von psychotropen Substanzen, deren Paradigma die Alkoholabhängigkeit ist. Sie beruhen auf Kriterien der „Internetsucht", wie sie Hahn und Jerusalem für ihre „Internetsuchtskala" formuliert haben (vgl. Meixner 2010). Für Computerspielsucht ist demnach eine progressive „Einengung des Verhaltensspielraums" charakteristisch: Betroffene verausgaben über eine längere Zeitspanne den größten Teil des Tageszeitbudgets für das Computerspiel und denken auch außerhalb des Spieles an diese Aktivitäten. Betroffene zeigen eine deutlich reduzierte Fähigkeit zur Begrenzung der Häufigkeit und Dauer des Computerspiels (Kontrollverlust). Um einen gewünschten Effekt und zufriedenen Zustand zu erreichen, muss zunehmend häufiger und länger gespielt werden (Toleranzentwicklung). In Phasen, wo Betroffene nicht spielen können, bilden sich unterschiedliche unangenehme emotionale und körperliche Zustände (z.B. Ruhelosigkeit, Reizbarkeit, Nervosität, Niedergeschlagenheit) aus, die als Entzugssymptome interpretiert werden können. Trotz eindeutig schädlicher Folgen (Verlust von Partnerinnen/Partnern und Freundinnen/Freunden, schulische Leistungseinbrüche, Schulabsentismus, Abbrüche von schulischer oder beruflicher Ausbildung) kann das Computerspiel nicht auf ein Ausmaß reduziert werden, das nicht zu erheblichen Konflikten mit anderen Lebensbereichen führt (schädlicher Gebrauch).

Empirische Studien haben gezeigt, dass Computerspielsucht oder pathologischer Internetgebrauch in schwerer Ausprägung häufig mit komorbiden psychischen Störungen (wie z. B. Depressionen, Angststörungen, Aufmerksamkeits-Hyperaktivitätssyndrom) assoziiert sind (vgl. Petersen und Thomasius 2010). Eine aktuelle Langzeitstudie weist allerdings darauf hin, dass Computerspielsucht bei Kindern und Jugendlichen über Jahre fortdauern kann, nicht generell aus dem Bestehen anderer psychiatrischer Störungen erklärt werden kann und auch Depressionen, Ängste und reduzierte Schulleistungen zur Folge haben kann (Gentile et al. 2011). Dieser

Hinweis auf die Möglichkeit schwerer Verläufe ist jedoch durch Ergebnisse einer weiteren Langzeitstudie an einer ebenfalls großen Schülerstichprobe im Alter von 13–16 Jahren zu ergänzen. Van Rooij et al. (2011) diagnostizierten in ihrer Stichprobe 3 % als süchtige Online-Computerspieler, von denen allerdings bereits nach einem Jahr etwa die Hälfte die diagnostischen Kriterien nicht mehr erfüllte. Computerspielsucht kann also in einem Teil der Fälle möglicherweise ein auch ohne Behandlung sich von selbst zurückbildendes transitorisches Phänomen sein. Computerspielsucht kann andererseits aber auch über Jahre fortbestehen, in denen sich die psychosozialen und gesundheitlichen Konsequenzen zunehmend gravierender gestalten.

2.   Fallbeispiel

2.1. Symptomatik

Der 15-jährige Marcus hatte die Schule seit 18 Monaten nur noch unregelmäßig besucht, als er auf der Jugend-Suchtstation einer kinder- und jugendpsychiatrischen Universitätsklinik aufgenommen wurde. Die letzten zehn Monate war er gar nicht mehr zur Schule gegangen. Er spielte bis zu 15 Stunden täglich am Computer das Rollenspiel „Dofus". Sein Zimmer hatte er kaum mehr verlassen. Häufig ging er erst in den frühen Morgenstunden zu Bett. Tagsüber schlief er. Die Nahrungszufuhr erfolgte selten und unregelmäßig. Seine sozialen Kontakte hatte Marcus zuletzt auf drei Personen beschränkt, die er über das Online-Rollenspiel kennen gelernt hatte. Auf die Versuche seiner Mutter, den PC-Gebrauch zu begrenzen, reagierte Marcus immer heftiger. Im Laufe des letzten Jahres zerstörte er dabei das Inventar seines Zimmers fast vollständig. Schließlich ging auch in anderen Bereichen der Wohnung, in der er mit seiner Mutter und dem Bruder zusammen lebte, immer mehr Mobiliar zu Bruch.

Die Aufnahme auf die Jugend-Suchtstation erfolgte gegen den Willen des Jugendlichen und auf Beschluss des Familiengerichts. Marcus wurde in Polizeibegleitung in die Klinik gebracht. Ein vorausgegangener Zuführungsversuch war durch seine Flucht gescheitert. Der hagere und blasse Junge fiel bei der Aufnahme durch seine betont korrekte, nicht altersentsprechende Wortwahl auf. Er war einerseits kindlich-bedürftig und andererseits hoch misstrauisch in seiner Kontaktgestaltung. Er betonte, keine Hilfe von anderen zu benötigen. Marcus wirkte herabgestimmt und spürbar angespannt. Erst kurze Zeit vor Beendigung der stationären Behandlung räumte er ein, seit vielen Jahren regelmäßig mit der Faust gegen die Wand zu schlagen. Anders konnte er sich seiner Wut und Anspannung nicht entledigen.

Die Mutter sei „das wirkliche Problem", sagte Marcus bei der Aufnahme. Sie habe ihn in die Klinik abgeschoben. Dass er nicht mehr in die Schule gegangen sei, das sei schon ein Grund zur Besorgnis. Trotzdem seien die Mutter und der Bruder behandlungsbedürftig und nicht etwa er. Die Konflikte entstünden zuhause, weil man ihn nicht verstehe. Mutter und Bruder seien eben dümmlich. Bei ihm sei eine Hochbegabung festgestellt worden.

Angesprochen auf seinen exzessiven PC-Gebrauch sagte Marcus, es ohne „Dofus" daheim nicht auszuhalten. Er leide darunter, in dieser Familie leben zu müssen, keine bessere Familie zu haben. Marcus geriet spürbar in innere Not, als er diesen Satz aussprach. Im Spiel könne er eine Rolle einnehmen, die er in seiner Familie vermisse. Wie auch immer er das Spiel gestalte, sein Handeln habe stets gewisse Konsequenzen. Nie laufe sein Agieren ins Nichts hinein. Er sei die wichtigste Person im Spiel, der Heiler, ohne den keine andere Spielfigur existieren könne, ohne den gar nichts gehe. Daher achteten alle anderen Spieler auf ihn.

In der testpsychologischen Untersuchung ergab sich eine durchschnittliche kognitive Begabung. Die anamnestisch vermutete Hochbegabung bestätigte sich nicht. Der Jugendliche lag bei seiner Aufnahme mit einem Body-Mass-Index von 16,05 unterhalb der 3. Altersperzentile.

2.2. Zur lebensgeschichtlichen und psychosozialen Entwicklung

Marcus war nach einer zunächst unauffälligen frühkindlichen Entwicklung als kleines Kind neugierig und sehr kontaktfreudig. Mit dreieinhalb Jahren entwickelte er eine sekundäre Enkopresis. Er wurde altersgerecht eingeschult, war unterfordert und mimte in der zweiten Klasse den Klassenclown. In der dritten Klasse sollte er zwei Jahrgänge überspringen und auf das Gymnasium wechseln, wogegen er opponierte. In der fünften Klasse hatte er Probleme mit älteren Mitschülern, die ihn bedrohten und verprügelten, weshalb er erstmals den Schulbesuch mied. Im Alter von elf Jahren wurde er wegen oppositionellen Verhaltens in der Schule und Schwänzen des Unterrichts das erste Mal einem Kinder- und Jugendpsychiater vorgestellt. In der damals durchgeführten testpsychologischen Untersuchung erreichte er überdurchschnittliche Ergebnisse (K-ABC und Rechtschreibtest).

Bereits in der Grundschulzeit saß Marcus nahezu täglich stundenlang an seiner Playstation. Auch vor dem Computer und vor dem Fernseher verbrachte er viel Zeit, erzählte uns die Mutter. Sie brachte in den Angehörigengesprächen den Schulabsentismus ihres Sohnes und dessen exzessive Computernutzung in einen Zusammenhang mit Unterhaltsstreitigkeiten, die sie mit ihrem geschiedenen Ehemann ausfechte. Sie sei mit beiden Söhnen in den vergangenen Jahren infolge wechselnder Partner mehrmals umgezogen. Marcus Vater lebe mit seiner neuen Frau und deren Söhnen zusammen, erfuhren wir.

2.3. Zur familiären Situation

Marcus ist der zweite Sohn einer gelernten Krankenpflegerin und eines Computerspezialisten. Der drei Jahre ältere Bruder ist schulisch deutlich schwächer als Marcus, jedoch sozial besser integriert. Die Eltern hatten sich nach elf Jahren gemeinsamer Partnerschaft getrennt. Damals war Marcus knapp drei Jahre alt. Beide Söhne waren bei der Mutter geblieben; es gab regelmäßigen Kontakt zum Vater. Als Marcus 14 Jahre alt war, hatte die Mutter eine depressive Krise und brachte beide Söhne, ohne vorher ihren Entschluss den Kindern gegenüber zu erläutern, zum Vater. Sie selbst begab sich in Behandlung und brach den Kontakt zu den Kindern über mehrere Monate hinweg vollständig ab. Nach einem Jahr kehrten beide Kinder aus deren Sicht ebenso unvermittelt zur Mutter zurück. Nun wurde der Kontakt von Seiten des Vaters abgebrochen.

2.4.   Zur Psychodynamik

Mehrere Anhaltspunkte aus der aktuellen Anamnese, der Lebensgeschichte des Patienten sowie der Konfliktaktualisierung im sozialen Nahraum sprechen dafür, dass sich die Mutter von Marcus über weite Strecken der kindlichen und adoleszenten Entwicklung ihres Sohnes in Hinsicht auf Empathie, Feinfühligkeit und Fürsorge entzog. Sie idealisierte ihren Sohn im Hinblick auf seine Begabung und die zunächst überdurchschnittlichen schulischen Fertigkeiten. Die emotionalen Bedürfnisse von Marcus wurden jedoch vernachlässigt. Häufige Kränkungserlebnisse und Kontaktabbrüche von Seiten beider Eltern erschwerten Marcus die Selbstwertentwicklung zusätzlich. Das Bild des hochbegabten Schülers diente dem Ich-schwachen Jugendlichen über einige Jahre hinweg zur Selbstwertstabilisierung und zur Abwehr depressiver Affekte. Dann erwies sich am Übergang zur Pubertät das exzessive Rollenspiel mit zunehmender depressiver Identitätsentwicklung als eine neue geeignete Abwehr. Aus psychodynamischer Sicht kann das exzessive Spielverhalten als regressiver Kompensationsversuch, als eine Flucht in eine irreale Zweitwelt verstanden werden, welche Marcus eine Identifikation mit seinem Ich-Ideal ermöglichte. Im Spiel verfügte er über nahezu omnipotente Kontroll- und Einflussmöglichkeiten – er hatte nun eine Kernbedeutung für das Spielgeschehen. Seine reale Situation, die sich durch mangelnde Wertschätzung und geringe Selbstwirksamkeitserwartung auszeichnete, kehrte sich scheinbar ins Gegenteil.

In kriterienorientierter diagnostischer Hinsicht stellten wir bei Marcus eine Störung des Sozialverhaltens mit depressiver Störung und Schulabsentismus (ICD-10: F92.0) und einen pathologischen PC-Gebrauch, klassifiziert als Störung der Impulskontrolle (ICD-10: F63.8), vor dem Hintergrund einer Identitätsentwicklungsstörung mit depressiven, selbstunsicheren sowie narzisstisch anmutenden Persönlichkeitsanteilen fest.

2.5.   Behandlungsverlauf und Therapieziele

Die Behandlung von Marcus erfolgte auf einer Jugend-Suchtstation, auf der im Rahmen eines multimodalen Therapiekonzeptes unter Einsatz verschiedener Berufsgruppen (Ärzte, Psychologen, Pädagogen, Krankenpflegekräfte, Lehrer, Sport- und Ergotherapie) Jugendliche mit stoffgebundenen und nicht stoffgebundenen Suchtstörungen und komorbiden psychischen Störungen behandelt werden. Dabei kommen verschiedene, auf Substanzmissbrauch bzw. nicht stoffgebundene Suchtformen sowie auf komorbide psychische Störungen bezogene Therapieformen zum Einsatz (u. a. Einzel- und Gruppentherapie, Rückfallpräventions- und Motivationsgruppen, Selbstsicherheitstraining, Psychoedukation, Gruppenprogramm „Lebenslust statt Onlineflucht").

Marcus war anfangs gegenüber seinen Bezugstherapeuten und Mitpatienten sehr zurückhaltend. Er betonte die Unfreiwilligkeit bei der Einleitung der Behandlung. Er verweigerte zunächst auch jeglichen Kontakt zu seiner Mutter. Bald integrierte er sich aber immer mehr in die Gruppe der Mitpatienten und zeigte hier durchaus soziale Kompetenzen und Humor. Eine gewisse Distanziertheit gegenüber seinen Altersgenossen war ihm über den gesamten Behandlungsverlauf hinweg wichtig. Zu den Mitarbeitern auf der Station nahm er bereits nach kurzer Zeit kindlich-bedürftigen Kontakt auf, und er ließ sich auf eine freiwillige Weiterbehandlung ein. In der Einzeltherapie sprach er seine Enttäuschungen recht bald an und machte diese einer Bearbeitung zugänglich. Anfänglich war er auf die Wut gegenüber seiner Mutter stark fixiert. Im Verlauf entwertete er sie zusehends. Der Vater wurde besonders intensiv idealisiert, als Marcus merkte, dass die Mutter seinem Wunsch, sich von ihrem Partner zu trennen, nicht nachkommen wollte. Den von Marcus nachfolgend erwünschten Umzug zum Vater lehnte dieser ab. Daraufhin war Marcus spürbar enttäuscht und gekränkt. Er drohte, die Behandlung abzubrechen und zurück an den Computer zu wollen, was seine Mutter dieses Mal verhinderte. Daraufhin brachen Mutter und Sohn den Kontakt vollständig ab. Schließlich endschied sich Marcus, in eine Jugendwohngruppe zu ziehen. Eine Rückkehr in die Schule wurde von der Jugend-Suchtstation aus vorbereitet und im Rahmen eines Schulversuchs vor der Entlassung erprobt. Nach seiner Entlassung von der Jugend-Suchtstation sammelte Marcus im schulischen Kontext und in der Wohngruppe neue und positive Erkenntnisse. Er machte die Erfahrung, in der realen Welt kompetent zu sein. Durch wertschätzende Beziehungen zu Gleichaltrigen konnte er sein Selbstwertgefühl stabilisieren. Auf das Spiel Dofus und andere Computer-Spiele verzichtete er komplett. Im schulischen Kontext pflegte er adäqaten Umgang mit dem Computer. In der Suchtambulanz für Jugendliche sehen wir Marcus auch weiterhin regelmäßig in wöchentlichen Abständen.

3.   Fazit für die Praxis

In den Praxen niedergelassener Kinder- und Jugendpsychiater sowie in kinder- und jugendpsychiatrischen Versorgungskliniken mit und ohne spezifischen Suchtbehandlungsschwerpunkt werden in Deutschland in den letzten Jahren immer häufiger Kinder und Jugendliche mit einem pathologischen Computer-/Internetgebrauch vorgestellt und behandelt. Aus dem Bereich der kinder- und jugendpsychiatrischen Forschung bzw. der Entwicklungspsychologie und Entwicklungspsychopathologie fehlen klinisch-empirische Forschungsarbeiten zu Fragen der Diagnostik und Behandlung dieses neuen Störungsbildes. Daher sind Einzelbeobachtungen und Praxismitteilungen geläufig (Bilke & Spitczok von Brisinski 2009).

Bei der Entwicklung problematischer Gebrauchsformen von Computer- und Internetnutzung sind wie bereits erwähnt verschiedene Einflussfaktoren relevant. Für Erwachsene ist gut belegt, dass die tägliche Nutzungsdauer bzw. Onlinezeit kein trennscharfes Kriterium dafür ist, einen exzessiven Computer-/Internetgebrauch als pathologisch zu bewerten oder nicht (Petersen et al. 2009). Bei der weithin unbefriedigenden Lage hinsichtlich des Vorliegens standardisierter, international verbreiterter Diagnoseinstrumente, die ausreichend in ihrer Validität untersucht wurden, erweist sich derzeit das Modell von der Forschungsgruppe um Ko als das am besten untersuchte Screening- und Diagnoseinstrument für Jugendliche (Diagnostic Criteria of Internet Addiction in Adolescents, DC-IA-A, Ko et al. 2009; siehe **Tab. 1**).

Vor dem Hintergrund des in der Kinder- und Jugendpsychiatrie üblichen multiaxialen Klassifikationsschemas (MAS) sollten neben der psychiatrischen Störung des betroffenen Jugendlichen (Achse 1) ferner auch die Teilleistungsstörungen (Achse 2), das Intelligenzprofil (Achse 3), körperliche Erkrankungen (Achse 4), abnorme psychosoziale Umstände (Achse 5) und Schweregrade (Achse 6) bestimmt werden und in die Diagnose einfließen. Zielführend ist in diagnostischer Hinsicht darüber hinaus, den aktuellen Querschnittsbefund im längsschnittlichen Entwicklungsverlauf unter Berücksichtigung psychodynamischer Aspekte zu bewerten. Phänomenologie, Entwicklungspsychopathologie und Psychodynamik erlauben schließlich in ihrer Gesamtschau am besten ein diagnostisches Urteil darüber, ob der exzessive Mediengebrauch des Jugendlichen als pathologisch zu bewerten und eben daraus eine Behandlungsindikation abzuleiten ist.

Für die individuelle Behandlungsplanung ist weiterhin die Analyse funktionaler Zusammenhänge wichtig: Die dem pathologischen Computer-/Internetgebrauch zugrundeliegenden oder ihn begleitenden psychischen Störungen (Ängste, Soziophobie, Depressionen, Identitätsproblematik, Reifungskrisen, Familienkonflikte u.a.) müssen unter dem Gesichtspunkt der Struktur-, Konflikt- und Entwicklungspsychopathologie frühzeitig im Therapieprozess aufgegriffen und einer therapeutischen Bearbeitung zugänglich gemacht werden. Dabei ist ein multimodaler kinder- und jugendpsychiatrischer Behandlungsansatz zielführend. Wie bei anderen stoffgebundenen und nicht stoffgebundenen Süchten kommen dem Aufbau alternativer Copingstrategien und der Stärkung von Resilienz bereits in frühen Behandlungsphasen hohe Bedeutung zu, da vom Jugendlichen die (bei Behandlungsbeginn mehr oder weniger unverzügliche) Aufgabe des ekzessiven Verhaltensmusters erwartet wird. Daneben sind therapeutische Strategien hilfreich, die sich im Bereich der stoffgebundenen Suchtstörungen auch für die Gruppe der Kinder und Jugendlichen bewährt haben, z. B. Rückfallprophylaxe-Trainings, Selbstkontroll-Programme und psychoedukative Verfahren. Dazu gehört auch ein spezielles Programm, das den

Tab. 1: Diagnostische Kriterien des pathologischen Internetgebrauchs bei Jugendlichen (DC-IA-A) nach Ko et al. (2005, 2009)

Internetabhängigkeit ist eine fehlangepasste Nutzungsform des Internet, die zu beständiger klinisch bedeutsamer Beeinträchtigung während eines Zeitraumes von drei Monaten führt.

A) Sechs (oder mehr) der folgenden Symptome lagen vor:
  1. Internetaktivitäten als (auch offline, geistige) Hauptbeschäftigung
  2. Wiederholte fehlgeschlagene Versuche, den Impulsen zur Internetnutzung zu widerstehen
  3. Toleranzbildung: ein bedeutsames Anwachsen der für die Herstellung von Zufriedenheit benötigten Internetzeit
  4. Entzugssymptome, die sich im Folgenden manifestieren:
     - i: Symptome von Missstimmung, Ängstlichkeit, Irritierbarkeit und Langeweile nach einigen Tagen ohne Internetgebrauch
     - ii: Gebrauch des Internets, um Entzugssymptome zu vermeiden oder zu lindern
  5. Gebrauch des Internets für längere Zeitspannen als beabsichtigt
  6. Anhaltender Wunsch oder erfolglose Versuche zur Reduzierung oder Beendigung des Internetgebrauchs
  7. Exzessiver Zeitverbrauch für Internetaktivitäten
  8. Exzessive Anstrengungen, um Zugang zum Internet zu erhalten
  9. Fortgesetzter Internetgebrauch trotz Wissens über ein andauerndes oder wiederholt auftretendes körperliches oder psychisches Problem, das wahrscheinlich durch den Internetgebrauch verursacht oder exazerbiert wird

B) Funktionelle Beeinträchtigung: eines (oder mehr) der folgenden Symptome lagen vor:
  1. Internetgebrauch hatte wiederholt ein Versagen in der Erfüllung bedeutsamer schulischer oder privater Pflichten zu Folge
  2. Beeinträchtigung der sozialen Beziehungen
  3. Schulische Regeln oder Gesetze werden aufgrund des Internetgebrauchs verletzt

C) Das internetsüchtige Verhalten kann nicht besser auf eine psychotische Störung oder eine Bipolar-I-Störung zurückgeführt werden.

Jugendlichen schrittweise an eine maßvolle Computer- und Internetnutzung heranführt. Eine vollständige Abstinenz als Therapieziel ist beim pathologischen Computer-/Internetgebrauch – im Gegensatz zu den stoffgebundenen Süchten – nicht notwendig, allerdings empfehlen wir unseren Patienten initial eine intermediäre (und hier auch vollständige) Meidung des Mediums. In späteren Behandlungsphasen und nach Beendigung der Behandlung sollte jene Spieldomäne vom Jugendlichen auf Dauer gemieden werden, in der sich das exzessive Verhaltensmuster manifestierte.

Dringend notwendig sind aus kinder- und jugendpsychiatrischer Sicht klinisch-epidemiologische, diagnostische und therapeutische Forschungsansätze zur Medien- und Computersucht bei Kindern und Jugendlichen unter Berücksichtigung des Entwicklungsalters und besonderer Risikopopulationen sowie unter Berücksichtigung von Genderaspekten und transkulturellen Aspekten.

Literatur

Bilke O, Spitczok von Brisinski I (2009) Pathologischer Mediengebrauch – Entwicklungspsychiatrische Ansätze für die kinder- und jugendpsychiatrische Praxis und Klinik. Monatsschrift Kinderheilkunde

Gentile D A, Choo H, Liau A, Sim T, Li D, Fung D & Khoo A (2011) Pathological video game Use among Youths: A two-year longitudinal study. Pediatrics, 127 (2), e319–e329.

Greenfield P (2009) Technology and Informal Education: What Is Taught, What Is Learned. Science, 323, 69–71.

Meixner S (2010) Exzessive Internetnutzung im Jugendalter. Kinder und Jugendschutz in Wissenschaft und Praxis, 55 (1), 3–7.

MPFS (Medienpädagogischer Forschungsverbund Südwest) (2011). KIM-Studie 2010. Kinder + Medien, Computer + Internet. Basisuntersuchung zum Medienumgang 6–13-Jähriger in Deutschland. Stuttgart: Medienpädagogischer Forschungsverbund Südwest.

Petersen K U, Thomasius R (2010) Beratungs- und Behandlungsangebote zum pathologischen Internetgebrauch in Deutschland. Lengerich: Pabst.

Rehbein F, Kleimann M & Mößle T (2010) Prevalence and Risk Factors of Video Game Dependency in Adolescence: Results of a German Nationwide Survey. Cyberpsychology, Behavior and Social Networking, 13 (0), 1–9.

van Rooij A J, Schoenmakers T M, Vermulst A A, van den Eijnden R J J M, van de Mheen D (2011) Online video game addiction: identification of addicted adolescent gamers. Addiction, 106, 205–212.

Diagnostik der Internet- und Computerspiel-abhängigkeit

Andrija Vukicevic und Bert T. te Wildt

Ins Leben gerufen wurde die Auseinandersetzung mit dem Phänomen der Internetabhängigkeit 1995 durch den New Yorker Psychiater Ivan Goldberg (Eichenberg und Ott 1999), der die Abhängigkeit vom Internet zunächst scherzhaft anhand der diagnostischen Kriterien für Abhängigkeitserkrankungen des DSM-IV (Saß et al. 1996) beschrieb, per E-Mail an Kollegen schickte und dann überraschend viele Rückmeldungen von Menschen erhielt, die sich in den Kriterien wiederfanden und als internetsüchtig klassifizierten. Nachdem die New York Times 1995 dieses neue Phänomen in einem Artikel publik machte, entwickelte sich das Thema zum Selbstläufer und ist seitdem unter anderem Gegenstand der Forschung zur Entwicklung diagnostischer Kriterien. Bevor im Folgenden ein Ausschnitt über den aktuellen Kenntnisstand zur Diagnose von Internetabhängigkeit im Allgemeinen und Computerspielabhängigkeit im Speziellen, anhand der vorgeschlagenen diagnostischen Kriterien und Erhebungsmethoden beschrieben wird, soll zunächst ein Überblick über die Kontroverse zur Nomenklatur gegeben werden, welche die zugrunde liegende Klassifizierungsproblematik wieder spiegelt.

1. Begrifflichkeit

Der Begriff „Medien" schließt grundsätzlich ein breites Spektrum unter anderem von Büchern, Radio, Fernseher, Computer und Internet mit ein. Die aktuelle Literatur zur Medien- und Computerspielabhängigkeit bezieht sich in erster Linie dagegen auf abhängige Denk- und Verhaltensweisen im Zusammenhang mit Tätigkeiten im Internet bzw. in Online-Spiele-Welten (vgl. te Wildt und Putzig 2010; Teske 2010; Wölfling und Müller 2010; te Wildt und Rehbein 2010), auch wenn frühere Forschung zeigen konnte, dass ebenso der Fernsehentzug zu Problemen in der Gestaltung des Tagesablaufs und zu Streitigkeiten in der Familie führen kann (Bauer et al. 1977). Im Mittelpunkt der aktuellen Forschung stehen allen voran sog. Massive Multiplayer Online Role Playing Games (MMORPGs) wie z.B. „World of Warcraft", welche momentan das größte Abhängigkeitspotenzial aufzuweisen scheinen (Rehbein et al. 2009). Bisher konnte allerdings die Internet- und Computerspielabhängigkeit keinen Einzug in eines der beiden diagnostischen Manuale ICD-10 (Dilling et. al 1994) und DSM-IV (Saß et. al 1996) finden, da bisher noch keine Einigung darüber besteht, ob es sich bei diesem Phänomen um eine eigenständige Krankheit oder das Symptom einer bereits bekannten psychischen Erkrankung (te Wildt 2008) und eine Abhängigkeitserkrankung im engeren Sinne oder um pa-

99

thologischen Computer- bzw. Internetgebrauch im Sinne einer Impulskontrollstörung handelt (Wölfling und Giralt 2010). Dementsprechend gibt es zurzeit keine einheitliche und allgemein anerkannte Begrifflichkeit und diagnostische Operationalisierung von Internetabhängigkeit. Bezüglich der Nomenklatur finden sich innerhalb der amerikanischen Forschung Begriffe wie „Internet addiction" (Young 1998b; Beard 2005; Lam et al. 2009), „Problematic Internet Use" (Shapira et al. 2000; Caplan 2002; Kim et al. 2009), „Pathological Internet Use" (Davis 2001) und „Copmpulsive Internet Use" (Greenfield 1999), während im deutsprachigen Raum „Internetabhängigkeit" (te Wildt et al. 2007; Springer 2009), „Internetsucht" (Hahn und Jerusalem 2001), „Medienabhängigkeit" (te Wildt und Putzig 2010; Teske 2010), „Pathologischer Internetgebrauch" (Petersen et al. 2009) und „Dysfunktionaler und pathologischer PC- und Internet-Gebrauch" (Petry 2009) geläufige Begriffe sind. Die mit diesen Begriffen einhergehenden unterschiedlichen Konnotationen sind nicht nur Ausdruck der verschiedenen Sicht- und Herangehensweisen an das Phänomen, sondern demonstrieren auch die Notwendigkeit einer einheitlichen Definition. Kaltiala et al. (2004) sprechen hier von methodischen Problemen, die daraus resultieren, dass die Definition von Internetabhängigkeit selbst variiert, da sie entweder auf der Grundlage substanzgebundener Abhängigkeiten oder auf der des pathologischen Glücksspiels beruht.

Dementsprechend variieren auch die Tests, mit welchen gemessen werden soll, ob die Kriterien erfüllt sind. Außerdem bestand eine weitere Schwierigkeit darin, dass Probanden hauptsächlich über das Internet rekrutiert wurden und sich viele Studien auf spezielle Gruppen, wie z. B. Studenten, konzentrierten, so dass keine Generalisierung auf die Gesamtbevölkerung möglich war. Young (1998a) entwickelte die ersten diagnostischen Kriterien auf der Basis des „pathologischen Glücksspiels", welche an den diagnostischen Kriterien stoffgebundener Abhängigkeiten angelehnt sind (Meyer und Bachmann 2005), und prägte gleichzeitig den Ausdruck „Internet Addiction Disorder". Addiction bezieht sich in der Regel auf eine physische Abhängigkeit zwischen einer Person und einem Stimulus (einer Substanz), so dass innerhalb des DSM-IV die Begriffe „dependence" im Zusammenhang mit Substanzen und „pathologischer Gebrauch" für Glücksspiel verwendet werden (Davis 2001) und in diesem Sinne der Begriff „Pathological Internet Use" eine mögliche Bezeichnung der Störung darstellen könnte. Beard (2005) spricht von Youngs diagnostischen Kriterien „für problematischen Internetgebrauch" und Young (1998b, S. 243) selbst schreibt „the Internet itself is not addictive. Specific applications appeared to play a significant role in the development of *pathological Internet* use".

Wie dieser kurze Ausschnitt verdeutlicht, stellt die Diskussion um die Nomenklatur nur die Spitze des Eisberges einer Kontroverse dar, bei der es um eine adäquate nosologische Klassifizierung geht, welche die Aufnahme in eines der beiden diagnostischen Manuale verkompliziert. Daher müssen Psychiater und Psychotherapeuten für die Behandlung von Internetabhängigkeit auf die Diagnose von komorbiden psychischen Erkrankungen ausweichen oder gemäß ICD-10 (Dilling et al. 1994) auf „Sonstige näher bezeichnete Persönlichkeits- und Verhaltensstörungen" bzw. gemäß DSM-IV als „Störungen der Impulskontrolle, nicht näher bezeichnet" (Pies 2009) kodieren. Unterstützt wird dies durch die Forschung von Shapira et al. (2000), die zeigten, dass 100 % der Probanden mit „problematischem Internetgebrauch" eher einer Impulskontrollstörung als einer Zwangsstörung zuzuordnen sind. Prognostisch positiv ist, dass die „Internet Addiction Disorder" im Appendix des DSM-V erscheinen soll (O´Brien 2010). Daher soll auch in Anlehnung an Young (1998a) und an Young und Nabuco de Abreu (2011), die den aktuellen Stand der Forschung auch unter dem Begriff „Internet Addiction" zusammenfassen, im Folgenden vorwiegend der Begriff „Internetabhängigkeit" Verwendung finden und synonym mit den oben genannten Begrifflichkeiten behandelt werden.

2. Diagnostische Kriterien von Internetabhängigkeit

Als Vorreiterin der Forschung zur Internet- und Computerspielabhängigkeit gilt die amerikanische Psychologin Kimberly Young, die einen kurzen Fragebogen, bestehend aus acht diagnostischen Kriterien, generierte, um Internetabhängigkeit zu erfassen (Young 1998b). Dabei werden, wie auch bei substanzgebundenen Abhängigkeitserkrankungen, die diagnostischen Dimensionen „zentraler Lebensinhalt/starkes Eingenommensein", „Kontrollverlust", „Toleranzentwicklung", „Entzugserscheinungen", „negative soziale Konsequenzen" und „negative Konsequenzen im beruflichen bzw. Leistungsbereich" erfasst. Die Gegenüberstellung der Kriterien für pathologisches Glücksspiel und für Internetabhängigkeit findet sich in **Tabelle 1**. Zwei Items wurden als nicht übertragbar angesehen, wobei genauso wie beim pathologischen Glücksspiel mindestens fünf Kriterien für eine positive Diagnose erfüllt sein müssen. Young (1998b) ging davon aus, dass die geringere Anzahl an Kriterien bei gleichem Cut-Off-Score somit ein strengeres Instrument darstellt, um abhängige von nicht-abhängigen Internetnutzern abzugrenzen. Durch die Anwendung des pathologischen Glücksspiels als Modell stellte dieser Schritt auch gleichzeitig den ersten Versuch dar, Internetabhängigkeit als Impulskontrollstörung zu definieren. Nachdem der erste Meilenstein für weitere Forschung gelegt war, griffen Beard und Wolf (2001) die acht Kriterien auf und äußerten Bedenken, dass fünf von acht Kriterien rigider seien als die fünf von zehn, die zur Diagnose von pathologischem Glücksspiel erforderlich sind. Außerdem könnten die ersten fünf Kriterien für eine Vielzahl von Verhaltensweisen zutreffen, ohne notwendigerweise eine Abhängigkeit zu klassifizieren. Daher modifizierten sie die diagnostischen Kriterien insofern, dass die ersten fünf Kriterien erfüllt sein müssen, da diese zwar den Umgang mit dem Medium beschreiben, allerdings noch keine Beeinträchtigung im täglichen Tagesablauf voraussetzen. Für die positive Diagnose einer Internetabhängigkeit soll dann noch mindestens eines der Kriterien 6 bis 8 gegeben sein, aufgrund der sich durch den Internetkonsum ergebenden negativen Konsequenzen im zwischenmenschlichen Bereich und des dysfunktionalen Bewältigungsmusters, mit Hilfe des Mediums Problemen aus dem Weg zu gehen bzw. negative Stimmungen zu kompensieren (siehe **Tab. 1**). Beide Formen haben sich in Klinik und Forschung im deutschsprachigen Raum relativ gut durchgesetzt (te Wildt und Mücken 2010).

Young et al. (1999) kategorisierten zunächst Internetabhängigkeit in fünf verschiedene Subtypen: „Cybersexual addiction" (Cybersexabhängigkeit), „cyberrelationship addiction" (Abhängigkeit von virtuellen Beziehungen in Chats/Foren/sozialen Netzwerken), „net compulsion" (zwanghaftes Nutzen von Netzinhalten wie Auktionsseiten), „information overload" (zwanghaftes durchsuchen von Datenbanken) und „computer addiction" (exzessives Spielen). Später beschrieb Young (2007) aufgrund der in der Literatur identifizierten Subtypen die Kategorien als „Abhängigkeit von Online-Glücksspielen, Online-Spielen und von Internetpornographie", während Block (2008) „exzessives Spielen, Abhängigkeit von virtuellen Beziehungen und Cybersexabhängigkeit" als maßgeblich erachtet. Auffallend ist hierbei, dass unterschiedliche Netzinhalte Teile des gleichen Phänomens darstellen sollen. Dabei ergibt sich die Frage, ob tatsächlich in jedem Fall das Internet selbst bzw. bestimmte mit der spezifischen Online-Tätigkeit verbundenen Reize (sozialer Austausch in Chats oder Rollenspielen) einen Weg der Kompensation, von zum Beispiel Schüchternheit (Ebeling-Witte et. al 2007) oder Depression (Young und Rogers 1998), darstellen und so eine Abhängigkeit begünstigen oder ob das Internet z.B. im Fall von Online-Glücksspiel- oder Internetpornographieabhängigkeit einer bereits vorhandenen Impulskontroll-, Verhaltens- oder sexuellen Störung nur einen zusätzlichen und anonymen Zugangsweg bietet.

Mit der Frage, ob der Missbrauch von sexuellen Inhalten, Auktionsdiensten und Glücksspielen im Internet nicht auch als Abhängigkeiten in Abwesenheit des Internets existieren würden, setzte sich Davis (2001) auseinander und postulierte im Rahmen seines „Cognitive-behavioral model of pathological Internet use" (PIU), dass eine Unterscheidung in „specific PIU" und „generalized PIU" sinnvoll wäre. „Specific PIU" wäre dementsprechend die Abhängigkeit von bestimmten Internetinhalten wie Glücksspiel und Pornographie und wäre daher das Ergebnis einer bereits existierenden Psychopathologie, welche sich mit der Online-Aktivität verknüpft.

Tab. 1: Gegenuberstellung der diagnostischen Kriterien für pathologisches Glückspiel nach DSM-IV (Saß et al. 1996) und der diagnostischen Kriterien für Internetabhängigkeit nach Young (1998b) und modifiziert nach Beard und Wolf (2001)

Diagnostische Kriterien für Pathologisches Glückspiel nach DSM-IV (Saß et al. 1996). *Fünf von zehn müssen erfüllt sein:*	*Diagnostische Kriterien für Internetabhängigkeit nach Young (1998b).* *Fünf von acht müssen erfüllt sein:* *Modifiziert nach Beard und Wolf (2001) müssen alle folgenden Kriterien (1–5) vorliegen:*
1. Ist stark eingenommen vom Glücksspiel (z.B. starkes Beschäftigtsein mit gedanklichem Nacherleben vergangener Spielerfahrungen, mit Verhindern oder Planen der nächsten Spielunternehmungen, Nachdenken über Wege, Geld zum Spielen zu beschaffen)	1. Ständige gedankliche Beschäftigung mit dem Internet (Gedanken an vorherige Online-Aktivitäten oder Antizipation zukünftiger Online Aktivitäten)
2. Muss mit immer höheren Einsätzen spielen, um die gewünschte Erregung zu erreichen	2. Zwangsläufige Ausdehnung der im Internet verbrachten Zeiträume, um noch eine Befriedigung zu erlangen
3. Hat wiederholt erfolglose Versuche unternommen, das Spielen zu kontrollieren, einzuschränken oder aufzugeben	3. Erfolglose Versuche, den Internetgebrauch zu kontrollieren, einzuschränken oder zu stoppen
4. Ist unruhig und gereizt beim Versuch, das Spielen einzuschränken oder aufzugeben	4. Ruhelosigkeit, Launenhaftigkeit, Depressivität oder Reizbarkeit, wenn versucht wird, den Internetgebrauch zu reduzieren oder zu stoppen
5. Spielt, um Problemen zu entkommen oder um eine dysphorische Stimmung (z.B. Gefühle von Hilflosigkeit, Schuld, Angst, Depression) zu erleichtern	5. Längere Aufenthaltszeiten im Internet als ursprünglich intendiert
	Zumindest eines der folgenden Kriterien (6–8) muss vorliegen (Beard und Wolf 2005):
6. Kehrt, nachdem er beim Glücksspiel Geld verloren, oft am nächsten Tag zurück, um den Verlust auszugleichen (dem Verlust „hinterher jagen")	6. Aufs Spiel setzten oder Riskieren einer engen Beziehung, einer Arbeitsstelle oder eines beruflichen Angebotes wegen des Internets
7. Belügt Familienmitglieder, den Therapeuten oder andere, um das Ausmaß seiner Verstrickung in das Spielen zu vertuschen	7. Belügen von Familienmitgliedern, Therapeuten oder Anderen, um dass Ausmaß und die Verstrickung mit dem Internet zu verbergen

8. Hat illegale Handlungen wie Fälschung, Betrug, Diebstahl oder Unterschlagung begangen, um das Spielen zu finanzieren

9. Hat eine wichtige Beziehung, seinen Arbeitsplatz, Ausbildungs- oder Aufstiegschancen wegen des Spielens gefährdet oder verloren

10. Verlässt sich darauf, dass ihm andere Geld bereitstellen, um die durch das Spielen verursachte hoffnungslose finanzielle Situation zu überwinden

8. Internetgebrauch als ein Weg, Problemen auszuweichen oder dysphorische Stimmungen zu erleichtern (z. B. Hilflosigkeit, Schuld, Angst, Depression)

„Generalized PIU" beinhaltet im Gegensatz einen multidimensionalen Gebrauch, in welchem das Bedürfnis nach sozialen Interaktionen befriedigt und so das Verlangen verstärkt wird, innerhalb der virtuellen Gemeinschaft zu bleiben. Bemerkenswert ist auch eine in diesem Kontext inbegriffene Unterschiedlichkeit, sich auf der einen Seite vorwiegend alleine mit den Inhalten des Cyberspace zu beschäftigen und andererseits im Austausch mit anderen. Eine weitere Ergänzung der diagnostischen Kriterien um einen Zeitfaktor diskutiert Springer (2009). In Anlehnung an Youngs (1998b) Studie, welche zeigte, dass 83 % der Internetabhängigen weniger als ein Jahr online waren, soll der prozesshafte Charakter der Entwicklung der Abhängigkeit erfasst werden, um „vorübergehende, episodische […] krisenhafte Zuspitzungen exzessiver Internetnutzung von der stigmatisierenden Abhängigkeitsdiagnose frei zu halten." (Springer 2009, S. 484). Dabei nimmt er Bezug auf die Forschung von Zimmerl et al. (1998), die anhand der Ergebnisse ihrer Studie ein „chronisches Stadium des pathologischen Internetgebrauchs" als gegeben deklarierten, wenn vier von sieben ihrer empfohlenen diagnostischen Kriterien über einen Zeitraum von mehr als sechs Monaten vorliegen.

Einen Schritt in diese Richtung unternahmen Ko et al. (2005) bei der Entwicklung diagnostischer Kriterien zur Erfassung von Internetabhängigkeit bei Adoleszenten und Universitätsstudenten (Ko et al. 2009). Sie führten als Einschlusskriterium ein, dass die Symptomatik der Internetabhängigkeit für einen Zeitraum von mindestens drei Monaten bestanden haben muss. Zudem unterteilten sie den Kriterienkatalog in drei Hauptbereiche: A. Charakteristische Symptome der Internetabhängigkeit (sechs oder mehr von neun Kriterien liegen vor), B. Funktionale Beeinträchtigungen (mindestens eines von drei Symptomen ist vorhanden) und C. Ausschlusskriterium (Internetabhängigkeit ist nicht durch eine Psychose oder bipolare Störung der Achse I bedingt). Die Probanden wurden vorher anhand der „Chen Internet Addiction Scale" (Ko et al. 2005) und systematischer diagnostischer Interviews von sieben Psychiatern beurteilt. Innerhalb der Gruppe der Internetabhängigen ergaben sich nach Prüfung der besten Genauigkeit und Sensitivität die in **Tabelle 2** dargestellten diagnostischen Kriterien (Ko et al. 2009), die bisher nicht übersetzt wurden.

Die modifizierten und ergänzten diagnostischen Kriterien von Ko und Kollegen (2005; 2009) erscheinen als vielversprechend, da sowohl ein valides Messinstrument als auch psychiatrische Einschätzungen zur Unterscheidung zwischen Abhängigen und Nicht-Abhängigen genutzt wurden. Eine Übertragbarkeit auf die Gesamtbevölkerung steht allerdings aufgrund der spezifischen Stichproben noch aus. Wie frühere Forschung zeigt, ist Internetabhängigkeit nicht nur ein Phänomen, welches ausschließlich unter Adoleszenten (Griffiths et. al 2004) oder jungen Erwachsenen (Young 1998b) vorkommt.

Tab. 2: Vorgeschlagene diagnostische Kriterien für Internetabhängigkeit von Ko et al. (2005)

A maladaptive pattern of Internet use, leading to clinically significant impairment or distress, occurring at any time within the same 3-month period.

A) Six (or more) of the following symptoms have been present:

1. Preoccupation with Internet activities
2. Recurrent failure to resist the impulse to use the Internet
3. Tolerance: a marked increase in the duration of Internet use needed to achieve satisfaction
4. Withdrawal, as manifested by either of the following:
   - Symptoms of dysphoric mood, anxiety, irritability and boredom after several days without Internet activity
   - Use of Internet to relieve or avoid withdrawal symptoms
5. Use of Internet for a period of time longer intended
6. Persistent desire and/or unsuccessful attempts to cut down or reduce Internet use
7. Excessive time spent on Internet activities and leaving the Internet
8. Excessive effort spent on activities necessary to obtain access to the Internet
9. Continued heavy Internet use despite knowledge of having a persistent or recurrent physical or psychological problem likely to have been caused or exacerbated by Internet use

B) Functional impairment: One (or more) of the following symptoms have been present:

1. Recurrent Internet use resulting in a failure to fulfill major role obligations at school and home
2. Impairment of social relationships
3. Behavior violating school rules or laws due to Internet use

C) The Internet addictive behaviour is not better accounted for by psychotic disorder or bipolar I disorder.

Das Zeitkriterium verhindert zwar auf der einen Seite eine vorschnelle *Stigmatisierung*, würde aber unter diesen Vorrausetzungen, trotz vorliegen aller Symptome, keine eindeutige Diagnose zulassen, sollte der Patient subjektiv weniger als drei Monate darunter leiden. Als Anregung für die weitere Forschung sei daher an dieser Stelle als alternative Möglichkeit das Einschlusskriterium der Alkoholabhängigkeit nach ICD-10 (Dilling et al. 1994) vorgeschlagen, welches besagt, dass die notwendigen Primärkriterien „über einen Zeitraum von mindestens einem Monat kontinuierlich bestanden haben müssen oder über einen Zeitraum von 12 Monaten wiederholt auftraten".

Medienabhängigkeit äußert sich nicht nur in bestimmten Symptomen, sondern umfasst auch eine Vielzahl von Formen. So erscheint bei der Diagnostik die Berücksichtigung der Inhalte sinnvoll und auch die steigende Zahl der Zugangswege, bedingt durch den technischen Fortschritt, sollte nicht außer Acht gelassen werden.

2.1. Psychometrische Testdiagnostik und klinisches Interview

Entsprechend der verschiedenen Ansätze, Internetabhängigkeit anhand diagnostischer Kriterien zu konzeptualisieren, sind im Verlauf der Forschung eine Vielzahl von Messinstrumenten zur Erfassung dieses Phänomens entwickelt worden. Allen voran der „Internet Addiction Test" (IAT) von Young (1998a), welcher einen Selbstbeurteilungsfragebogen darstellt, bestehend aus den ursprünglichen acht Kriterien und zwölf zusätzlichen Items. Dabei werden die sechs Faktoren „salience" (wichtigstes Objekt), „excessive use" (exzessiver Gebrauch), „neglecting work" (Vernachlässigung der Arbeit), „anticipation" (gedankliche Auseinandersetzung mit zukünftiger Online-Tätigkeit), „lack of control" (Kontrollverlust) und „neglecting social life" (Vernachlässigung sozialer Kontakte) erfasst (Widyanto und McMurran 2004). Die Fragen werden auf einer fünfstufigen Likert-Skala mit den Dimensionen „trifft nie zu" bis „trifft immer zu" beantwortet. Der Test hilft, dabei Internetabhängige zu identifizieren und ihnen aufzuzeigen, in welchen Bereichen der Konsum ihr Leben beeinträchtigt. Zudem ermöglicht der Test die Fremdbeurteilung eines Bekannten, sollte der Verdacht des pathologischen Internetgebrauchs vorliegen. Zur Validität merken Widyanto und McMurran (2004) an, dass noch weitere Studien mit größeren Probandenzahlen notwendig seien.

Erweitert wurde die IAT im Kontext der „Chen Internet Addiction Scale", welche mit 26 Items die Faktoren „Zwanghafte Nutzung", „Entzugserscheinungen", „Toleranzentwicklung" und „Interpersonale und gesundheitliche Probleme" erfasst und eine gute Reliabilität und Validität aufweist (Ko et al. 2005a; 2005b).

Im Rahmen des kognitiv-behavioralen Modells des pathologischen Internetgebrauchs von Davis (2001) entwickelte Caplan (2002) die reliable und valide „Generalized Problematic Internet Use Scale" (GPIUS). Ebenfalls auf einer fünfstufigen Likert Skala („völlige Ablehnung" bis „völlige Zustimmung") werden mit 29 Items Kognitionen, Verhaltensweisen und negative Konsequenzen, die in Verbindung mit pathologischem Internetgebrauch stehen, erfasst. Dabei werden die sieben Dimensionen „Gefühlsregulation", „online erlebte soziale Vorteile", „negative Konsequenzen", „zwanghafter Internetgebrauch", „übermäßige Menge online verbrachter Zeit", „Entzugserscheinungen" und „online wahrgenommene soziale Kontrolle" abgebildet.

Im holländischen Raum wurde anhand der von Griffiths (2004) ursprünglich formulierten Kriterien für Abhängigkeit die „Compulsive Internet Use Scale" entwickelt, welche eine hohe Konstruktvalidität vorweist und eine gute Anwendbarkeit verspricht (Merkeerk et al. 2009). Der exzessive Internetgebrauch wird anhand von 14 Items (auf einer fünfstufigen Likert Skala von „nie" bis „sehr oft") mit Hilfe eines Selbstbeurteilungsfragebogens abgefragt und auf den sechs Faktoren „Kontrollverlust", „Einengung des Denkens und Verhaltens", „Entzugserscheinungen", „Gefühlsregulation" und „Konflikte" abgebildet (zitiert bei Teske und Mücken 2010). Eine deutsche Übersetzung steht bisher noch aus.

Kurz erwähnt sei hier an dieser Stelle auch die „K-Scale" von Koh (2006). Wie Block (2008) zusammenfasst, ist die Lage in Südkorea sehr ernst und Internetabhängigkeit zählt dort inzwischen zu den größten Volkskrankheiten. Daher bildet die „Korean-Scale" mit 40 Items, basierend auf einer vierstufigen Likert Skala („nie" bis „immer"), eventuell eine Möglichkeit der Diagnose von Internetabhängigkeit. Das Instrument bietet zusätzlich einen angepassten Selbst- und Fremdbeurteilungsfragebögen für Erwachsene und einen Fragebogen für Jugendliche zur Erfassung von Online-Computerspielabhängigkeit und deckt so ein weites Spektrum an Betroffenen ab. Allerdings ist die „Korean-Scale" noch nicht ausreichend erforscht und in andere Sprachen übersetzt.

Im deutschsprachigen Raum bietet sich die „Internetsuchtskala" (ISS) von Hahn und Jerusalem (2001; 2010) an. Die ISS basiert auf den Kriterien für Abhängigkeitserkrankungen des ICD-10 (Dilling et al. 1994) und stellt eine reliable und konstruktvalide psychometrische Skala dar, welche die Kriterien „Kontrollverlust", „Entzugserscheinungen", „Toleranzentwicklung", „Negative Konsequenzen im Bereich soziale Beziehungen" und „Negative Konsequenzen im Bereich Arbeit und Leistung" mit Hilfe von 20 Items abbildet. Beantwortet werden die Fragen auf einer vierstufigen Likert Skala mit den Dimensionen (1) „trifft nicht zu" bis (4) „trifft genau zu", wobei erst bei einer durchschnittlichen Antwort von (3) „trifft eher zu" und einem Cut-off-Wert von über 59 von einer „Internetsucht" ausgegangen werden kann.

Vielversprechend ist auch die „Skala zum Onlinesuchtverhalten bei Erwachsenen" (OSVe-S) (Wölfling et al. 2010), die mit Hilfe von 14 Fragen Internetabhängigkeit erfasst. Dabei fließen neben den gewohnten Kriterien die Häufigkeit und Länge der online verbrachten Zeit mit in die Wertung ein. Außerdem werden innerhalb der demographischen Anamnese die genutzten Onlineangebote in ihrer Häufigkeit abgefragt.

Zu beachten ist laut Beard (2005), dass die unterschiedlichen Erhebungsinstrumente auch auf unterschiedlichen theoretischen Rahmenbedingungen
basieren. Außerdem erfasse bisher kein Messinstrument die spezifische
Internetanwendung (Onlinespiele, Pornographie, soziale Netzwerke usw.)
und ein Selbstbeurteilungsfragebogen sei mit Vorsicht zu betrachten, da die
Auswertung von der Antworttendenz des Befragten abhänge (Beard 2005).
Daher stellt zusätzlich ein *klinisches Interview* ein probates Mittel zur Ab-
sicherung der Diagnose dar (Beard 2005; Murali und George 2007; Petry
2010). So wird empfohlen, die persönliche Historie der Internetabhängigkeit
(Auslöser, Progression, Aufrechterhaltende Faktoren, Abstinenzversuche,
Symptome etc.), negative Konsequenzen, psychiatrische Komorbiditäten
usw. auch unter Einbeziehung von Angehörigen, Partnern und Freunden
zu erfassen (Murali und George 2007). Petry (2010) bietet in diesem Sinne
einen Interviewleitfaden an, mit dessen Hilfe „1. Funktionalität des PC-/
Internet-Gebrauchs", „2. Spielen in der Kindheit", „3. Beziehung zu den
Eltern und Verbindung dieser frühen Beziehungserfahrungen zur PC-/Inter-
net-Aktivität", „4. Bindungsrelevante Situationen", „5. Bindungsthemen
im Erwachsenenalter" und „6. Bindung im transgenerationalen Erleben"
erfasst werden können, um so auch einen Einblick in die Entwicklung der
Symptomatik des Betroffenen zu erhalten.

3. Diagnostische Kriterien der Computerspiel-abhängigkeit

Wie zur Internetabhängigkeit im Allgemeinen findet eine ähnliche Diskussion zur Nosologie der „Computerspielabhängigkeit" im Speziellen statt.
Als besonders häufige Form der Internetabhängigkeit fassen Wölfling und
Müller (2010) zusammen, dass bei bestehender Computerspielabhängigkeit
eine Sensibilisierung des mesolimbischen dopaminergen Belohnungssystems
bestehe, welcher bei der Aufrechterhaltung des Suchtverhaltens eine maß-
gebliche Rolle zukomme. Ähnliche Ergebnisse würden sich beim pathologischen Glücksspiel und bei stoffgebundenen Abhängigkeitserkrankungen
zeigen.

Eine österreichische Studie zeigt, dass „pathologisches Computerspielverhalten" mittels adaptierter Kriterien zur stoffgebundenen Abhängigkeit
gut abgebildet werden kann (Batthyány et al. 2009, S. 502).

Griffiths und Davies (2005) orientierten sich bei der Entwicklung der
diagnostischen Kriterien der „video game addiction" an den Kriterien des
pathologischen Glücksspiels und beschrieben diese nach einer Modifikation
wie folgt: „1. Anziehungskraft" (Aktivität dominiert Denken, Gefühle und
Handlungen des Betroffenen, auch wenn er nicht spielt), „2. Gefühlsregulation" (Spielen dient dazu, die Stimmung zu verbessern oder negative
Affekte zu kompensieren), „3.Toleranzentwicklung" (es bedarf immer
größer werdender Zeiträume, um eine Bedürfnisbefriedigung zu erlangen),
„4. Entzugserscheinungen" (Auftreten von unangenehmen Gefühlen wie
Gereiztheit oder Niedergeschlagenheit, wenn kein Spielen möglich ist),

„5. Konflikte" (interpersonale Konflikte bedingt durch das Computerspielverhalten), „6. Probleme" (negative Konsequenzen in alltäglichen Situationen wie auf der Arbeit oder in der Schule) „7. Rückfall" (der Konsum kann nicht reguliert werden und der Betroffene verfällt seinem gewohnten Computerspielmuster).

Der vom in Hannover ansässigen „Fachverband Medienabhängigkeit e.V." entwickelte Kriterienkatalog für Computerspielabhängigkeit (te Wildt und Rehbein 2010) basiert unter anderem auf den Vorarbeiten von Young (1998) und Ko et al. (2005). Wie **Tabelle 3** zu entnehmen ist, wurde dabei das Zeitkriterium übernommen, nachdem die Symptomatik über einen Zeitraum von mindestens drei Monaten bestanden haben muss. Außerdem sollen negative Konsequenzen als sekundäre Kriterien stärker berücksichtigt

Tab. 3: Vorschlag der diagnostischen Kriterien für Computerspielabhängigkeit des Fachverbands Medienabhängigkeit e.V. (te Wildt und Rehbein 2010).

A) Zeitkriterium: Persistenz der Symptomatik
Die Symptomatik der Computerspielabhängigkeit muss über einen Zeitraum von mindestens drei Monaten kontinuierlich bestanden haben.

B) Psychopathologische Kriterien der Symptomatik

B1) Primäre Kriterien: Abhängigkeitsverhalten (mindestens vier Kriterien erfüllt)
  1. Einengung des Denkens und Verhaltens
  2. Kontrollverlust
  3. Toleranzentwicklung
  4. Entzugserscheinungen
  5. Dysfunktionale Regulation von Affekt oder Antrieb
  6. Vermeidung realer Kontakte zugunsten virtueller Beziehungen
  7. Fortsetzung des Spielens trotz bestehender oder drohender negativer Konsequenzen

B2) Sekundäre Kriterien: Negative Auswirkungen (mind. ein Kriterium erfüllt)
  1. Körperliche Konsequenzen im Bereich Körperpflege, Ernährung und Gesundheit
  2. Soziale Konsequenzen im Bereich Familie, Partnerschaft und Freizeit
  3. Leistungsbezogene Konsequenzen im Bereich Schule, Ausbildung, Arbeit und Haushalt

C) Ausschlusskriterium
Das pathologische Computerspielverhalten lässt sich nicht durch eine Manie oder Zwangserkrankung erklären.

werden und die Abhängigkeit nicht durch eine Manie oder Zwangserkrankung erklärbar sein. Aktuell wird an einer revidierten Fassung gearbeitet, in welcher das Zeitkriterium, unter Berücksichtigung des Einschlusskriteriums substanzgebundener Abhängigkeiten, noch einmal überdacht wird und Definitionen für die diagnostischen Kriterien festgelegt werden.

Es zeichnet sich ab, dass sowohl bei der Internet- wie auch bei der Computerspielabhängigkeit in der einschlägigen Literatur und Forschung weitestgehend ein Konsens bezüglich der diagnostischen Kriterien „gedankliche Auseinandersetzung mit dem Medium", „Toleranzentwicklung", „Entzugserscheinungen", „Kontrollverlust" und „negative Konsequenzen" in Verbindung mit dem Internet bzw. dem Computerspiel sowie „dysfunktionale Gefühlsregulation" mit Hilfe des Mediums zu bestehen scheint.

3.1. Diagnostik von Computerspielabhängigkeit bei Kindern und Jugendlichen

Die Studie von Griffiths und Hunt (1998) zeigte, dass einer von fünf Adoleszenten die Kriterien einer Computerspielabhängigkeit erfüllte und dass Kinder, je früher sie mit dem Computerspielen anfingen, später einem höheren Risiko ausgesetzt waren, auf einem abhängigen Level zu spielen.

Aktuell bilden Online-Computerspiele, mit einer Prävalenzrate von 1,7 % allein unter 15-Jährigen, die häufigste Form der Medienabhängigkeit, welcher in diesem Sinne besonders bei Kindern und Jugendlichen eine große Relevanz zukommt (Rehbein et al. 2009). Daher beziehen sich die folgenden Erhebungsinstrumente in erster Linie auf Kinder und Jugendliche. Der „Fragebogen zum Computerspielverhalten bei Kindern" (CSVK) erfasst unterschiedliche Verhaltensbeobachtungen durch die Eltern wie z.B. die „Aktivitäten und Hobbys", „Gesundheit" und „soziale Kontakte" des Kindes. Zusätzlich können die betroffenen Kinder ihr eigenes Computer- und Videospielverhalten mit Hilfe von acht Fragen einschätzen, indem sie den Aussagen „zustimmen" oder „nicht zustimmen" (Grüsser und Thalemann 2006). Zusätzlich zu den Kriterien „starkes Verlangen", „Toleranzentwicklung", „Entzugserscheinungen", „Gefühlsregulation" und „Einengung des Denkens und Verhaltens" erfasst die Frage 8: „Ich glaube, dass mein Computerspielverhalten normal ist." (Grüsser und Thalemann 2006, S. 73) in Kombination mit drei oder mehr positiv beantworteten Aussagen eine durch die „Sucht" bedingte „Wahrnehmungsverzerrung" des Kindes. In der revidierten Fassung (CSVK-R) wurden die Diagnosekriterien entsprechend den Kriterien für substanzbezogene Abhängigkeiten auf sechs Fragen zusammengefasst, wobei auch hier drei von sechs Kriterien für das Vorliegen psychopathologischen Computerspielverhaltens erfüllt sein müssen (Wölfling et al. 2008).

Die „Computerspielabhängigkeitsskala" (KFN-CSAS-II) basiert unter anderem auf der ISS und wurde entsprechend dem Computerspielverhalten angepasst (Rehbein et al. 2010a). Dabei werden die Dimensionen „Einengung des Denkens und Verhaltens", „Negative Konsequenzen",

„Kontrollverlust", „Entzugserscheinungen" und „Toleranzentwicklung" unter Anwendung von 14 Items (auf einer vierstufigen Likert Skala mit den Ausprägungen „stimmt nicht" bis „stimmt genau") erfasst. Das Instrument weist eine hohe interne Konsistenz auf und demonstrierte an einer sehr großen Stichprobe eine klare Trennung zwischen extensivem Spielen und Computerspielabhängigkeit (Rehbein et al. 2010b). Bisher ist die KFN-CSAS-II allerdings noch nicht an einer klinischen Stichprobe validiert.

Ein gut validiertes und reliables Messinstrument stellt die „Game Addiction Scale" für Adoleszenten dar, welche die holländische Forschungsgruppe um Lemmens entwickelt hat (Lemmens et al. 2009) Sowohl die 21-Item-Skala wie auch die verkürzte Skala bestehend aus sieben Items bilden gut die von Griffiths und Davies (2005) formulierten diagnostischen Kriterien „Anziehungskraft", „Toleranz", „Gefühlsregulation", „Rückfall", „Entzugserscheinungen", „Konflikte und Probleme" ab. Bisher ist allerdings noch keine deutsche Version verfügbar.

Auch wenn Computerspielabhängigkeit unabhängig von der Online-Aktivität auftreten kann, birgt doch erst die Kombination von PC oder Spielekonsole mit dem Internet ein besonderes Abhängigkeitspotenzial (te Wildt und Mücken 2010) und gerade in der heutigen Zeit ziehen MMORPGs und Browser-Games Menschen aller Altersklassen in ihren Bann (Griffiths et al. 2004; Longman et al. 2009; Hussain und Griffiths 2009), so dass sich die Frage stellt, ob bei der Entwicklung diagnostischer Erhebungsinstrumente nicht allgemein eine stärkere Konzentration auf die Computerspielabhängigkeit (als häufigste Form der Medienabhängigkeit) von jung und alt sinnvoll sein könnte.

Literatur

Batthány D, Müller K W, Benker F, Wölfling K (2009) Computerspielverhalten: klinische Merkmale von Abhängigkeit und Missbrauch bei Jugendlichen. Wiener klinische Wochenschrift 121. S. 502–509.

Bauer W, Baur E, Kungel B (Hrsg.) (1976) Vier Wochen ohne Fernsehen. Eine Studie zum Fernsehkonsum. Berlin: Volker Spiess

Beard K W (2005) Internet Addiction: A Review of Current Assessment Techniques and Potential Assessment Questions. CyberPsychology & Behavior 8(1). S. 7–14.

Beard K W, Wolf E M (2001) Modification in the Proposed Diagnostic Criteria for Internet Addiction. CyberPsychology & Behavior 4(3). S. 377–388.

Block J J (2008) Issues for DSM-V: Internet Addiction. American Journal of Psychiatry 165(3). S. 306–307.

Block J J (2007) Pathological computer use in the USA. In: International Symposium on the Counseling and Treatment of Youth Internet Addiction. Seoul, Korea: National Youth Commission. S. 433.

Caplan S E (2002) Problematic Internet Use and psychosocial well-being: development of a theory-based cognitive-behavioral measurement instrument. Computers in Human Behavior 18. S. 553–575.

Davis R A (2001) A cognitive-behavioral model of pathological Internet use. Computers in Human Behavior 17. S. 187–195.

Dilling H, Mombour W, Schmidt M H (1994) Internationale Klassifikation psychischer Störungen: ICD-10. Kapitel V (F). Klinisch Diagnostische Leitlinien. Bern: Hans Huber.

Ebeling-Witte S, Frank M L, Lester D (2007) Shyness, Internet use, and Personality. CyberPsychology & Behaviour 10(5). S. 713–716.

Eichenberg C, Ott R (1999) Internetabhängigkeit: Massenphänomen oder Erfindung der Medien? (URL: http//www.heise.de/ct/99/19/106/. Zugriff am 18.01.2011)

Greenfield D N (1999) Psychological Characteristics of Compulsive internet Use: A Preliminary Analysis. CyberPsychology & Behavior 2(5). S. 403–412.

Griffiths M D (2004) Can videogames be good for your health? Journal of Health Psychology 9(3). S. 339–344.

Griffiths M D, Hunt N (1998) Dpendence on Computer Games by Adolescents. Psychological Reports 82. S. 475–480.

Griffiths M D, Davies M N O (2005) Videogame addiction: Does it exist? In: Goldstein J, Raessens J (Hrsg.) Handbook of computer gane studies. S. 359–368. Boston: MIT Press.

Griffiths M D, Davies M N O, Chappell D (2004) Online Computer Gaming: a comparison of adolescent and adult gamers. Journal of Adolescence 27. S. 87–96.

Grüsser S M, Thalemann R (2006) Computerspielsüchtig? Rat und Hilfe. Bern: Hans Huber Verlag.

Hahn A, Jerusalem M (2010) Die Internetsuchtskala (ISS): Psychometrische Eigenschaften und Validität. In: Mücken D, Teske A, Rehbein F, te Wildt B T (Hrsg.) Prävention, Diagnostik und Therapie von Computerspielabhängigkeit. Lengerich: Pabst Science Publishers. S. 185–204.

Hahn A, Jerusalem M (2001) Internetsucht: Jugendliche gefangen im Netz. In: Raithel J (Hrsg.) Risikoverhaltensweisen Jugendlicher. Opladen: Leske und Budrich

Hussain Z, Griffiths M D (2009) Excessive use of Massively Multi-PlayerOnline Role-Playing Games: A pilot Study. International journal of Mental Health Addiction 7. S. 563–571.

Kaltiala-Heino R, Lintonen T, Rimpela A (2004) internet Addiction? Potentially Problematic use of the Internet in a Population of 12-18 year-old Adolescents. Addiction research and Theory 12(1). S. 89–96.

Kim J, LaRose R, Peng W (2009) loneliness as the Cause and the effect of Problematic Internet Use: The relationship between Internet Use and psychological Well-Being. CyberPsychology & Behavior 12(4). S. 451–455.

Ko C-H, Yen J-Y, Chen C-C, Chen S-H, Yen C-F (2005a) Proposed diagnostic criteria of Internet addiction for adolescents. The Journal of Nervous and mental disease 193(11). S. 728–733.

Ko C-H, Yen J-Y, Yen C-F, Chen C-C, Yen C-N, Chen S-H (2005b) Screening for Internet Addiction: An Empirical Study on Cut-off Points for the Chen Internet Addiction Scale. Kaohsing J Med Sci 21(12). S. 545–551.

Ko C-H, Yen J-Y, Chen S-H, Yang M-J, Lin H-C, Yen C-F (2009) Proposed diagnostic criteria and diagnosing tool of Internet addiction in college students. Comprehensive Psychiatry 50. S. 378–384.

Koh Y-S (2006) KADO 23.

Lam L T, Peng Z, Mai J, jing J (2009) Factors Associated with Internet Addiction among Adolescents. Cyberpsychology & Behavior 12(5). S. 551–555.

Lemmens J S, Valkenburg P M, Peter J (2009) Development and Validation of a Game Addiction Scale for Adolescents. Media Psychology 12(1). S. 77–95.

Longman H, Hons B B C, O´Conner E, Obst P (2009) The Effect of Social Support derived from Worl of Warcraft on Negative Psychological Symptoms. CyberPsychology & Behaviour 12(5). S. 563–566.

Merkeerk, G J, Van Den Eijnden R J J M, Vermulst A A, Garretsen H F L (2009) The Compulsive Internet Use Scale (CIUS): Some psychometric Properties. Cyberpsychology & Behavior 12(1). S. 1–6.

Meyer G, Bachmann M (2005) Spielsucht – Ursachen und Therapie. Heidelberg: Springer.

Murali V, George S (2007) Lost Online: an overview of Internet addiction. Adv. Psychiatr. Treat. 13. S. 24–30.

O´Brien C P (2010) Commentary on Tao et. Al: Internet addiction and DSM-V. Wiley Online Library: Addiction. URL: http://onlinelibrary.wiley.com/doi/10.1111/j.1360-0443.2009.02892.x/full. Zugriff am 21.01.2011.

Petersen K U, Weymann N, Svhelb Y, Thiel R, Thomasius R (2009) Pathologischer Internetgebrauch – Epidemiologie, Diagnostik, komorbide Störungen und Behandlungsansätze. Fortschritte Neurologie Psychiatrie 77. S. 263–271.

Petry J (2009) Dysfunktionaler und pathologischer PC und Internet-Gebrauch. Göttingen: Hogrefe.

Pies R (2009) Should DSM V designate „Internet Addiction" a mental disorder? Psychiatry 6(2). S 3137.

Rehbein F, Kleimann M, Mößle T (2010a) Computerspielabhängigkeitsskala – KFN-CSAS-II. In: Mücken D, Teske A, Rehbein F, te Wildt B T (Hrsg.) Prävention, Diagnostik und Therapie von Computerspielabhängigkeit. Lengerich: Pabst Science Publishers. S. 205-211.

Rehbein F, Kleimann M, Mediasci G, Mößle T (2010b) Prevalence and Risk Factors of Video Game Dependency in Adolescence: Results of a German Nationwide survey. Cyberpsychology, Behavior and Social Networking 13(3). S. 269-277.

Rehbein F, Kleimann M, Mößle T (2009) Computerspielabhängigkeit im Kindes- und Jugendalter. Empirische Befunde zu Ursachen, Diagnostik und Komorbiditäten unter besonderer Berücksichtigung spielimmanenter Abhängigkeitsmerkmale,. Die Psychiatrie, 6 (3), S.140-146.

Saß H, Wittchen H U, Zaudig M. (1996) Diagnostisches und Statistisches Manual Psychischer Störungen DSM-IV. (Übersetzung der 4. Auflage des ,Diagnostic and Statistical Manual of Mental Disorders' der American Psychiatric Association). Göttingen: Hogrefe Verlag.

Shapira N A, Goldsmith T D, Keck P E Jr., Khosla U M, McElroy S L (2000) Psychiatric features of individuals with problematic Internet use. Journal of Affective Disorders 57. S. 267-272.

Springer A (2009) Internet-Abhängigkeit – die große Ungewissheit. Wiener klinische Wochenschrift 121. S. 483-485.

Teske A (2010) Behandlung bei Medienabhängigkeit. In: Mücken D, Teske A, Rehbein F, te Wildt B T (Hrsg.) Prävention, Diagnostik und Therapie von Computerspielabhängigkeit. Lengerich: Pabst Science Publishers. S. 154-180.

Teske A, Mücken D (2010) Situationsanalyse der Diagnostik, Therapie und Prävention von Computerspielabhängigkeit in den Niederlanden. In: Mücken D, Teske A, Rehbein F, te Wildt B T (Hrsg.) Prävention, Diagnostik und Therapie von Computerspielabhängigkeit. Lengerich: Pabst Science Publishers. S. 39-60.

Te Wildt B T (2008) Internetabhängigkeit – Symptomatik, Diagnostik und Therapie. In: Battyány D (Hrsg.) Stoffungebundene Abhängigkeiten. Wien: Springer.

Te Wildt B T, Mücken D (2010) Diagnostik, Therapie und Prävention von Medienabhängigkeit in Deutschland im Umriss. In: Mücken D, Teske A, Rehbein F, te Wildt B T (Hrsg.) Prävention, Diagnostik und Therapie von Computerspielabhängigkeit. Lengerich: Pabst Science Publishers, S. 82–100.

Te Wildt B T, Putzig I (2010) Medienabhängigkeit bei Kindern und Jugendlichen. In: Ärztliche Akademie für Psychotherapie von Kindern und Jugendlichen e.V. (Hrsg) Akademie Aktuell 2010-2: München. S. 5.

Te Wildt B T, Putzig I, Zedler M, Ohlmeier M (2007) Internetabhängigkeit als ein Symptom depressiver Störungen; In Psychiatrische Praxis 34, Supplement 3. S. 1–5. Stuttgart: Georg Thieme Verlag KG.

Te Wildt B T, Rehbein F (2010) Diagnostik von Internet- und Computerspielabhängigkeit. In: Mücken D, Teske A, Rehbein F, te Wildt B T (Hrsg.) Prävention, Diagnostik und Therapie von Computerspielabhängigkeit. Lengerich: Pabst Science Publishers, S. 142–153.

Thalemann R, Alebrecht U, Thalemann C, Grüsser S M (2004). Kurzbeschreibung und psychometrische Kennwerte des „Fragebogens zum Computerspielverhalten bei Kindern" (CSVK). Psychomed 16. S. 116–133.

Widyanto L, McMurran M (2004) the Psychometric Properties of the Internet Addiction Test. CyberPsychology & Behavior 7(4). S. 443–450.

Wölfling K, Giralt S (2010) Diagnostik, Intervention und Psychotherapie von Internet- und Computerspielabhängigkeit in den USA. In: Mücken D, Teske A, Rehbein F, te Wildt B T (Hrsg.) Prävention, Diagnostik und Therapie von Computerspielabhängigkeit. Lengerich: Pabst Science Publishers, S. 11–26.

Wölfling K, Müller K W (2010) Pathologisches Glückspiel und Computerspielabhängigkeit. Bundesgesundheitsblatt 2010; 53. Wien: Springer Verlag. S. 306–312.

Wölfling K, Müller K W, Beutel E (2010) Die Skala zum Onlinesuchtverhalten bei Erwachsenen (OSVe-S). In: Mücken D, Teske A, Rehbein F, te Wildt B T (Hrsg.) Prävention, Diagnostik und Therapie von Computerspielabhängigkeit. Lengerich: Pabst Science Publishers. S. 212–215.

Wölfling K, Thalemann R, Grüsser-Sinopoli SM (2008) Computerspielsucht: Ein psychopathologischer Symptomkomplex im Jugendalter. Psychiatrische Praxis 35. S. 226–232.

Young K S (1998a) Caught in the Net: How to recognise the Signs of Internet Addiction and a Winning Strategy for Recovery. New York: Wileys & Sons.

Young K S (1998b) Internet Addiction: The Emergence of a New Clinical Disorder. CyberPsychology & Behavior 1(3), S. 237–244.

Young K S (2007) Treatment Outcomes with Internet Addicts. CyberPsychology & Behavior 10(5). S. 671–679.

Young K S, Nabuco de Abreu C (2011) Internet Addiciton: A Handbook and Guide to Evaluation and Treatment. Hoboken New Jersey: John Wileys & Sons.

Young K S, Pistner M, O´Mara J, Buchanan J (1999) Cyber Disorders: The Mental Health Concern for the new Millenium. CyberPsychology & Behavior 2(5). S. 475–479.

Young K S, Rogers R C (1998) The Relationship between Depression and Internet Addiction. CyberPsychology & Behaviour 1(1). S. 25–28.

Zimmerl H D, Panosch B, Masser J (1998) "Internetsucht" - eine neumodische Krankheit? Versuch einer Antwort anhand einer Untersuchung der Applikation: Chatroom. Wiener Zeitschrift für Suchtforschung 21(4). S. 19–34. (URL:http://http://www.api.or.at/wzfs/beitrag/WZ_21_1998_4_02_Zimmerl.pdf. Zugriff am 23.01.2011)

Komorbididät bei Internet- und Computerspiel-abhängigkeit

Bert T. te Wildt und Andrija Vukicevic

Ähnlich wie bei stoffgebundenen und nicht-stoffgebundenen Abhängigkeits-erkrankungen sind die Krankheitsphänomene, die unter dem Begriff Medi-enabhängigkeit subsumiert werden können, häufig mit anderen psychischen Erkrankungen assoziiert. Die bisherigen Studien, welche Internet- und Computerspielabhängige auf Komorbiditäten hin untersucht haben, sind aufgrund zum Teil sehr unterschiedlicher Methodiken nur in begrenztem Maße zu vergleichen, was vor allem daran liegt, dass es bei diesem relativ neuartigen Phänomen bisher noch keine eindeutige Übereinkunft bei der Diagnosestellung gibt. Nicht selten bleibt es auch, bei den in die jeweiligen Studien eingeschlossenen Probanden unklar, ob bei ihnen überhaupt eine klinisch relevante Störung vorliegt. Darüber hinaus verwenden einige der Studien elektronische psychometrische Selbstbeurteilungsskalen, welche die Daten anonym über das Internet erfassen. Ohne eine unmittelbare klinische Untersuchung kann aber keine gesicherte psychiatrische Diagnose gestellt werden. Insofern sind die bisherigen Studienergebnisse auch zunächst lediglich als Hinweise auf mögliche Komorbiditäten von Internet- und Computerspielabhängigkeit zu sehen.[1] Und schließlich kann aufgrund der bisherigen Datenlage kaum differenziert werden, in wie weit sich die Ko-morbiditätsprofile von Heranwachsenden und Erwachsenen voneinander unterscheiden, weshalb das Auftreten der einzelnen Störungsbilder im Zusammenhang mit Medienabhängigkeit weitgehend unabhängig vom Alter diskutiert wird.

1.   Komorbiditätsraten bei Medienabhängigkeit

Gerade die Angaben über die Prävalenz komorbider Störungen bei Me-dienabhängigkeit sind noch mit großer Vorsicht zu betrachten. In einer Studie von Black et al. (1999) erfüllten fast alle der 21 untersuchten In-ternetabhängigen die Kriterien einer oder mehrer psychischer Störungen, wobei vor allem Persönlichkeitsstörungen (52 %), stoffgebundene Ab-hängigkeitserkrankungen (38 %), affektive Störungen (33 %) und Angst-störungen (18 %) diagnostiziert wurden. Shapira et al. (2000) wiesen bei allen ihren internetabhängigen Studienteilnehmern eine Achse-I-Störung nach DSM-IV nach, wobei affektive Erkrankungen, Major Depression und bipolare Störungen sowie Angsterkrankungen überwiegen. Auch alle von

---

[1] Wenn von Medienabhängigkeit die Rede ist, sind hier Internet- und Computerspiel-abhängigkeit gemeint. Wenn sich die Aussagen auf eine der beiden Teilgruppen bezie-hen, die allerdings eine hohe Schnittmenge aufweisen, werden diese explizit benannt.

Greenfield (2000) untersuchten Internetabhängigen erfüllten die Kriterien für mindestens eine weitere akute psychische Erkrankung, hierunter vorrangig depressive Störungen. In einer Studie von Kratzer (2006) zeigten 27 (90 %) von 30 Patienten eine oder mehrere komorbide Störungen, wobei hier hauptsächlich Angsterkrankungen vorlagen. Depressive Störungen wiederum dominierten in einem Kollektiv von 25 Internetabhängigen in einer Studie von te Wildt et al. (2010).

Die bisherige Studienlage deutet also darauf hin, dass ein Großteil derjenigen, die mit den bisher zur Verfügung stehenden Mitteln als Medienabhängige identifiziert werden können, die Kriterien für eine weitere, bekannte psychische Störung erfüllen. Besonders häufig scheinen im Zusammenhang mit pathologischer Mediennutzung depressive Störungen, Angsterkrankungen sowie Persönlichkeitsstörungen aufzutreten. Nicht wenige Forscher (z. B. Shaffer et al. 2000; Griffiths 2000) zogen daraus den Schluss, dass sich Internetabhängigkeit als ein neuartiges Symptom bekannter psychischer Störungen verstehen lässt, was aber nicht erst in diversen neueren Arbeiten angezweifelt wird (Wölfling und Müller 2010; te Wildt 2011a).

Bevor nun im Folgenden die einzelnen komorbiden psychiatrischen Störungsbilder diskutiert werden, sei der Vollständigkeit halber an dieser Stelle noch erwähnt, dass es auch eine Reihe von Untersuchungen und Berichten gibt, welche einen Zusammenhang zwischen exzessiver Mediennutzung und somatischen Folgestörungen beschreiben, insbesondere solche, die in das Fachgebiet der Pädiatrie fallen. So wurde beispielsweise bei Kindern mit ausgeprägtem Computerspielverhalten eine Beeinträchtigung der Sehfähigkeit (Kerr und Teppin 2002), ein Hand-Arm-Vibrations-Syndrom (Cleary et al. 2002) und eine charakteristische Tendinitis (Sehnenscheidenentzündung), die sogenannte „Nintendonitis" (Macgregor 2000), beschrieben. Im Rahmen einer ausführlichen Übersichtsarbeit weist Spitzer auf noch viel weiter reichende somatische Folgen der exzessiven Nutzung von Bildschirmmedien hin, dies ganz besonders im Hinblick auf körperliche Inaktivität und Fettleibigkeit (Spitzer 2005). Die meisten medizinischen Publikationen zur Frage nach pathologischer Mediennutzung sind allerdings im Fachbereich der Psychiatrie zu finden.

2. Depression und Aggression

Gerade depressive Syndrome stehen in einem besonderen Zusammenhang mit der Entwicklung von Internetabhängigkeit. Dies konnte bereits in frühen klinischen Untersuchungen der Pionierin auf dem Gebiet der Online-Sucht, Kimberly Young (Young und Rodgers 1998), sowie von Orzack und Orzack (1999) nachgewiesen werden. In jüngeren Studien von Kim et al. (2003) und von Ha et al. (2007) zeigte sich der Zusammenhang zwischen Depression und Internetabhängigkeit auch bei Heranwachsenden, wobei es hier in der Regel um abhängige Onlinespieler ging. Auch in Studien an nicht-klinischen Populationen zeigte sich der Faktor Depressivität im subklinischen Bereich als assoziiert mit exzessivem Internet- und Computerspielgebrauch (Bai et al. 2001; Morgan und Cotten 2003; Morrison und Gore 2010). Zudem konnte Caplan (2003) nachweisen, dass die Faktoren Depressivität und Einsamkeit signifikante Prädiktoren für die Präferenz von Online-Sozialkontakten darstellen. Niedergeschlagene und zurückgezogen lebende Menschen suchen also im Internet eher nach Kontakt, was die Gefahr einer Abhängigkeitsentwicklung in Bezug auf die virtuelle und einer weiteren sozialen Verarmung in Bezug auf die konkret-reale Welt zur Folge haben kann. So kann sich eine depressive Entwicklung im engeren Sinne im Rahmen einer Regression ins Cyberspace vollziehen und verstärken. Es existieren aber auch einige nicht-klinische sondern eher sozialpsychologische Studien, die den Zusammenhang zwischen Depressivität und Internetabhängigkeit in Zweifel ziehen (McKenna und Bargh 2000; LaRose et al. 2003). Die bisher einzige longitudinale Studie zu dieser Thematik (Kraut et al. 1998) zeigte zwar zunächst einen Korrelationszusammenhang zwischen dem Ausmaß der Internetnutzung und der Ausprägung depressiver Merkmale, konnte diesen jedoch bei der katamnestischen Untersuchung derselben Probanden nicht bestätigen, was dafür sprechen könnte, dass es mit der altersmäßigen Reifung zu Adaptionseffekten im Hinblick auf eine adäquatere Internetnutzung kommt. Da diese Längsschnittstudie aber subklinische Faktoren und Effekte bei Gesunden untersucht hat, kann sie wenig zur Komorbidität von Internetabhängigkeit und Depression aussagen. Allerdings können solche Studien dabei helfen, geeignete Prädiktoren zu eruieren, die die Gefahr einer depressiven Entwicklung im Rahmen einer missbräuchlichen Mediennutzung vorhersagen können.

In einer eigenen Studie (te Wildt et al. 2010) zeigte sich, dass depressive Störungen in knapp 80 % der Fälle von Internetabhängigkeit die größte Rolle spielten. Der typische Repräsentant der untersuchten Studienpatienten ist der junge Mann, der trotz guter schulischer Voraussetzungen auf dem Weg in ein erfülltes, unabhängiges Erwachsenleben beruflich oder auch privat scheitert und sich narzisstisch gekränkt ins Internet zurückzieht, um dort in Online-Rollenspielen und First-Person-Shootern den Helden zu spielen, der er in der konkret-realen Welt nicht sein kann. Darin zeigt sich, dass die Medienabhängigkeit hier der Depression durchaus vorgängig sein und nicht einfach als ihr Symptom verstanden werden kann. Die sich daraus möglicherweise entwickelnde depressive Symptomatik ist hier also nicht nur als Krankheitszeichen, sondern auch als gescheiterter neurotischer Konfliktlösungsversuch zu verstehen. Die Regression aus einer als kränkend erlebten konkret-realen Welt als Ergebnis der Progression in eine spielerisch anmutende virtuelle Welt wird auf diese Weise auch als depressives Phänomen verständlich, wobei nicht wenige und eventuell immer mehr Betroffene nicht in die virtuellen Spielwelten *zurückgehen*, sondern vielmehr in ihnen *zurückbleiben*, weil sie sich den mit dem Erwachsenwerden stellenden Anforderungen nicht gewachsen sehen und vor ihnen gekränkt und unsicher zurückschrecken (te Wildt 2011b). Angesichts der generell steigenden Zahl an Depressiven (Kessler et al. 2005) und der ständig wachsenden Größe des Internets und seiner Nutzungszeiten ist allerdings zu befürchten, dass auch der Anteil an Internetabhängigen unter den Depressiven steigen wird.

In diesem Zusammenhang müssen auch aggressive Störungen eine Erwähnung finden. Spitzer (2005) weist in Bezug auf die exzessive Mediennutzung auf die besondere Vulnerabilität des neuroplastisch noch leicht formbaren Gehirns von Kindern und Jugendlichen hin. Ist auf diese Weise erst einmal eine für (mediale) Gewalt desensibilisierte und damit prädisponierende neuropsychologische Repräsentanz entstanden, in der sich eine erhöhte Gewaltbereitschaft im Sinne eines probaten Mittels abbildet, wird es schwer sein, diesen Lernvorgang umzukehren. Eine Desensibilisierung fördernd ist insofern wahrscheinlich nicht so sehr die isolierte Erfahrung, als vielmehr die Häufung des Konsums von Gewaltdarstellungen (Yukawa 1998). Dies gilt vermutlich im besonderen Maße für die exzessive Nutzung von Computerspielen mit gewalttätigen Inhalten (Anderson und Bushman 2001). In einigen Studien und Metaanalysen konnte ein Zusammenhang zwischen dem Konsum solcher Computerspiele und erhöhter Aggressivität durchaus nachgewiesen werden (Scott 1995; Irwin et al. 1998; Colwell et al. 2000; Anderson und Dill 2000; Holtz und Appel 2010), wobei dies vor allem für männliche Jugendliche zu gelten scheint. So überzeugend die Ergebnisse vieler Studien sind, so sehr sind die Interpretationen im Hinblick auf kausale Zusammenhänge allerdings noch heftig umstritten. Hier ist zumindest festzuhalten, dass vor allem eine Medienabhängigkeit hinsichtlich Gewalt beinhaltender Computerspiele als besonders bedenkenswert zu sehen ist, gerade auch im Hinblick auf eine etwaige Entzugssymptomatik (Rehbein und Borchers 2009), die eben nicht nur mit depressiver Verstimmung sondern auch mit aggressiver Impulsivität einhergehen kann. Wenngleich Depressivität und Aggressivität auch in diesem Zusammenhang durchaus als zwei Kehrseiten einer Medaille verstanden werden können, müssen die Fragen nach den Auswirkungen medialer Gewalt und die nach denen der Medienabhängigkeit zunächst getrennt voneinander diskutiert werden (te Wildt und Emrich 2007). In diesem Sinne sind Medienabhängige zunächst und zumeist depressiv.

3.   Soziophobie und andere Angsterkrankungen

Angsterkrankungen treten auch häufig aber vermutlich etwas seltener als andere komorbide Störungen bei Medienabhängigkeit auf. In einer eigenen Untersuchung an 25 erwachsenen Internetabhängigen, von denen mehr als Zweidrittel von Online-Spielen abhängig waren, erfüllten sechs Betroffene (24 %) die Kriterien für eine Angststörung (te Wildt 2010). Die bereits erwähnten Studien von Shapira et al. (2000) und Kratzer (2006) zeugen von höheren Prozentsätzen. Es könnte sein, dass die primär an einer Angststörung leidenden Internetabhängigen in einigen Untersuchungen deshalb nicht in repräsentativem Maß vertreten sind, weil sie sich wegen der Angstsymptomatik nicht aus dem Haus trauen, um einen Psychiater oder Psychotherapeuten aufzusuchen. Um dieser Frage nachzugehen, wäre es sinnvoll, psychometrische Studien im Internet selbst durchzuführen, wobei auch klinische Anamnesen mit Hilfe von Webcams denkbar sind. Für

Letzteres müssten aber noch entsprechende medizinrechtliche Bedingungen geschaffen werden. Ein solches Vorgehen birgt auch ethische Probleme, da man mit einer internetbasierten Diagnostik und Therapie die Medienabhängigkeit noch weiter unterhalten könnte. Das Ziel eines solchen Vorgehens kann insofern nur sein, die Betroffenen im Cyberspace quasi abzuholen, um sie in einem zweiten Schritt in ein konkret-reales Behandlungssetting überzuleiten. Dies gilt gerade auch für Menschen mit soziophoben Störungen (Caplan 2007), die im Sinne einer Selbstunsicherheit nicht selten mit einer depressiven Symptomatik assoziiert sind. Soziophobe scheinen besonders häufig von Internetabhängigkeit betroffen zu sein, weil sie im Netz mit anderen Menschen interagieren können, ohne die Kontrolle über sich selbst und die Situation zu verlieren (Campell et al. 2006). Dies wird von einigen Medienwissenschaftlern umgekehrt gerade auch als Trainingsmöglichkeit für ängstliche Menschen gesehen, um zu lernen, ihre (sozio-)phobischen Ängste zunächst in der virtuellen Simulation zu überwinden. Dass dies funktionieren kann, zeigt sich in virtuellen Therapieansätzen für Menschen mit Phobien, welche sich in einigen Studien als hilfreich erwiesen haben (z.B. Kuntze et al. 2003; Rothbaum et al. 2001). Der entscheidende Schritt ist allerdings auch hier der Transfer von der virtuellen in eine konkret-reale Umgebung.

4.   Dissoziative Störungen und Psychosen

Mediale Parallelwelten wie das Internet scheinen für Menschen mit komplexen dissoziativen Störungen und anderen Traumafolgeerkrankungen einen besonderen Reiz auszuüben. Das Vorkommen von dissoziativen Störungen im Zusammenhang mit Medienwirkungen lässt sich zum jetzigen Zeitpunkt lediglich kasuistisch erfassen und im Hinblick auf zukünftige Entwicklungen hypothetisch aufzeigen.

Das Internet bietet in seinen interaktiven Foren, Chats und Spielen vor allem auch die Möglichkeit, anonym aufzutreten und verschiedene Rollen anzunehmen. Dies geht so weit, dass Menschen über ausgedehnte Zeiträume hinweg – für mehrere Stunden am Tag und in verschiedenen Rollen – virtuelle Beziehungen, Unternehmen, Staaten und Kriege führen. Viele Menschen empfinden es offensichtlich als attraktiv, als ein(e) gegenüber dem realen Selbst Verschiedener oder Verschiedene aufzutreten und zu handeln (te Wildt und Schlimme 2006a). Dabei geht es nicht nur um Aspekte wie tabuisierte Sexualität und Gewalt, sondern beispielsweise auch um das Ausleben narzisstischer oder romantischer Phantasien in einer virtuellen Umgebung. So übernehmen Persönlichkeitsanteile im virtuellen Raum zeitweilig die Oberhand und entwickeln quasi ein Eigenleben: Eine arbeitslose junge Frau beispielsweise leitet in einem Internetrollenspiel innerhalb verschiedener Rollen ein merkantiles Unternehmen im holländischen Mittelalter, ist aber nicht in der Lage, sich eine selbständige reale Existenz aufzubauen, weil sie sich schließlich auch in der Realität so sehr mit den gespielten Charakteren identifiziert, dass die DSM-IV Kriterien für eine dissoziative Persönlichkeitsstörung erfüllt werden (Köhler und Frindte 2003; te Wildt et al. 2006b). Es liegt auf der Hand, dass Menschen, die einen Großteil der Tageszeit innerhalb einer oder mehrerer virtueller Identitäten agieren, die attraktiver sind als die eigene reale Identität, in einen Identitätskonflikt geraten können (Ermann 2003). Einerseits kann es seitens der virtuellen Identitäten zu einer Diffusion gegenüber dem kommen, was man als Kernidentität bezeichnen könnte; dies kann im Extremfall eine dissoziative Identitätsstörung zur Folge haben, wobei es jedoch vermutlich einer besonderen Prädisposition gegenüber der Suggestibilität des Cyberspace bedarf. Andererseits können sich aus der großen Differenz virtueller und realer Identitäten affektive Störungen ergeben, insbesondere dann, wenn nämlich die Rückkehr in die Realität – z. B. aus einem „Dasein" als Held(in) oder als attraktive(r) Liebhaber(in) – immer wieder als kränkend, enttäuschend oder beängstigend erlebt wird.

Spekulativ müssen die Aussagen über quasi akute dissoziative Störungen bleiben, die nach Heim (1998) als Alternate World Syndrome (AWS) zusammengefasst werden. Hierunter werden Störungen an der Schnittstelle zwischen Cyberspace und Realität verstanden, wobei hier Virtual-Reality-Erfahrungen im engeren Sinne gemeint sind. Der sog. „AWS-lag" meint ein vorübergehendes und als dissoziativ zu bezeichnendes Übergangsphänomen mit einer Störung der Orientierung und anderer Bewusseinsfunktionen, die beim Übergang von einer realen in eine virtuelle Umgebung (und umgekehrt) auftritt. Heim (1998) definiert das AWS als einen Aufmerksamkeitskonflikt zwischen dem virtuellen und biologischen Körper. Je größer die Diskrepanz zwischen der jeweiligen realen und virtuellen Welt ist, desto ausgeprägter werden beim AWS angstbehaftetes Derealisations- und Depersonalisationserleben sein, auch wenn hierbei Übungseffekte zu einer Gewöhnung führen können.

Es ist auch nicht auszuschließen, dass einzelne, besonders angstauslösende virtuelle Erfahrungen (Moore und Wiederhold 2002) gewalttätigen oder psychedelischen Inhalts auch zu dauerhaften psychophysiologischen Irritationen im Sinne des Vulnerabilitäts-Stress Modells und eventuell auch zu Psychosen führen könnten (Mukaetova-Ladinska 1999). Psychosen, insbesondere solche aus dem schizophrenen Formenkreis, werden bisher allerdings auffallend selten im Zusammenhang mit der pathologischen Nutzung elektronischer Medien genannt. Dies mag daran liegen, dass inhaltliche Denkstörungen und Wahrnehmungsstörungen bei erhaltenen Bewusseinsfunktionen auch als intrapsychische mediale Phänomene interpretiert werden können, die sich mit äußeren medialen Erfahrungen nicht vertragen, welche deshalb gemieden werden. Dies mag sich in Analogie zu der Beobachtung erklären, dass sich Menschen in akuten Psychosen auch kaum an Träume erinnern können. Ein Zeichen dafür, dass Menschen mit Psychosen das Internet und seine Derivate eher meiden, könnte die Beobachtung bergen, dass gerade die neuesten elektronischen Medien nicht selten in ein paranoides Wahnerleben einbezogen werden, z. B. im Sinne von Verschwörungstheorien oder einer paranoiden Angst, vom Internet kontrolliert zu werden (Catalano et al. 1999; Gabbard 2001). Bisher gibt es allerdings keine wissenschaftlichen Erkenntnisse darüber, ob Menschen mit Psychosen Medien im Allgemeinen und den Cyberspace im Besonderen nun tatsächlich eher meiden.

Es gibt also bisher kaum konkrete Hinweise dafür, dass dissoziative und psychotische Störungen im Zusammenhang mit Internet- und Computerspielabhängigkeit gehäuft auftreten, was auch im Hinblick auf ihre Ätiopathogenese einen Sinn macht. Bei beiden Störungskomplexen ist davon auszugehen, dass sie auf unterschiedliche Weise einem kulturabhängigen Symptomwandel unterliegen und eventuell im Zuge der Virtualisierung unseres Alltagslebens lediglich einen anderen Ausdruck finden.

5. Stoffgebundene und nicht-stoffgebundene Abhängigkeitserkrankungen

In der Forschungsliteratur finden sich keine konkreten Hinweise darauf, dass Internet- und Computerspielabhängigkeit häufiger als in der Allgemeinbevölkerung mit stoffgebundenen Abhängigkeitserkrankungen einhergeht, abgesehen von der eingangs erwähnten frühen amerikanischen Studie von Black et al. (1999), einer bei der 38 % der Internetabhängigen zusätzlich auch eine Suchterkrankung im engeren Sinne aufwiesen, und einer neueren Untersuchung von Yen et al. (2009), die einen erhöhten Alkoholmissbrauch bei taiwanesischen College-Studenten eruierte. In den beiden Komorbiditätsstudien von Kratzer (2006) und te Wildt et al. (2010) fanden sich keine überdurchschnittlichen Prävalenzraten dieser Art. Umgekehrt fand sich in einer Untersuchung bei Alkoholabhängigen kein Hinweis für eine erhöhte Prävalenz von Medienabhängigkeit (te Wildt 2010). Ob es Zusammenhänge dieser Art gibt, kann aber bis auf weiteres nicht sicher ausgeschlossen werden. Insbesondere wäre in Klinik und Forschung darauf zu achten, ob es eventuell nach einer Entzugs- und Entwöhnungsbehandlung von Medienabhängigen zu Symptom- bzw. Suchtverschiebungen kommt.

Die immer wieder auftauchende Frage nach der Eigenständigkeit des Störungsbildes Medienabhängigkeit entwickelt eine weitere Schwierigkeit, wenn man bedenkt, dass sich auch andere nicht-stoffgebundene Abhängigkeiten beziehungsweise Impulskontrollstörungen auf eine virtuelle Ebene verlagern. So manifestiert sich beispielsweise das Pathologische Glücksspiel schon seit über einer Dekade zunehmend in Cyber-Kasinos, Internet-Börsen und -Auktionshäusern (Korn 2000). Ähnliches gilt für die neueren Repräsentanten der sog. Verhaltenssüchte im Sinne von pathologischem Cybershopping und Cybersex. Ein Gedankenspiel stellt die Frage nach der Natur der stoffungebundenen Abhängigkeit neu beziehungsweise führt sie ad absurdum: Wie würde man die Störung eines jungen Mannes bezeichnen, der bis zur Selbstschädigung in Bezug auf Gewicht, Knochen und Gelenke exzessiv Wettkämpfe läuft, dies aber nicht in der konkret-realen Welt, sondern auf einem Laufband und in von Computer und Bildschirm virtuell generierten Umgebungen, in denen per Internet andere Läufer zugeschaltet sind? Hat dieser Mann eine Magersucht, eine Sportsucht, eine Mediensucht, alle drei oder eigentlich eine ganz andere psychische Störung? – Diese Fragen werden bei der Neuformulierung der psychiatrischen Klassifikationssysteme noch zu erörtern sein. Allerdings scheint schon jetzt festzustehen, dass die bisher einzige anerkannte nicht-stoffgebundene Abhängigkeitserkrankung, das pathologische Glücksspiel, mit den stoffgebundenen Suchterkrankungen im DSM-V in einem gemeinsam Kapitel für Abhängigkeitserkrankungen geführt werden und dass in dessen Anhang die Internetabhängigkeit bereits als nächster Kandidat für die Aufnahme diskutiert wird (Miller und Holden 2010).

6. ADHS und Asperger-Syndrom

Eine weitere psychische Störung, die mit einer generell erhöhten Impulsivität einhergeht, welche sich häufig in Missbrauch und Abhängigkeit von Substanzen und Verhaltensweisen niederschlägt, ist das Aufmerksamkeitsdefizit-Hyperaktivitätssyndrom (ADHS). ADHS beginnt per definitionem im Kindesalter und kann – mehr mit dem Aufmerksamkeitsdefizit als mit der Hyperaktivität – bis ins Erwachsenenalter persistieren. Unbehandelt geht diese Erkrankung nicht selten mit stoffgebundener und stoffungebundener Abhängigkeit einher (Ohlmeier et al. 2007), insbesondere mit der von Alkohol und Glücksspiel (Welte et al. 2002; Specker et al. 1995). Während exzessiver Fernsehkonsum kein Prädiktor für das Entstehen von ADHS im Kindesalter zu sein scheint (Alcevedo-Polakovich und Pugzles Lorch 2006; Stevens und Mulsow 2006), existieren jedoch einige Studien, die bei Kindern und Jugendlichen für einen Zusammenhang zwischen ADHS und Computerspielabhängigkeit (Chan und Rabinowitz 2006) bzw. Internetabhängigkeit sprechen (Ha et al. 2006). Bereits Grüsser et al. (2005) konnten nachweisen, dass exzessive Computerspielnutzung bei Kindern mit Konzentrationsstörungen korreliert. Man könnte vermuten, dass die Entdeckung einer Erkrankung mit Aufmerksamkeitsdefizit und Hyperaktivitätsstörung nicht zufällig in eine Zeit fällt, in der die Aufmerksamkeit mehr denn je durch das Mediale in immer schnelleren Schnitten und Mausklicks gelockt und beansprucht wird, und in der die Mediennutzer durch Omnipräsenz von Bildschirmmedien immer mehr zu einer zumindest körperlichen Inaktivität verurteilt sind. Diese Entwicklung betrifft vor allem Kinder und Jugendliche, in zunehmendem Maße aber auch Erwachsene. Wenngleich es eine Vielzahl von Untersuchungen zum Thema ADHS gibt, scheint es noch keinen eindeutigen allgemeingültigen Konsens zur Frage nach der Genese und Therapie dieser Erkrankung zu geben. Einig ist man sich darin, dass sowohl genetisch-neurobiologische als auch psychosoziale Faktoren bei der Entstehung eine Rolle spielen (Rafalovich 2001). Für die Vermutung, dass eine exzessive Mediennutzung in der Kindheit im Zuge der Entwicklung eines ADHS eine komorbide oder gar kausale Rolle spielt, gibt es allerdings bis dato noch keine überzeugenden wissenschaftlichen Beweise. In einer eigenen Studie hat sich allerdings gezeigt, dass das Aufmerksamkeitsdefizit-Hyperaktivitätssyndrom vergleichsweise häufig mit einer pathologischen

Internetnutzung assoziiert zu sein scheint (te Wildt 2010). Knapp ein Viertel der untersuchten erwachsenen ADHS-Patienten erfüllten die Kriterien für Internetabhängigkeit, und bei 28 % der untersuchten Internetabhängigen ergab sich psychometrisch der Verdacht auf ein adultes ADHS. Der umstrittene Zusammenhang zwischen ADHS und pathologischer Mediennutzung, der sich in einigen weiteren jüngeren Studienergebnissen abbildet (Yen et al. 2007; Ko et al. 2008; Tahiroglu et al. 2010) sollte intensiv weiter erforscht werden, nicht nur um geeignete Therapiemaßnahmen zu entwickeln, sondern vor allem auch, um in Beratung, Pädagogik und Prävention Impulse zu setzen, da die rasant ansteigende Besetzung von Kinder- und Jugendzimmern mit Bildschirmmedien eine Zunahme dieser Störungsbilder erwarten lassen könnte. Im Hinblick auf klinische Fragestellungen kann allerdings schon jetzt empfohlen werden, Kinder und Jugendliche, die primär mit ADHS oder einer Computerspielabhängigkeit diagnostiziert werden, routinemäßig auch auf das jeweils andere Störungsbild hin zu untersuchen.

Erwähnung finden sollte in diesem Zusammenhang auch der fragliche Zusammenhang zwischen dem Asperger-Syndrom, einer milden Form von Autismus, die nicht selten auch mit ADHS in einen Zusammenhang gebracht wird, und der Medienabhängigkeit. Wenngleich sich momentan noch keine wissenschaftlichen medizinischen Publikationen zu dieser Frage finden lassen, so geben die klinische Erfahrung und die Berichte im Internet selbst einen Anlass, hier einen Bezug herzustellen. Abgesehen davon, dass man beim Sozialverhalten von Medienabhängigen phänomenologisch von einem „Pseudoautismus" sprechen könnten, dürfte es bei echten Autisten eher so sein, dass das Internet ihren Bedürfnissen an die Kontrollierbarkeit von Kommunikation und Beziehungen eher entgegen kommt. Eine im Rahmen eines Asperger-Syndroms auftretende Medienabhängigkeit ist aus dieser Perspektive aller Wahrscheinlichkeit als ein symptomatischer Ausdruck der primären Grundstörung zu sehen. Hier darf aber durchaus nicht übersehen werden, dass es diverse wissenschaftliche Arbeiten darüber gibt (z. B. Lopes-Herrera und Almeida 2008; Tanaka et al. 2010), wie das Internet und seine Derivate für die Behandlung von Autisten eingesetzt werden können.

7. Persönlichkeitsstörungen

Persönlichkeitsstörungen, die nicht selten zusätzlich zu einer Achse-I-Störung zu eruieren sind, scheinen auch häufig im Hintergrund einer Internetabhängigkeit zu diagnostizieren zu sein (Black et al. 1999). Die Studienlage ist hier allerdings insgesamt bisher wesentlich schlechter als im Hinblick auf akute komorbide psychische Erkrankungen. Die klinischen Erfahrungen und Studien im Rahmen der Behandlung von Internetabhängigen in der Medizinischen Hochschule Hannover, sowohl im stationären als auch im ambulanten Bereich, sprechen dafür, dass sog. frühe Bindungsstörungen, insbesondere daraus resultierende narzisstische und emotional-instabile Persönlichkeitsstörungen (Cluster B), eine besondere Rolle spielen könnten (te Wildt 2010). Obwohl sich diese Tendenz in den Studienergebnissen bereits angedeutet hat, überraschte es die Untersucher, wie gravierend die Beziehungsstörungen der untersuchten Internetabhängigen sind. Dies hat sich auch darin gezeigt, dass eine Reduzierung des Internetkonsums beziehungsweise eine abrupte selbstverordnete Abstinenz ohne therapeutische Begleitung, die nicht zu empfehlen ist, zu gefährlichen Komplikationen mit eigen- und fremdgefährdenden Impulsen führen kann. Dass Medienabhängigkeit mit einer erhöhtem „novelty seeking" und einer erhöhten Erregbarkeit einhergeht, darf zumindest als erwiesen gelten (Ko et al. 2006, 2007). Um diese Zusammenhänge besser darstellen zu können, bedarf es dringend Untersuchungen an größeren Populationen, da gerade auch komorbide Persönlichkeitsstörungen für die Entwicklung geeigneter Therapien für Medienabhängige von Bedeutung sind.

8. Bedeutung von Komorbidität für die Diagnostik und Behandlung von Medienabhängigkeit

Die vorangegangenen Ausführungen darüber, welche Psychopathologien sich in welcher Weise auf eine virtuelle Ebene übersetzen und damit eine besondere (Psycho-)Dynamik bekommen, vermitteln den Eindruck, dass es gerade neurotische Störungen sind, die eine besondere Affinität zum Medialen ausbilden und im dysfunktionalem Kompensationsversuch den Cyberspace als Ausdrucksfläche und Agierfeld nutzen. Allerdings kann nicht ausgeschlossen werden, dass das Internet subklinische Phänomene im negativen Sinne verstärkt und somit auch selbst als neuartiger psychopathogener Faktor wirksam wird. Unabhängig von ätiopathogenetischen Zusammenhängen haben eine Vielzahl von Studien gezeigt, dass Internet- und Computerspielabhängigkeit mit einer hohen Komorbidität einhergeht, was bisweilen als Argument dafür aufgegriffen wurde, dass eine abhängige Mediennutzung einfach als Symptom bekannter psychischer Erkrankungen zu verstehen sei. Dagegen spricht erstens, dass auch stoffgebundene Abhängigkeitserkrankungen mit hohen Komorbiditätsraten einhergehen, sogar bis zu 100 % wie bei der Politoxikomanie (Darke und Ross 1998; Thomasius 1998), ohne dass dies die Eigenständigkeit der Krankheitsentität Sucht in Frage stellen würde. Zweitens ähnelt das sich in Studien abzeichnende Komorbiditätscluster von Medienabhängigkeit denen der stoffgebundenen Sucherkrankungen. Bei Medienabhängigen zeigt sich vor allem ein Zusammenhang mit depressiven Erkrankungen, in einem geringeren Maß auch mit Angststörungen, sowie dem Aufmerksamkeitsdefizit-Hyperaktivitätssyndrom und vermutlich auch mit Persönlichkeitsstörungen. Ähnlich wie bei den stoffgebundenen Abhängigkeiten kann hier nicht von einfachen kausalen und chronologischen Zusammenhängen ausgegangen werden. Besonders komplex wird die Zusammenhangsfrage im Hinblick auf die Entstehung von Medienabhängigkeit bei Heranwachsenden und zunächst lediglich subklinisch psychopathologisch Betroffenen. So ist es bei psychopathologisch relevanten Entwicklungsstörungen von Kindern

124

und Jugendlichen häufig nicht eindeutig zu klären, ob die Medienabhängigkeit oder die psychische Erkrankung zuerst da war (Mößle et al. 2007). Außerdem könnten im subklinischen Sinne von psychischen Störungen betroffene Menschen, die bisher vielleicht noch nie einer psychiatrischen Behandlung bedurften, durch eine abhängige Mediennutzung erstmals psychisch dekompensieren und manifest erkranken. Diese naheliegende Vermutung impliziert, dass der Versuch einer kategorialen Einschätzung von Medienabhängigkeit entweder als Symptom *oder* als Auslöser einer psychischen Erkrankung zu kurz greift.

Insofern liegt es nahe, der Medienabhängigkeit einen eigenständigen Störungscharakter zuzuschreiben. Selbstverständlich ist es aber für die Diagnostik bei Medienabhängigkeit unerlässlich, alle komorbiden Erkrankungen mitzuerfassen und diese individuell im Sinne eines ganzheitlichen Krankheitsverständnisses in einem bedeutungsvollen Zusammenhang zu sehen und zu behandeln. Nicht nur die phänomenologische Ebene sondern auch die Bedeutungsebene zu erfassen, ist gerade auch für die Therapieplanung von besonderer Relevanz. Wenngleich bei schwerwiegenden komorbiden Erkrankungen wie Depressionen und Angststörungen auch eine entsprechende psychopharmakologische Behandlung indiziert sein kann, ist die Behandlung der Medienabhängigkeit eine Domäne der Psychotherapie. Und solange es keine vergleichenden Psychotherapiestudien auf diesem Gebiet gibt, werden die komorbiden Erkrankungen bei der individuellen Auswahl eines geeigneten Psychotherapieverfahrens eine entscheidende Rolle spielen.

Literatur

Anderson C A, Bushmann B J. Effects of violent video games on aggressive behavior, aggressive cognition, aggressive affect, physiological arousal, and prosocial behavior: a meta-analytic review of the scientific literature. Psychological Sciences 2001; 12: 353–359.

Anderson C A, Dill K E. Video games and aggressive thoughts, feelings and behavior in the laboratory of life. Journal of Personality and Social Psychology 2000; 78: 772–790.

Bai Y M, Lin C C, Chen J Y. Internet addiction disorder among clients of a virtual clinic. Psychiatric Services 2001; 52: 1397.

Black D W, Belsare G, Schlosser S. Clinical features, psychiatric comorbidity, and health-related quality of life in persons reporting compulsive computer use behavior. J Clin Psychiatry 1999; 60: 839–844.

Campell A J, Cumming S R, Hughes I. Internet use by the socially fearful: Addiction or therapy? Cyberpsychology and Behavior 2006; 9: 69–81.

Caplan S E. Preference for online social interaction: A theory of problematic Internet Use and Psychosocial Well-Being. Communication Research 2003; 30: 625–648.

Caplan S E. Relations Among Loneliness, Social Anxiety, and Problematic Internet Use. CyberPsychology & Behavior 2007: 10: 234–242.

Catalano G, Gatalano M, Embi C, Frankel R. Delusions about the Internet. South Medicine 1999; 92: 609–610.

Cleary A G, McKendrick H, Sills J A. Hand-arm vibration syndrome may be associated with prolonged use of vibrating computer games. British Medical Journal 2002; 324: 301.

Colwell J, Payne J. Negative correlates of computer game play in adolescents. British Journal of Psychology 2000; 91: 295–310.

Darke S, Ross J. Polydrug dependence and psychiatric comorbidity among heroin injectors. Drug and Alcohol Dependence 1998; 48: 135–141.

Ermann M. Über mediale Identifizierung. Forum Psychoanalyse 2003; 19: 181–192.

Gabbard G. Cyberpassion. Erotic transference on the Internet. Psychoanalytic Quaterly 2001; 70: 719–739.

Greenfield D N. Psychological characteristics of compulsive Internet use: a preliminary analysis. CyberPsychology & Behavior 2000; 5: 403–412.

Grüsser S M, Thalemann R, Albrecht U. Exzessive Computernutzung im Kindesalter – Ergebnisse einer psychometrischen Erhebung. Wiener Klinische Wochenschrift 2005; 117: 188–195.

Ha J H, Kim SY, Bae S C, Kim H, Sim M, Lyoo I K, Cho S C. Depression and Internet addiction in adolescents. Psychopathology 2007: 40: 424–430.

Ha J H, Yoo H J, Cho I H, Chin B, Shin D, Kim J H. Psychiatric comorbidty assessed in Korean children and adolescents who screen posititve for Internet addiction. Journal of Clinical Psychiatry 2006; 67: 821–826.

Heim M. Virtual Realism. New York: Oxford University Press, 1998.

Holtz P, Appel M. Internet use and video gaming predict problem behavior in early adolescence. Journal of Adolescence 2010; 34: 49–58.

Irwin A R, Gross A M. Cognitive tempo, violent video games, and aggressive behavior in young boys. Journal of Family Violence 1995; 10: 337–350.

Kerr C M, Tappin D M. Do poor nutrition and display screens affect visual acuity in children? British Journal of Community Nursing 2002; 7: 80–89.

Kessler R C, Chiu W T, Demler O, Walters E E. Prevalence, severity, and comorbidity of twelve-month DSM-IV disorders in the National Comorbidity Survey Replication (NCS-R). Archives of General Psychiatry 2005; 62: 617–627.

Kim K, Ryu E, Chon M, Yeun E, Choi S, Seo J, Nam B. Internet addiction in Korean adolescents and its relation to depression and suicidal ideation: A questionnaire survey. International Journal of Nursing Stuides 2003; 43: 185–192.

Ko G H, Yen J Y, Yen C F, Lin H C, Yang M J. Factors Predictive for Incidence and Remission of Internet Addiction in Young Adolescents: A Prospective Study. CyberPsychology & Behavior 2007; 10: 545–551.

Ko C H, Yen J Y, Chen C C, Chen C S, Wu K, Yen C F. Tridimensional Personality of Adolescents With Internet Addiction and Substance Use Experience. Can J Psychiatry 2006; 51: 887–894.

Ko C H, Yen J Y, Chen C S, Chen C C, Yen C F. Psychiatric comorbidity of internet addiction in college students: an interview study. CNS Spectrums 2008; 13: 147–153.

Korn D A. Expansion of gambling in Canada: implications of health and social policy. Canadian Medical Association Journal 2000; 163: 61–64.

Köhler T, Frindte W. Internetnutzung und Multiple Personality Disorder. In: Ott R, Eichenberg C (Hg.). Klinische Psychologie und Internet (Bd. 6). Göttingen: Hogrefe, 2003.

Kratzer S. Pathologische Internetnutzung. Eine Pilotstudie zum Störungsbild. Lengerich: Pabst, 2006.

Kraut R, Patterson M, Lundmark V, Kiesler S, Mukopadhyay T, Scherlis W. Internet paradox. A social technology that reduces social involvement and psychosocial well-being? American Psychologist 1998; 53: 1017–1031.

Kuntze M F, Störmer R, Mager R, Müller-Spahn F, Bullinger A. Die Behandlung der Höhenangst in einer virtuellen Umgebung. Nervenarzt 2003; 7: 428–435.

LaRose R, Eastin, M S, Gregg J. Reformulating the Internet paradox: Social cognitive explanations of Internet use and depression. Journal of Online Behavior 2001; 1(2): Retrieved 23-2-2011 from the World Wide Web: http://www.behavior.net/JOB/v1n1/paradox.html.

Lopes-Herrera S A, Almeida M A. The use of verbal communicative abilities to increase the mean length of utterance in high-functioning autism and Asperger Syndrome. Pro Fono 2008; 20: 37–42.

Macgregor D M. Nintendonitis? A case report of repetitve strain injury in a child as a result of playing computer games. Scottish Medical Journal 2000; 45: 150.

McKenna K, Bargh J. Plan 9 from cyberspace: the implications of the Internet for personality and social psychology. Personality and Social Psychology Review 2000; 4: 57–75.

Miller G, Holden C. Proposed Revisions to Psychiatry's Canon Unveiled. Science 2010; 327: 770–771.

Morgan C & Cotten S. The relationship between Internet activities and depressive symptoms in a sample of college freshmen. CyberPsychology & Behavior 2003; 6: 133–142.

Morrison C M, Gore H. The Relationship between Excessive Internet Use and Depression: A Questionnaire-Based Study of 1,319 Young People and Adults. Psychopathlogy 2010; 43: 121–126.

Mößle T, Kleimann M, Rehbein F. Bildschirmmedien im Alltag von Kindern und Jugendlichen. Problematische Mediennutzungsmuster und ihr Zusammenhang mit Schulleistungen und Aggressivität. Baden-Baden: Nomos, 2007.

Moore K M S, Wiederhold BK. Panic and Agoraphobia in a Virtual World. CyberPsychology & Behavior 2002; 5: 197–203.

Mukaetova-Ladinska E B, Lawton C. The bridge player – A brief acute psychotic episode in an elderly man due to playing computer games. International Journal of Geriatric Psychiatry 1999; 14: 1075–1076.

Orzack M, Orzack D. Treatment of computer addicts with complex co-morbid psychiatric disorders. CyberPsychology & Behavior 1999; 2: 465–473.

Rehbein R, Borchers M. Süchtig nach virtuellen Welten? Exzessives Computerspielen und Computerspielabhängigkeit in der Jugend. Kinderärztliche Praxis 2009; 1: 42–49.

Rothbaum B O, Hodges L F, Smith S. A controlled study of virtual reality graded exposure therapy for the fear of flying. Journal of Consultation Clinical Psychology 2000; 68: 1020–1026.

Scott D. The effect of video games and feelings of aggression. The Journal of Psychology 1995; 129: 121–132.

Shaphira N A, Goldsmith T D, Keck P E, Khosla U M, McElroy S L. Psychiatric features of individuals with problematic internet use. Journal of Affective Disorders 2000; 57: 267–272.

Spitzer M. Vorsicht Bildschirm. Stuttgart: Klett, 2005.

Tahiroglu A Y, Celk G G, Fettahoglu C, Yildirim V, Toros F, Avci A, Özatalay E, Uzel M. Problematic internet use in the psychiatric sample compared community sample. Noropsikiyatri Arsivi 2010; 47: 241–246.

Tanaka J W, Wolf J M, Klaiman C, Koenig K, Cockburn J, Herlihy L, Brown C, Stahl S, Kaiser M D, Schultz R T. Using computerized games to teach face recognition skills to children with autism spectrum disorder: the Let's Face It! program. J Child Psychol Psychiatry 2010; 51: 944–952.

te Wildt B T. Pro und Contra: Ist die pathologische Internetnutzung als eigenständige Erkrankung im Sinne einer stoffungebundenen Suchterkrankung zu diagnostizieren? Suchttherapie 2011a (in Druck).

te Wildt B T, Putzig I, Vukicevic A, Wedegärtner F. Störungen von Selbsterleben und Beziehungsverhalten bei Menschen mit Internetabhängigkeit. Sucht 2011b (in Druck).

te Wildt B T, Emrich H M. Die Verzweiflung hinter der Wut. Computerspiele und Amoklauf. Ärzteblatt 2007a; 10: 632–634.

te Wildt B T, Kowalewski E, Meibeyer F. Identität und Dissoziation im Cyberspace: Kasuistik einer dissoziativen Identitätsstörung im Zusammenhang mit einem Internet-Rollenspiel. Nervenarzt 2006a; 77: 81–84.

te Wildt B T, Putzig I, Drews M, Lampen-Imkamp S, Zedler M, Wiese B, Dillo W, Ohlmeier M D. Pathological Internet use and psychiatric diorders: A cross-sectional study on psychiatric phenomenology and clinical relevance of Internet dependency. European Journal of Psychiatry 2010; 24: 136–145

te Wildt B T, Schlimme J M. Identität und Interpersonalität im Cyberspace. Handlung, Kultur, Interpretation. 2006b; 2: 376–398.

te Wildt. Medialität und Verbundenheit. Zur psychopathologischen Phänomenologie und Nosologie von Internetabhängigkeit. Lengerich: Pabst, 2010.

Thomasius R. Persönlichkeitsstörungen bei Konsumenten illegaler Drogen. Komorbidität, Entwicklungspfade und Auswirkungen auf die Behandlung. Persönlichkeitsstörungen – Theorie und Therapie 1998; 3: 142–150.

Wölfling K, Müller K. Pathologisches Glücksspiel und Computerspielabhängigkeit. Wissenschaftlicher Kenntnisstand zu zwei Varianten substanzungebundener Abhängigkeitserkrankungen. Bundesgesundheitsblatt – Gesundheitsforschung – Gesundheitsschutz 2010; 53: 306–312.

Yen J Y, Ko C H, Yen C F, WU H Y, Yang M J. The comorbid psychiatric symptoms of Internet addiction: attention deficit and hyperactivity disorder (ADHD), depression, social phobia, and hostility. Journal of Adolescent Health 2007; 41: 93–98.

Yen J Y, Ko C H, Yen C F, Chen C S, Chen C C. The association between harmful alcohol use and Internet addiction among college students: Comparison of personality. Psychiatry and the Neurosciences 2009; 63: 218–224.

Young K S, Rodgers R C. The Relationship Between Depression and Internet Addiction. CyberPsychology & Behavior; 1: 25–28.

Yukawa S, Yoshida F. The effects of media violence on affective, cognitive, and physiological reactions of viewers. Japanese Journal of Psychology 1998; 69: 89–96.

Teil IV – Besondere Formen der Internet- und Computersucht

Hochprozentiges für Kinder, Jugendliche und Erwachsene – Das Abhängigkeitspotenzial von Online-Rollenspielen und Browserspielen

Regine Pfeiffer

Seit acht Jahren befasse ich mich mit dem Innenleben von Computer- und Videospielen: Ich sitze neben Spielern,[1] schaue ihnen zu und lasse mir die Spiele erklären. Gleichzeitig schneide ich Spielsequenzen mit, die ich dann bearbeiten und analysieren kann. Dabei habe ich mich auch mit der Frage beschäftigt, inwiefern die Spiele zur Entstehung von Abhängigkeit beitragen. Ich sehe sechs derartige Faktoren, von denen in vielen Spielen bzw. Spielgattungen mehrere gleichzeitig wirksam sind:

1. das Angebot eines virtuellen Alter-Ego, mit dem der Spieler eine starke Identifikation entwickelt und das ihm intensive Interaktion mit Mitspielern ermöglicht,
2. das Prinzip der intermittierenden Verstärkung, das vor allem bei der Zuteilung von Belohnungen wirksam ist, sich aber auch häufig in unverhüllten Glücksspiel-Elementen manifestiert,
3. die Möglichkeit zum Leistungsvergleich mit anderen Spielern,
4. die Option, Spielverläufe durch ad-hoc-Käufe von virtuellen Gegenständen zu steuern,
5. die Bindung an Spielobjekte, die gepflegt, erweitert und vermehrt werden müssen (Tamagotchi-Effekt), und
6. das Risiko bei mangelhafter Präsenz im Spiel, Verlust und Zerstörung hinnehmen zu müssen.

Im Folgenden sollen diese Faktoren an drei Spielen aufgezeigt werden. Für das erste, „World of Warcraft", ist das Abhängigkeitspotenzial nachgewiesen. In einer Studie des Kriminologischen Forschungsinstituts Niedersachsen wurde jeder fünfte männliche Nutzer des Spiels als abhängigkeitsgefährdete (11,6 %) oder als abhängig (8,5 %) eingestuft.[2] Für Browser- und Clientspiele,[3] hier dargestellt an „Metin2" und „Farmerama", gibt es einen solchen Nachweis noch nicht. Ihr Suchtpotenzial ist lediglich aus informellen Berichten in Internetforen oder Selbsthilfegruppen

---

[1]   Die Spieler wurden in der Anfangsphase von mir persönlich bezahlt; seit 2006 hat das Kriminologische Forschungsinstitut Niedersachsen, für das ich als freie Mitarbeiterin tätig bin, die Bezahlung übernommen.

[2]   KFN Forschungsbericht 108, Computerspielabhängigkeit im Kindes- und Jugendalter, 2009, S. 30.

[3]   Browserspiele werden nach Anmeldung direkt im Internetbrowser gespielt, Clientspiele muss man vorher downloaden und installieren. Beide sind von einem Trägermedium unabhängig, und beide werden zunächst kostenlos gespielt. In der öffentlichen Diskussion wird Metin2 häufig auch als Browserspiel bezeichnet. Für die hier untersuchten Merkmale ist der Unterschied nicht relevant.

und durch einschlägige Beratungsstellen bekannt. Die Dramatik der Berichte und die Ratlosigkeit von Familienangehörigen lassen es jedoch angemessen erscheinen, diese Spiele in die Analyse einzubeziehen.

1.   World of Warcraft – Abhängigkeitspotenzial der Belohnungserfahrungen

In World of Warcraft gibt es eine Reihe recht unterschiedlicher Spielmodi. Für die Analyse des Abhängigkeitspotenzials sind folgende von Bedeutung:

A)   Spielen im PvE-Modus (Person versus Environment)

   a) Das Erledigen von Aufgaben (Quests), das dem Spieler den Aufstieg in höhere Level ermöglicht. Das „Questen" oder „Leveln", wie die Spieler sagen, ist in verschiedener Hinsicht als Lehrzeit zu betrachten. Hier wird neben spieltechnischen Kenntnissen und Fähigkeiten vor allem auch eine intensive Belohnungserfahrung vermittelt.

   b) Kämpfe gegen virtuelle Gegner, die in sog. Instanzen oder Raids in Gruppen von fünf, zehn oder 25 Spielern und mit häufigen Wiederholungen absolviert werden. Die Gruppen setzen sich aus Mitgliedern einer Gilde[4] zusammen, oder es handelt sich um spontan gebildete Random-Gruppen.

Die beiden Spielmodi folgen nicht strikt aufeinander. Der Spieler kann leichtere Instanzen bereits auf relativ niedrigem Level absolvieren, und umgekehrt wird er auch nach Erreichen der Höchststufe immer wieder Quest-Aufgaben absolvieren, z. B. die täglichen „Dailies".

B)   Spielen im PvP-Modus (Person versus Person), in dem Einzelne oder Gruppen gegeneinander antreten, hier dargestellt am Beispiel der anspruchsvollsten Variante, der Arena-Kämpfe mit Teams von zwei, drei oder fünf Spielern.

---

[4]   Gilden sind hierarchisch organisierte Spielergruppen, deren Mitglieder sich meistens nicht persönlich kennen.

1.1. Abhängigkeitspotenzial der Belohnungs-Systeme im PvE-Modus

1.1.1. Regelmäßige Belohnungen beim Erledigen von Quests

Eine der wichtigsten Erfahrungen, die der Spieler in der Anfangsphase macht, ist das kontinuierliche Belohnt-Werden.

Wie in allen Online-Rollenspielen dirigiert er in World of Warcraft einen Charakter oder Avatar,[5] dessen Gestalt und Aktionsmöglichkeiten er aus verschiedenen Optionen (Fraktion, Rasse, Klasse, Beruf, Geschlecht) zusammenstellt und die er im Laufe des Spiels immer weiter individualisiert. Nachdem dieser zum ersten Mal die Spiellandschaft betreten hat, trifft er bald auf Phantasiegestalten, die ihm Aufgaben stellen (Questgeber): Botschaften zu einer anderen Spielfigur bringen, bestimmte Orte besuchen und dergleichen Harmloses. Aber er muss auch Gewalt ausüben, z. B. Federn von wunderschönen Ebenenschreitern (die er jeweils einzeln tötet) oder dreißig Totenschädel von „Bauern aus dem Hügelland" sammeln. Diese Bauern und Bäuerinnen sind keineswegs seine Feinde. Sie bestellen friedlich ihre Felder; er jagt einem nach dem anderen hinterher und knüppelt ihn oder sie nieder. Vorher erfährt er, dass er am Ende einen Schädelring erhalten wird, und er weiß auch, dass sich durch diesen Ring seine Ausdauer und seine Intelligenz[6] um jeweils drei Punkte erhöhen werden, wenn er ihn anlegt. Ähnliche Mitteilungen erhält er mit jeder neuen Belohnung, und allmählich versteht er das Geheimnis der erworbenen Gegenstände (Items): Ihre magischen Kräfte gehen in sein Alter-Ego, seinen Charakter über, sie werden ihm praktisch einverleibt. Kontinuierlich wird er stärker, ausdauernder, widerstandsfähiger und intelligenter. Dabei sammelt er seine Reichtümer in übersichtlichen Inventarfenstern. Gleichzeitig kann er eine beträchtliche Anzahl der Items anlegen, die dann seine aktuelle Stärke, seine Kampf- und Kooperationsfähigkeit ausmachen. Um sich eine Ahnung von der Komplexität der Charakter- und Ausstattungsattribute zu verschaffen, empfehle ich Lesern, vor allem Eltern, sich im Internet das Arsenal,[7] eine spielexterne Charakterdatenbank, anzuschauen und den Namen einer Spielfigur einzugeben, unter Umständen den des spielenden Kindes oder Partners. (Falls man keinen weiß: Mit naheliegenden Phantasienamen – z. B. Death – wird man leicht fündig.) Im Arsenal sieht man die Figur; man erfährt per mouse-over (nur mit der Maus drüber gleiten) die Stärke der Ausrüstungsgegenstände, zusätzlich per Klick nahezu die gesamte Geschichte der Spielleistungen. Und vor allem – ein unter Spielern heftig umstrittenes Feature – kann man in der Rubrik „Erfolge" unter dem Begriff „Aktivitätenfeed" ablesen, vor wie vielen Stunden bzw. Tagen der Spieler die jeweils letzten fünfzig Belohnungen er-

---

[5] Diese Figur wird sein Main-Char, sein Hauptcharakter. Die meisten Spieler agieren aber später mit mehreren.

[6] Intelligenz ist hier ein Merkmal der Zauberkraft eines Charakters.

[7] http://eu.battle.net/wow/de/ (Zugriff am 11.2.2011)

halten hat.[8] Ich weiß keine bessere Informationsquelle, die Außenstehenden so anschaulich vor Augen führen kann, wie viel Lebenszeit Millionen von Menschen in dieser Parallelwelt verbringen.

Für Spieler selber ist diese Seite, in der neuen verbesserten Form noch mehr als früher, eine perfekte Gelegenheit für virtuelle Selbstdarstellung. (Innerhalb des Spieles ist für dieses Bedürfnis sowieso auf vielfältige Weise gesorgt.) Die entsprechenden Bilder machen deutlich, in welchem Ausmaß die Belohnungen auch als Statussymbole wirken, mit denen Spieler Stärke und Erfolg demonstrieren.

Die zweite wichtige Erfahrung der Anfangsphase ist die zunehmende Schwierigkeit der Aufgaben und die damit einhergehende Notwendigkeit, sich Hilfe zu suchen. Vielleicht ist der Spieler schon Mitglied in einer Gilde, in der er Unterstützung findet, oder er sucht sich eine, die Anfänger aufnimmt und deren Mitglieder bereit sind, auch beim Leveln auszuhelfen. Zusätzlich gibt es hier Aufgaben, die von vornherein für Mehrere vorgesehen sind. Auf diese Weise erhält der Spieler einen Vorgeschmack auf die Nützlichkeit und das Vergnügen kooperativer Aktionen.

Diese ersten Spielerfahrungen finden in einer zauberhaften, (schein)-mythischen Welt statt, in der sich Tausende von Monstern und phantastischen Wesen tummeln, einer Welt voller stimulierender und unterhaltsamer Überraschungen, die vom Entwickler Blizzard immer wieder neu mit Ergänzungen (Patches) oder auch innerhalb grandioser Erweiterungen, wie dem kürzlich erschienenen „Cataclysm", bereitgestellt werden. Natürlich baut der Spieler allmählich eine innige Beziehung zu der Figur auf, die er durch die Märchenlandschaften lenkt und in Kämpfen dirigiert. In Aussteiger-Foren liest man immer wieder, wie außerordentlich schmerzhaft für die Betroffenen der Abschied von ihrem Hauptcharakter ist. Manche schildern dies, als hätten sie einen nahen Angehörigen verloren.

---

[8] Der Entwickler, „Blizzard", hat vor einiger Zeit mit der „elterlichen Freigabe" ein Instrument zur Spielzeitbegrenzung eingeführt, mit dem die Eltern nach Eingabe aller Zugangsdaten, einschließlich der geheimen Kontrollfrage, Spiel-Zeiten vorgeben können. Ab einem bestimmten Alter wird diese Art der Kontrolle jedoch unrealistisch sein. Ob ein offener Umgang mit den im Arsenal sichtbaren Spielzeiten konstruktiv für die Kontrolle von Spielzeiten genutzt werden könnte, kann ich nicht sagen. Mir ist nicht bekannt, dass Blizzard dies in entsprechenden medienpädagogischen Debatten eingebracht hätte. Vermutlich wird eine Neuauflage der Diskussion um Datenschutzverletzungen befürchtet.

1.1.2. Unregelmäßige Belohnungen in Instanzen und Raids

Die zeitlich viel längeren Gruppenkämpfe gegen Monster, welche die Spieler in ansteigender Stärke in Instanzen und Raids konfrontieren, stellen Herausforderungen von völlig neuer Qualität dar. Hier agieren die Gruppen von fünf, zehn oder fünfundzwanzig Spielern in vom allgemeinen Spielgeschehen abgetrennten Orten, sog. Dungeons, und zwar in einer Form von Arbeitsteilung, die aufs Diffizilste geplant, durchgeführt und nachbereitet wird, was, begleitet von realer Kommunikation im Chat oder über Kopfhörer, schon für sich als außerordentlich befriedigende Erfahrung gilt und beglückende Flowzustände erzeugen kann. Derartige Gruppenerfahrungen geben ehemals abhängige Aussteiger regelmäßig als Hauptgrund für ihre Probleme an. Aber sie allein machen noch nicht abhängig, auch wenn es subjektiv so aussehen mag. Dazu bedarf es raffinierterer Mechanismen, welche im Folgenden erklärt werden sollen. Zunächst eine kleine Erklärung zu den Gegnern, die die Gruppen bekämpfen.

Der Begriff Monster hat sich in der öffentlichen Diskussion eingebürgert. Es handelt sich hier aber um eine Unzahl, mehr als zehntausend, virtueller Gegner mit sehr unterschiedlichem Aussehen und Auftreten. Manche sind tatsächlich die Ungeheuer aus den Märchen, Drachen, Riesen mit zwei Köpfen und dergleichen, andere haben Menschen- oder Tiergestalt. Sie kommunizieren auch mit dem Spieler-Avatar, allerdings nur in einer Richtung, indem sie z. B. stereotype Drohungen von sich geben. Vielen sind die raffiniertesten Kampftaktiken einprogrammiert, so dass Spielergruppen immer wieder gewiped, d.h. getötet werden. (Man kann sich natürlich wiederbeleben, oder auch von anderen wiederbeleben lassen, was schneller geht). Erst in langwierigen Lernprozessen und vielen Wiederholungen finden die Gruppen heraus, wie man diese Gegner „legt".

Das Spielen in der Gruppe verlangt bestimmte Anwesenheitspflichten, und während der Kampfphase außerordentliche Aufmerksamkeit. Bei dem ersten Raid, den ich beobachten konnte, war mein Spieler als Heiler von 19 bis 23 Uhr voll auf die Lebensbalken seiner 24 Kollegen konzentriert und musste bei seinen Aktionen den Kampf beobachten und Prioritätsentscheidungen treffen. Er war während der ganzen Zeit kaum ansprechbar, am Schluss aber sagte er überglücklich: „Ich habe sie alle geheilt." Bei diesen Kämpfen gibt es die Garantie auf sofortige Belohnungen nicht mehr. Wenn die Monster erlegt sind, „droppen" sie bestimmte Items. Man stellt sich zwar vor, dass sie diese fallen lassen; wie auch schon vorher, erscheinen die Items aber lediglich im Belohnungsfenster, zusammen mit genauesten Informationen über ihre jetzt ungleich stärkeren Charakterverbessernden Merkmale.

Abbildung 1 zeigt als Beispiel die Gamaschen eines Spielers, der sich den Namen Lonedruid gegeben hat. Links sieht man diesen in „statu nascendi", also mehr oder weniger nackt und bloß, unmittelbar nachdem er die Welt des Spiels betreten hat, rechts nach beträchtlicher Spielzeit in voller Ausrüstung.

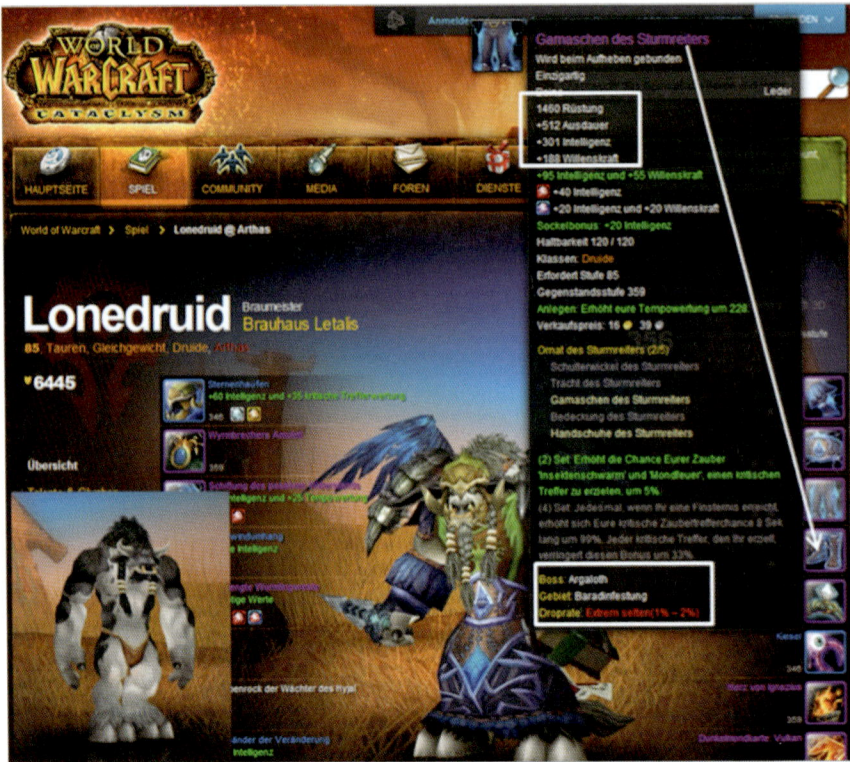

Abbildung 1: Avatar zu Beginn des Spiels und nach längerer Spielzeit mit einer kompletten Ausrüstung; Informationen zu den Gamaschen des Sturmreiters Bildquelle: http://eu.battle. net/wow/de/ (Zugriff am 03.05.2011)

Wie man in den Angaben zu den Gamaschen des Sturmreiters sehen kann, haben diese Intelligenz, Ausdauer und Willenskraft von Lonedruid um Beträchtliches verstärkt. Ein erstaunlicher Sachverhalt. Man stelle sich das im wirklichen Leben vor: ein Schüler zieht bestimmte Strümpfe an und verbessert damit – solange er sie trägt – genau die Eigenschaften, die für sein schulisches Vorankommen von zentraler Bedeutung sind! Aber so ist es in diesen Spielen: Die Identität von Haben und Sein, die Veränderung der Spielfigur durch die Gegenstände, die der Spieler als Belohnung erhält, ist ein zentrales Element des gesamten Spieldesigns und erklärt die Item-Sammelwut der Spieler, deren Wunsch, mit immer stärkeren und wirksameren Komplettrüstungen in der Spielergruppe zu agieren.

Je kostbarer nun die Items sind, umso seltener werden sie gedroppt. Die erwähnten „Gamaschen des Sturmreiters" haben, wie man unten im Bild sehen kann, eine „extrem niedrige" Droprate von 1–2 %, das heißt, im Durchschnitt droppt das Item ein bis zweimal bei hundert „Kills", aber sicher ist das natürlich nicht.

Das sehnsüchtige Warten auf diese unvorhersehbaren Glücksfälle ist ein Kernelement beim Entstehen der Abhängigkeit. Immer wieder, manchmal wochenlang, wiederholen Spieler Instanzen, um den Drop eines bestimmten Items zu erleben. Sie haben sich eventuell auf einer der riesigen spielexternen Datenbanken (z. B. „Thottbot" oder „Wowhead") vorher informiert, wie hoch die Drop-Rate ihres Wunschitems bei dem jeweiligen Gegner ist, aber eine Chance bleibt eben eine Chance, und die Zufallsgeschichten unter den Gamern sind so vielfältig wie entsprechende Geschichten im wirklichen Leben. Jedenfalls gilt: Hier funktioniert World of Warcraft nach den Prinzipien von Glückspielautomaten. Es entfaltet seine Sogkraft vor allem dadurch, dass es den Spieler in einen Dauerzustand von erregter Glückserwartung versetzt. Verstärkt wird dies dadurch, dass die Verteilung der Items in der Gruppe noch weitere Zufallselemente erhält. Häufig wird mit einem Zufallsgenerator, der als Spielwürfel dargestellt ist, entschieden, oder es findet eine Versteigerung statt, bei der die Beteiligten meistens nicht erfahren, wie hoch die Gebote der anderen Interessenten sind, sie sich also blind dem Risiko eines zu hohen, damit verschwenderischen, oder zu niedrigen und damit erfolglosen Gebotes ausliefern müssen. (Die Währung bei den Versteigerungen sind sog. DKP-Punkte, Dragon-Killing-Points.) In diese geht als wichtige Komponente die geleistete Spielzeit ein, das heißt, je länger man spielt, umso zahlungskräftiger ist man.

1.1.3. Zusammenwirken von kontinuierlicher und intermittierender Verstärkung

In Kombination können nun die beiden Arten der Belohnung, die sofortigen und die zufälligen, als genau kalkuliertes Lernprogramm angesehen werden. Die Lerntheorie sagt dazu: „Zur Ausformung sollte Verhalten kontinuierlich, d.h. bei jedem Auftreten verstärkt werden; zur Stabilisierung von Verhalten sollte auf intermittierende Verstärkung übergegangen werden, weil solchermaßen variabel verstärktes Verhalten besonders löschungsresistent ist."[9] Auf das Spiel übertragen, heißt das: Mit den Quest-Belohnungen wird spielerischer Gehorsam antrainiert, mit der Abhängigkeit vom Zufallsglück wird dieser verfestigt.[10] Auch lange Pechsträhnen halten den Spieler jetzt nicht mehr davon ab, es immer wieder neu zu versuchen. Das Gefühl, dass die investierte Zeit sich doch endlich lohnen muss – so wie beim Automaten das eingeworfene Geld – ist der entscheidende Verstärker. Dass die aus den Skinnerschen Experimenten gewonnenen Erkenntnisse in Online-Rollenspielen in genauer Kenntnis und mit voller Absicht angewendet werden, ist nachzulesen in einem Aufsatz über Behavioral Game Design in der Online-Ausgabe der Zeitschrift „Gamasutra, the Art & Business of Making Games", einem Text, dessen Lektüre einem Kenner des

---

[9]   Reinecker, H. (1999). Grundlagen verhaltenstherapeutischer Methoden. Lehrbuch der Verhaltenstherapie (pp. 89–146). Tübingen: dgvt-Verlag.
[10] http://www.gamasutra.com/view/feature/3085/behavioral_game_design.php (Zugriff am 02.06.2011)

World-of-Worldcraft-Designs Schauer über den Rücken jagen kann, vor allem, weil er bereits im Jahre 2001 geschrieben wurde, vier Jahre bevor das Spiel erschien.[11]

1.2. Abhängigkeitspotenzial von Person-versus-Person (PvP)-Kämpfen

1.2.1. Öffentlichkeit der Wettkämpfe im PvP-Modus als abhängigkeitsverstärkendes Merkmal

In der öffentlichen Wahrnehmung spielen die Kämpfe, die Spieler gegen andere Spieler in World of Warcraft ausfechten, eine untergeordnete Rolle. Mir ist keine Forschung bekannt, welche die spezielle Abhängigkeitsgefahr dieser Spielform untersucht hätte. Es gibt aber gute Gründe, in dieser Hinsicht aufmerksam zu sein:

    a) Für die Online-Variante von Counterstrike, in der es ausschließlich um Wettkämpfe von Einzelspielern oder Gruppen geht, ist das Abhängigkeitspotenzial bereits nachgewiesen.

    b) Die Beobachtung der Kämpfe selber legt die Vermutung nahe, dass hier der Wunsch zu siegen, der Beste zu sein, und das gleichzeitige Erleben der tendenziellen Unberechenbarkeit menschlichen Handelns das besondere Gefährdungspotenzial ausmachen.

1.2.2. Abhängigkeitspotenzial von Spielen, in denen öffentliche PvP-Kämpfe im Mittelpunkt stehen

Hier ist in erster Linie das Spiel „Starcraft" zu nennen, das in Südkorea, einem Land mit besonders hohen Raten von Computerspielabhängigkeit, im Mittelpunkt öffentlicher Aufmerksamkeit steht und dort immer wieder Anlass dramatischer Nachrichten ist, z. B. über Spieler, die in Internet-Cafés vor Erschöpfung zusammenbrechen oder gar sterben.[12]

    Korea war Vorreiter in der Entwicklung des sog. E-Sports. Die öffentlichen Austragungen von Computerspiel-Wettkämpfen sind dort in Ligen organisiert. Endausscheidungskämpfe finden vor einem Riesenpublikum begeisterter Jugendlicher statt und werden in besonderen Fernsehsendern übertragen. Dabei sind die Aktionen der beiden Gegner, welche in durchsichtigen Gondeln vor dem Publikum schweben, auf riesigen Leinwänden zu verfolgen. Diese öffentliche Aufmerksamkeit motiviert Kinder und Jugendliche, ihren Helden nachzueifern. Sie ist schon für sich genommen ein abhängigkeitsverstärkender Faktor, und zwar vor allem, weil hier Per-

---

[11] http://www.gamasutra.com/view/feature/3085/behavioral_game_design.php (Zugriff am 06.07.2011)

[12] Informationen über Korea konnte ich u. a. durch zwei Studienreisen (2008 und 2011) und über Kontakte mit koreanischen Experten sammeln.

sonen gegen Personen kämpfen.[13] Für Deutschland hat das Kriminologische Forschungsinstitut Niedersachsen (zumindest indirekt) das Abhängigkeitspotenzial des Person-versus-Person Spielens nachgewiesen. In der eingangs genannten Studie mit ca. 15 000 Neuntklässlern konnte eine entsprechende Rangliste unter den zehn beliebtesten Spielen von Jungen erstellt werden. Dabei ergab sich für fünf Spiele ein überdurchschnittliches Abhängigkeitspotenzial. Platz vier nimmt die Online-Variante von „Counterstrike" ein, ein Ego-Shooter ohne jegliche Rollenspielelemente, in dem Einzelspieler oder Gruppen gegeneinander antreten.[14]

Auch in Deutschland entfaltet sich die Sogkraft dieser Spiele, eben auch die der PvP-Kämpfe in World of Warcraft, innerhalb einer jugendlichen Parallelwelt, in der Arena-Turniere der sog. Electronic-Sports-League (ESL) ausgetragen werden. Organisiert werden diese von der weltweit agierenden Firma Turtle Entertainment, die über diverse Öffentlichkeitskanäle versucht, dem „e-Sport" die Anerkennung als Sportart und damit auch die entsprechende Förderung zu verschaffen. Der immer weiter gehenden Annäherung an koreanische Verhältnisse entspricht es, dass es der Firma gelungen ist, Schulen in derartige Computerspiel-Events mit einzubeziehen. In jährlichen Austragungen der Schulmeisterschaften treten die Teams mit den Namen ihrer Schulen auf.[15] Auch die Übertragung von E-Sport-Events in einem Sport-Sender (Eurosport) hat bereits stattgefunden und am 20. August 2011 gab es eine dreistündige Übertragung in ZDFkultur.[16] Es wurde der Firma sogar erlaubt, im Bundestag ihre Aktivitäten zu entfalten und dort auf einer sog. LAN-Party die Abgeordneten zum Computerspielen einzuladen.

1.2.3. Abhängigkeitspotenzial des Spielens im Person-versus-Person-Modus

Die geringe Aufmerksamkeit, die das PvP-Spielen in der wissenschaftlichen Öffentlichkeit hat, hatte auch bei mir zu einer gewissen Wahrnehmungssperre geführt, so dass ich mich erst vor kurzem dieser Spielform zuwandte.[17] Was ich bisher gesehen habe, hat meine Vorstellung, es handle sich um eine weniger anspruchsvolle Spielform, als Vorurteil erwiesen. Zunächst stellt die Bedienung von Maus und Tastatur beim PvP-Spielen in World of

---

[13] Die Argumentation sollte nicht dazu verführen, länderspezifische Unterschiede bei der Analyse suchterzeugender Spielmerkmale zu übersehen. In einem Land mit derartig extremer Leistungsorientierung wie Korea sind die entsprechenden Mechanismen vermutlich stärker wirksam als in Deutschland.

[14] KFN Forschungsbericht 108, Computerspielabhängigkeit im Kindes- und Jugendalter, 2009, S. 24

[15] Bemerkenswert ist, dass dabei mit Warcraft3 ein Spiel mit im Rennen ist, das auf der erwähnten KFN-Abhängigkeitsliste auf Platz 3 steht.

[16] http://www.teamkr.de/index.php?mod=news&action=view&id=455 (Zugriff am 11.02.2011)

[17] Die Befristung der Kämpfe auf die jeweilige Arena-Saison hat die Beobachtung zusätzlich erschwert.

Warcraft eine große Herausforderung dar: Insgesamt stehen dem Spieler (je nach Klasse und Rasse) zwischen 40 bis 60 sog. Skills (einzelne Kampffähigkeiten) zur Verfügung, die er nach eigenem Gutdünken auf die Tasten beider Geräte verteilt. Eine Auswahl davon – ca. 30 entsprechende Symbole – ordnet er sich auf dem Bildschirm so an, dass er auf die jeweils wichtigsten am schnellsten zugreifen kann. Unter Umständen besitzt er eine World-of-Warcraft-Spezialmaus mit 15 Tasten, deren Funktionen mit diversen Kombinationen erweitert werden. Ziel des Spielens ist es, das gegnerische Team so oft wie möglich zu Fall zu bringen und damit in gestaffelten Ranglisten aufzusteigen. Wie bei Counterstrike besteht die Attraktivität der Spielform auch darin, dass die einzelnen Kampfeinheiten kurz sind und sich somit in schneller Folge immer wieder neue Chancen eröffnen. Während der Kämpfe muss der Spieler den Verwundungsstatus und die Aktionen von jeweils drei, fünf oder neun Mitspieler-Avataren beobachten. Er nimmt wahr, welche Skills seine Mitspieler und Gegner benutzen, und reagiert entsprechend. Wichtig ist dabei auch, dass er die sog. cool-down-Zeiten der einzelnen Skills im Kopf hat, er zum Bespiel weiß, dass ein bestimmter Lähmungszauber eine Sekunde lang anhält und ein anderer, der die Beweglichkeit des Gegners um die Hälfte reduziert, sechs Sekunden lang. Ähnliche Wirkungsunterschiede gibt es bei den Buffs (Stärkungs- und Schwächungszauber), die auf die Teamkollegen und Gegner gelegt werden, und bei vielen anderen Aktionen. Der Spieler muss also eine große Anzahl von Informationen parat haben und im Kooperations- und Kampfkontext anwenden. Hier wird tatsächlich Reaktionsschnelligkeit, Auge-Hand-Koordination auf höchstem Niveau trainiert, eine Fähigkeit, die in affirmativer Legitimationsrhetorik regelmäßig als Lerngewinn von Computerspielen herausgestellt wird.[18]

Man könnte denken, beim PvP-Spielen ist alles Können, es gibt nichts, was dem Zufallsglück der oben beschriebenen Belohnungsmuster entspricht. Aber das Gegenteil ist der Fall: Die Spieler sind eben Menschen, die per se ein starkes Element von Unberechenbarkeit in den Kampf bringen und die ähnlich wie Fußballmannschaften in der Bewältigung der Aufgaben unvorhersehbare Stärken oder Schwächen an den Tag legen können. Es ist kaum anzunehmen, dass schlechte Spieler vom Person-versus-Person-Kampf in World of Warcraft abhängig werden. Eher werden es die ausdauernden und dann auch erfolgreichen sein, solche, die den beschriebenen Hyperfocus bewältigen und genießen. Auf ihrem Weg nach oben erleben sie dann aber immer wieder, dass Siege nicht zu erzwingen, sondern von Faktoren abhängig sind, die sie nicht beeinflussen können. Vermutlich werden genauere Untersuchungen hier ebenfalls intermittierende Verstärkung als wesentliche

---

[18] Die gesamtkörperliche Fitness der e-Sportler sieht dagegen schlechter aus. Eine englische Untersuchung stellte die Fitness eines Topspielers mit der eines sechzigjährigen Kettenrauchers auf eine Stufe.
http://www.pcgames.de/E-Sport-Thema-119060/News/E-Sport-Reaktionen-wie-Kampfpiloten-Fitness-wie-Kettenraucher-750357/ (Zugriff am 11.02.2011)

Ursache der Sogwirkung feststellen, unter deren Einfluss gefährdete Spieler sich der Versuchung des virtuellen Heldenaufstiegs nicht mehr entziehen können, die Kontrolle über ihre Spielzeiten verlieren und „weiterspielen trotz negativer Konsequenzen".[19]

2. Abhängigkeitspotenzial von Browserspielen – Zentrale Rolle des Bezahlmodells

„Ende der Goldgräberzeit: Die Wirtschaftskrise hat die Games-Industrie voll im Griff", schrieb die Spiele-Zeitschrift GEE im April 2010. Umsätze würden dramatisch sinken, immer mehr Entwicklerstudios „vor die Hunde gehen". Es gäbe aber Krisengewinner: „Während der etablierte Teil der Spielebranche immer tiefer in den Krisenstrudel hinab gezogen wurde, konnten die Entwickler von Browser- und „Social Games"[20] Erstaunliches vermelden: Es ging ihnen von Tag zu Tag besser."[21]

Der generelle Abwärtstrend ist inzwischen gestoppt. Und die Browserspiele sind weiter auf Erfolgskurs. Die Haupteinnahmequelle der Entwickler sind bei diesen Spielen immer noch Premium-Accounts und Zusatz-Items, welche jeweils einzeln bezahlt werden. In der Branche wird hier von Micropayments gesprochen, auch wenn die Beträge oft keineswegs klein sind.

Die Ursache dieses Erfolgskurses hat Gerhard Florin, PR-Manager beim Computerspielriesen Electronic Arts, in einem Interview Ende 2009 auf den Punkt gebracht. Auf die Frage nach den Profitmöglichkeiten durch Micropayments antwortete er: „Märkte, in denen es schon sehr gut funktioniert, sind Korea und China. Beide zusammen erwirtschaften mehrere Milliarden Dollar, das meiste durch Micropayments. Begonnen hat das mit dekorativen Items, mit denen die Spieler ihre Figuren schöner aussehen lassen können. Damit ist aber nicht mehr viel Geld zu verdienen. Was heute Geld bringt, sind Erweiterungen, die in das Spiel eingreifen, indem die Figur schneller wird, höher springen, genauer schießen kann – digitales Doping."[22] Im Folgenden soll die Rolle der kostenpflichtigen Zusatz-Items bei der Entstehung oder Verstärkung von Computerspielabhängigkeit am Beispiel von Metin2 untersucht werden, das von der Firma Gameforge angeboten wird.

---

[19] „Weiterspielen trotz negativer Folgen" ist eines der Diagnosekriterien für Computerspielabhängigkeit. Vgl. Kapitel "Diagnostik der Internet- und Computerspielabhängigkeit" in diesem Band.

[20] Spiele, die in den Sozialen Netzwerken wie Facebook angeboten werden. Ihre Wirkweise wird hier nicht direkt erklärt, ist aber sehr ähnlich wie die von Farmerama.

[21] http://www.geemag.de/2010/03/12/game-over-2/?hefttag=GEE%2052

[22] http://www.wiwo.de/technik-wissen/electronic-arts-manager-mehr-digitales-doping-414564 (Zugriff am 11.02.2011). Mein WoW-Spieler erklärte dazu, in seiner Community sei „Mikropayments" das Unwort des Jahres.

2.1.   Metin2 – Bezahlen als Versicherung gegen Pech

2.1.1. Bedeutung des Zufalls in Metin2

Metin2 kommt aus Korea. Es ist in der Türkei und unter deutsch-türkischen Jugendlichen und Kindern besonders beliebt, wahrscheinlich konnte der Name – Metin ist ein türkischer Vorname – hier eine gewisse Werbewirksamkeit entfalten. Ich persönlich hörte von dem Spiel zum ersten Mal von türkischen Frauen, die mich nach einer Veranstaltung auf die „Metin-Sucht" ihrer Ehemänner ansprachen. Diese würden sich morgens vor der Arbeit und direkt danach vor den PC setzen und hätten alle anderen Familienaktivitäten eingestellt. Metin2 wirbt, wie fast alle Browserspiele, mit dem Slogan „Jetzt kostenlos spielen". So wie die Barrieren der Anschaffungskosten und monatlichen Gebühren, eventuell erforderliche Hardware-Erweiterung, fehlt auch die einer verbindlichen Alterskennzeichnung. Und so gibt es mittlerweile nach Auskunft des Anbieters allein in Europa eine Zahl von über 8 Millionen Accounts.[23]

Was den Spielinhalt betrifft, kann man Metin2 als stark simplifizierte World of Warcraft-Variante ansehen. In einer grafisch weniger anspruchsvollen Umgebung, mit bei weitem nicht dem Flair von Novelty und Abenteuer, erstellt der Spieler sich seinen Avatar, den er hochlevelt, indem er ihn gegen andere Spieler oder gegen Monster kämpfen lässt, anfangs allein, später in einer Gilde, allerdings mit viel weniger Lernaufwand. Und wie in World of Warcraft wartet er darauf, dass die Monster starkmachende Items droppen, was ebenfalls nach dem oben beschriebenen Prinzip der intermittierenden Verstärkung, also in Zufallsintervallen, geschieht.

Die Bedeutung des Zufalls wird von Spielern immer wieder thematisiert. So fragt einer in einem Forum, welche Tricks es gebe, um häufiger an Muscheln und damit an Perlen, die spielinterne Währung, zu kommen. Die Antwort:

„Ganz einfach gesagt es gibt keine Triks!!! Warum es keine gibt ganz einfach weil das gesamte spiel Metin2 auf zufall basiert!!!
Geht dein item beim schmied kaput = zufall
droppst du ein seltenes item = zufall
öffnest du einen fisch und es kommt eine muschel raus = zufall
öffnest du eine muschel und es kommt eine perle raus = zufall"

Den Begriff Zufall wiederholt der Schreiber dann neun Mal. Und ein anderer sagt ganz direkt: „Metin2 is halt nen glücksspiel entweder man hat glück oder pech und das regt mich so auf an dem game."[24]

---

[23] Die Firma war nicht bereit, über aktuelle Zahlen (August 2011) Auskunft zu geben. Die problematische Verquickung von abhängigkeitserzeugenden Merkmalen und Mikropayments hat jedoch exemplarischen Charakter und ist in jedem Fall eine Analyse wert.

[24] http://www.elitepvpers.de/forum/*Metin2*-hacks-bots-cheats-exploits-macros/ 217343-release-angelbot-fisch-ffner-relogger-k-derf-ller-usw-68.html (Zugriff am 11.02.2011)

Der Zufall hat jedoch, wie im ersten Aufzählungspunkt des Zitats deutlich wird, in Metin2 ein doppeltes Gesicht: Er besteht nicht nur in unregelmäßigen Drop-Chancen, sondern auch im Erleben von unberechenbarer Zerstörung. Um das Zusammenwirken der beiden Elemente und die darin eingebundene Verführung zum Geldausgeben zu verstehen, ist es notwendig, sich relativ genau mit bestimmten Spielabläufen zu befassen.

Es finden sich zunächst die gleichen abhängigkeitsfördernden Konstrukte wie in World of Warcraft. Wohl wegen der minderen Qualität und der sehr viel kleineren Dimensionen des Spiels wären diese aber nicht in gleicher Weise wirksam. Das Bezahlmodell von Metin2 enthält jedoch eine Dynamik, die die Gefahr der Abhängigkeit erhöhen kann. Der Spieler bezahlt nicht im Voraus wie mit der Anschaffung und den Gebühren bei World of Warcraft, sondern gibt Geld erst dann aus, wenn das Spielgeschehen ihn dazu verführt. Er tauscht Euro in Spielwährung und bezahlt damit Items, die seine Angriffskraft (auf Zeit) stärken oder die seiner Gegner schwächen, die ihn von bösen Geistern befreien, bestimmte Fähigkeiten verbessern, und dergleichen mehr. Vor allem aber kann er mit Geld die im Zitat beschriebene Wirkung des Zufalls abmildern. Wie ein als Pech-Minimierer wirksames Kauf-Item funktioniert und warum das Geldausgeben hier das Suchtpotenzial erhöhen kann, soll am Beispiel der sog. Segensschriftrolle erklärt werden, deren Funktion im Item-Shop wie

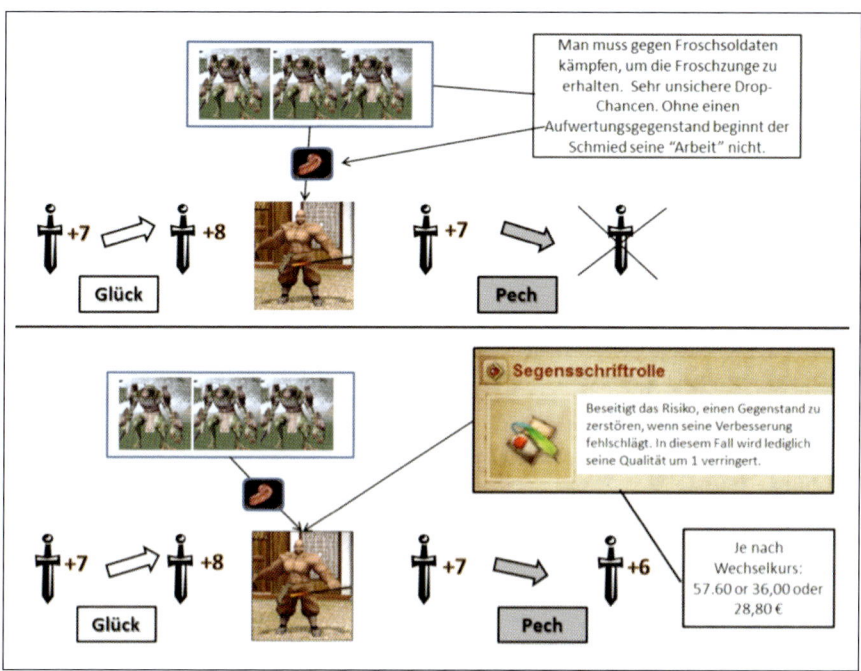

Abbildung 2: Die Funktion der bezahlten Segensschriftrolle bei der Minimierung von Pech

folgt beschrieben wird: „Beseitigt das Risiko, einen Gegenstand zu zerstören, wenn seine Verbesserung fehlschlägt. In diesem Fall wird lediglich seine Qualität um 1 verringert". [25] Spieler, die den Preis – bei ungünstigem Umtauschkurs 57,60 € – sehen, müssten bei dieser Beschreibung eigentlich erschrecken und die Finger von dem Item lassen. Warum viele das nicht tun, soll im Folgenden erklärt werden.

Ein Ziel des Spielers ist es, wie bei World of Warcraft, die Ausrüstung seines Charakters und damit seine Stärke, sein Renommee bei anderen Spielern sowie seine Position in der Gilde zu verbessern. Um dies im Falle einer Waffe zu erreichen, muss er sich an den Schmied wenden, eine zentrale Figur in der Metin-Welt. Dieser wird allerdings nur aktiv, wenn ihm der Spieler zusätzlich sog. Aufwertungsgegenstände, im Beispiel von **Abbildung 2** eine Froschzunge, übergibt, die er vorher – unter Umständen in wochenlangen Bemühungen – von einem Monster ergattert hat. Erst dann macht der Schmied sich an die Verbesserung der Waffe. In unserem Beispiel wäre sie schon sehr kostbar: 9 ist die Höchststufe. Der Schmied aber warnt seinen Kunden per Schrifttafel, dass die Veredelung fehlschlagen und der Gegenstand dabei zerstört werden kann, was eine harte Bewährungsprobe für den Spieler darstellt. Die Waffe, in die er unter Umständen schon lange Aufwertungsarbeit gesteckt hat, verschwindet, sie wird „geschrottet", wie die Spieler sagen. In dem Fall erscheint die Aussage des Schmieds: „Tja, hat nicht geklappt! Wir haben versagt".

Und genau in diesem Frustrationsmoment kommt das Angebot, mit Geld gegenzusteuern: Der Spieler kann eine Segensschriftrolle erwerben und damit den Totalschaden verhindern. Je nachdem, ob er Spielwährung für je 9,99 € Euro oder mit Mengenrabatt einwechselt, bezahlt er für diese virtuelle Risikoversicherung zwischen 28,00 € und 57,60 €. Diese hat jedoch keinerlei Einfluss darauf, ob der Zufallsgenerator im Spiel auf Aufwerten oder Zerstören entscheidet. Sie bewirkt nichts weiter, als dass im genauso häufigen Pechfall, der Gegenstand nicht verschwindet, sondern „lediglich" um einen Punkt abgewertet wird. Das heißt, der Spieler, der ja eigentlich hofft, besser zu werden, ist jetzt zufrieden, dass seine Investition den Totalschaden abgewehrt hat und er nur eine kleine Verschlechterung hinnehmen muss.

Und warum kann ein 2+1-Sparpaket erworben werden, für das man zwischen 57,60 € und 115,20 € ausgibt? Warum reicht nicht eine Segensschriftrolle? Weil diese nur für eine einzige Anwendung vorgesehen ist. Danach verschwindet sie, und der Spieler braucht eine neue. Dazu kommt: Je höher der Level, umso unwahrscheinlicher ist der Glücksfall, also das kostenlose Gelingen der Aufwertung, und umso notwendiger der Bedarf an „Versicherungsschutz". Auch die anderen Items sind extrem kurzlebig. Das erklärt, dass man dafür Tausende von Euro ausgeben kann, obwohl die Summe aller erwerbbaren Items weit darunter liegt. Ich

---

[25] Die Segensschriftrolle wird zwar auch gelegentlich von Monstern gedroppt, aber äußerst selten.

empfehle interessierten bzw. betroffenen Eltern sich das Spiel (kostenlos) zu installieren und dann den Metin-Shop zu besuchen. Dafür genügt ein Klick. Hier können sie sich überzeugen, wie steil die Preiskurve ansteigt und wie oft von vornherein die mögliche Wirkungslosigkeit bzw. die nur befristete Wirkung der bezahlten Items angegeben wird.

2.1.2. Bezahlmöglichkeiten in Metin2 und anderen Browserspielen

Für die Bezahlung werden 13 verschiedene Möglichkeiten angeboten: Kartenzahlung, Sofortüberweisung, PayPal etc. Einige davon können auch von Kindern – heimlich! – genutzt werden. Die Verbraucherzentrale NRW hat 2009 Recherchen zu diesem Thema angestellt. In ihrer Presseerklärung dazu heißt es: „Der Druck der Gratis-Spiele treibt so manche Player zu unredlichem Tun. Da wird etwa kurz Opas Handy ausgeliehen, fix eine Spielhilfe bestellt und anschließend die SMS wieder gelöscht. Tausende Eltern und Großeltern hätten bereits kleinere Beträge auf der Telefonrechnung beglichen, ohne die Spielzüge der Kids zu durchschauen."[26] Ein Beispiel für derartige innerfamiliäre Betrugsmanöver brachte kürzlich die Sat1-Sendung Akte 2010 (In YouTube noch abrufbar).[27] Ein Neunzehnjähriger hatte mit dem Handy seiner Mutter für über 1000 Euro Metin-Items per SMS gekauft. Seine verlegene Begründung: „Die, die das ohne Geld spielen, die haben einfach nicht die Möglichkeiten, wie welche, die da laufend irgendwie hundert, zweihundert Euro im Monat reinstecken." Dieser Bericht machte klar, warum Spieler es unter Umständen vorziehen, auch sehr viel Spielwährung „klein, klein" für den ungünstigen Wechselkurs von 9,99 € zu erwerben, wie dieser junge Mann es getan hatte. So verschwinden ihre Beträge leichter in der elterlichen Telefonrechnung. Und noch eine letzte „Bezahl"-Option, die 2009 eingeführt wurde, und die gewissermaßen als Einstiegsdroge für das Spielen mit Geld wirken kann: Der Spieler hat die Möglichkeit, Items für die Preisgabe persönlicher Daten zu erwerben. Dieser Deal wird von der Berliner Firma Sponsorpay angeboten, die mit allen großen Browsergamefirmen zusammenarbeitet.[28] Im Jargon dieser Geschäftswelten spricht man hier von der „Monetarisierung nicht zahlender User": Spielwährung wird angeboten gegen die Teilnahme an Umfragen zu Konsumgewohnheiten, Gewinnspielen etc., d.h. die Firma gewinnt Adressen für gezielte Werbung, die sie dann an entsprechende Firmen weitergibt. Für die Datenangaben erhalten Spieler zwar weniger als 20 Drachenmünzen. Denjenigen, die bis dahin ohne Zusatz-Items gespielt haben, bieten diese jedoch zum ersten Mal die Erfahrung, wie es ist, mit plötzlich verstärkten Fähigkeiten zu spielen. SponsorPay zitiert in

---

[26] http://www.vz-nrw.de/UNIQ129336073421960/link620541APresserklärung vom 08.10.2009(Zugriff am 11.02.2011)

[27] http://www.youtube.com/watch?v=JbsDKV6b6k0 (Zugriff am 11.02.2011)

[28] Zu den Einzelheiten des Deals vgl. Michael König in der Süddeutschen Zeitung „für eine Handvoll Drachengold"http://www.sueddeutsche.de/geld/bezahlmodell-in-online-spielen-fuer-eine-handvoll-drachengold-1.126244 (Zugriff am 11.02.2011)

dem Zusammenhang einen Kunden, der erklärt, „dass viele nicht zahlende User, die SponsorPay nutzen, danach auch traditionelle Bezahlsysteme nutzen, nachdem sie sehen, was ihnen die virtuelle Währung im Spiel bringt."[29] An anderer Stelle wird erklärt, dass 21% derjenigen, die innerhalb von „kostenlosen" Spielen Spielewährung von Sponsorpay erhielten, zu zahlenden Spielern konvertiert wurden. (Die Branche spricht hier von Konversions-Raten).

2.1.3. Das Bezahlmodell als abhängigkeitsfördernder Faktor

Es ist zu vermuten, dass die enge Verquickung von Spielen und Geldausgeben eine abhängigkeitsverstärkende Wirkung hat. Hier scheint ein Verhalten begünstigt zu werden, das bei realer Glücksspielsucht als Chasing (Hinterherjagen) bezeichnet wird, nämlich das Bestreben, Verluste durch erhöhte Einsätze wieder einzuspielen. Metin-Spieler werden in ähnlicher Weise versuchen, fehlgeschlagene Investitionen bei der versuchten Pechminimierung endlich mit Erfolg zu kompensieren. Man stelle sich vor: Die Ausgabe für das Sparpaket und der mit den Aufwertungsversuchen verbundene Zeitaufwand haben nicht gewirkt, der Spieler muss in der Gildenöffentlichkeit mit Waffen auftreten, die unterhalb seiner vorher bereits erreichten Stärkegrade liegen, was sinnigerweise für jeden anderen sichtbar ist: Je stärker die Waffe, umso stärker der Glanz, der sie umgibt. Natürlich wird er alles daran setzen, so schnell wie möglich seine persönlichen Höchstwerte wieder herzustellen, und wenn er kann, wird er dafür bezahlen.

Viele von denjenigen, die in Abhängigkeit von Browserspielen geraten sind, auch die Gefährdeten, werden mit dem Spielen die gleichen Kompensationsbedürfnisse zu befriedigen suchen wie ihre Leidensgenossen in World of Warcraft, und wie diese werden sie ihre realweltlichen Ausgangsprobleme verstärken, anstatt sie abzumildern. Die Folgen wären jedoch hier anders geartet: Mit dem Geldverlust kommt das Gefühl oder die Ahnung grotesker Verschwendung, unter Umständen kleinere Betrügereien oder sogar Beschaffungsdelikte und alles, was damit an psychischen Belastungen einhergeht. Es besteht die Gefahr, dass die Betroffenen sich wie Glücksspielsüchtige in einem Nebel von Realitätsverlust und Selbstbeschwichtigung verlieren und so das Geldausgeben ihre Computerspielabhängigkeit verstärkt.

2.1.4. Beispiel

Am Schluss möchte ich von der Begegnung mit einem 16-jährigen Jungen berichten, der mit dem Spielen von Metin2 sein Leben in eine bedenkliche Richtung gelenkt hatte und von seinen Eltern in eine Suchtberatungsstelle gebracht worden war. Auf Bitten seines Therapeuten war er bereit, in einem Gespräch

---

[29] http://publishers.sponsorpay.com/de/de/publishers (Zugriff am 11.02.2011)

zu dritt über seine Spielerfahrungen und das Spiel selbst Auskunft zu geben. Bei dem Treffen beantwortete er unsere Fragen zum Spiel ausführlich, auch die nach dem Geld, das er in seinen Charakter investiert hatte: „Fünf- bis sechstausend Euro, vielleicht auch mehr." Über die Beschaffung des Geldes sprachen wir nicht. Trotz seiner Bereitwilligkeit wirkte er insgesamt gedrückt und mürrisch. Den Grund für diese Stimmung erklärte er am Schluss eher beiläufig, als er sagte, er müsse ja jetzt nicht mehr in die Schule gehen. Es stellte sich heraus, dass er unmittelbar vor dem Gespräch noch versucht hatte, bei Geschäften und Firmen vorzusprechen, um einen Praktikumsplatz für das Berufsvorbereitungsjahr zu finden, das er zu der Zeit besuchte. Das Scheitern dieser Unternehmungen, die er aufgrund seines extensiven Spielens viel zu spät begonnen hatte, war damit endgültig und die entsprechende Frist in der Schule abgelaufen. Wir waren schockiert über die traurige Wende des Gesprächs, auch über die Tatsache, dass er so lange gewartet hatte, uns seine Situation zu erklären. Natürlich hörten wir auf, ihn zum Spiel zu befragen. Trotzdem bot er an, mir noch seinen Avatar zu zeigen. Eine Metin-Landschaft entfaltete sich auf dem Bildschirm; in ihr bewegten sich diverse Spielfiguren. Der Junge deutete mit Stolz auf sein Alter Ego, seine Mine hellte sich auf, und er sagte: „Sehen Sie hier irgend einen, der so glänzt wie ich?" Tatsächlich war seine Rüstung mit einem größeren Strahlenkranz umgeben als die der anderen. „Das bedeutet: Ich bin der Stärkste."

2.2.   Farmerama – Tamagotchi-Effekt und Sammelwut

Farmerama ist eines der erfolgreichsten Spiele der Browserspiel-Firma Bigpoint. Es kam Mitte November 2009 auf den Markt und hatte Anfang 2011 bereits über zwanzig Millionen registrierter Nutzer. Seit 2010 wurde es mit Spielpreisen geradezu überhäuft.[30]

Das Spiel wurde bisher nicht im Zusammenhang mit Computerspielabhängigkeit genannt. Es soll hier aus vier Gründen in die Untersuchung einbezogen werden:

a) Man kann das Spiel, so wie viele andere einfache Browserspiele, mit einer kleinen Zusatzsoftware auf allen internetfähigen Handys spielen, was natürlich ein mögliches Abhängigkeitspotenzial erhöht.

b) Farmerama hat starke Ähnlichkeit mit bestimmten Social-Games, die innerhalb sozialer Netzwerke wie Facebook gespielt werden, etwa das beliebte Farmville. Diesem wird, vor allem in den USA und England, ein gewisses Abhängigkeitspotenzial zugesprochen.[31]

---

[30] Deutscher Computerspielpreis (LARA), Deutscher Entwicklerpreis für das beste Browsergame, European Games Award als bestes europäisches Browserspiel, Mashable Award in Las Vegas.

[31] Social-Games sind einfache Spiele, die auf sozialen Netzwerken wie Facebook angeboten werden.

Einer Untersuchung in den USA zufolge betrachtete sich fast jeder fünfte Spieler von Social-Games als abhängig.[32]

c) Es ist anzunehmen, dass sich unter den Nutzern von Spielen wie Farmerama ein größerer Anteil von jüngeren Spielern befindet als unter denen der Online-Rollenspiele. (Unter unseren 18 Freunden (s.u.) die wir zufällig im Spielerforum gefunden haben, sind vier Mädchen unter 14.) Naturgemäß kann sich Computerspielabhängigkeit bei diesen nicht in der gleichen Art und Weise entwickeln wie bei Jugendlichen, welche der elterlichen Kontrolle bereits entwachsen sind. Es ist jedoch vorstellbar, dass es eine versteckte Form der Gefährdung gibt.[33] Vor diesem Hintergrund erscheint es sinnvoll, die Sogkräfte eines Spiels wie Farmerama vor allem für Eltern transparent zu machen.

d) Unter Umständen geht Abhängigkeit von Browserspielen mit einer weniger „innigen" Spielbindung einher als bei Rollenspielen, in denen der Spieler in Gestalt eines Avatar agiert. Sie wird hier tendenziell eher spiel-unspezifisch ausgeprägt sein, und die einmal angenommenen Gewohnheiten werden beim Wechseln in andere Spiele mitgenommen. Ein solcher Wechsel wird den Nutzern direkt aus dem Spiel heraus ermöglicht, im Falle von Farmerama allerdings nur innerhalb von Bigpoint-Angeboten. Von daher haben die Erklärungen zu diesem Spiel stärker exemplarischen Charakter als die zu Metin2.

Im Folgenden werden vier Merkmale des Spiels beschrieben. Jedes für sich kann zur Erhöhung der Abhängigkeitsgefahr beitragen und zwar durch
a) die Erhöhung von Spielfrequenz,
b) die Erhöhung der Spieldauer,
c) die Verführung zum Item-Kauf bzw. zum Erwerb von Premium-Features und
d) die Nutzung eines Glücksspielangebots innerhalb des Spiels.

2.2.1. Versorgungszwang, Tamagotchi-Effekt

Der Spieler agiert in Farmerama als Bauer, der seine Felder bestellt, Tiere aufzieht und sich um die Vermarktung seiner Produkte kümmert. Die Lust am Hegen und Pflegen ist neben Besitzerstolz und Sammelleidenschaft sicher ein wichtiges Motiv für diese Art des Spielens, und es ist anzunehmen, dass

---

[32] http://www.lightspeedresearch.com/press-releases/it%E2%80%99s-game-on-for-facebook-users/ (Zugriff am 11.02.2011)
[33] Wir haben gerade von einem der Mädchen in unserer Freundesliste – eine 12-jährige Gymnasiastin – eine Mail erhalten, in der sie schreibt, sie würde sich nicht auf den anstehenden Familienurlaub freuen, weil sie sich dann nicht um ihre Felder und Tiere kümmern kann.

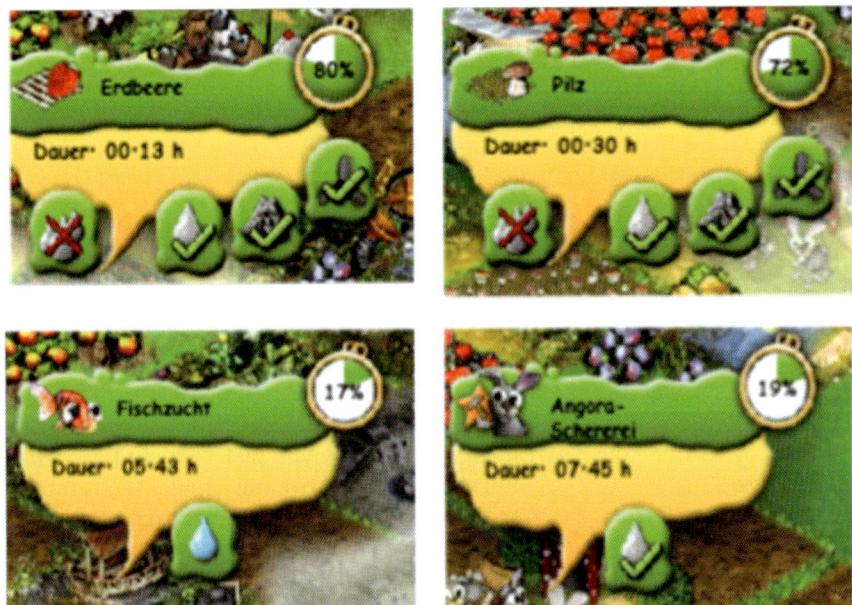

Abbildung 3: Unterschiedliche „Reifungszeiten" in Farmerama

in Farmerama weibliche Nutzer überrepräsentiert sind. Deswegen habe ich es auch zusammen mit einer Spielerin erkundet.

In der Anfangsphase verlangt das Spiel ein Verhalten, das sich von dem in Online-Rollenspielen stark unterscheidet. Während ein World of Warcraft-Spieler seine ersten Quests kontinuierlich bearbeitet und dabei die Zeit vergisst, ist für Farmerama das Hin- und Herpendeln zwischen realer Welt und Spielewelt und der ständige Blick auf die Uhr charakteristisch. Jede „Arbeit" auf dem Bauernhof wird getan, sobald die jeweilige Reife- oder Entwicklungszeit der Pflanzen oder Tiere erreicht ist. Zunächst sind das wenige Minuten, nachdem die Objekte durch Anklicken in die Welt gesetzt wurden. Mit dem Levelaufstieg werden die Reifezeiten länger, bis hin zu achtundvierzig Stunden. Der Spieler muss also verschiedene, sich verschränkende Pflichten im Kopf haben und immer wieder ins Spiel zurückkehren. Vermutlich erzeugen diese zunächst kurzen Aufenthalte relativ schnell eine Art Tamagotchi-Effekt[34] und sind damit eine der Ursachen für den großen Erfolg von Farmerama. „Einengung des Denkens und Fühlens", ein wichtiges Diagnosekriterium für Computerspielabhängigkeit, ist genau die Verfassung, die dem Spieler dabei aufgedrängt wird. Das „Ich-muss-nur-schnell …" wird immer häufiger sein Alltagsleben unterbrechen. In späteren Phasen werden seine Aufenthalte länger werden, weil er an so vielen verschiedenen Stellen des Spiels gleichzeitig „arbeitet". Zusätzlicher Druck wird durch die Tatsache erzeugt, dass die Vernachlässigung

---

[34] Dieser Effekt ist nicht gleichzusetzen mit einer wirklich starken Spielbindung. Auch der Hype um die kleinen Plastik-Objekte dauerte seinerzeit nur wenige Monate.

der Pflichten bestraft wird: Die Pflanzen auf den Feldern verdorren nach einer bestimmten Zeit. (Dieses Feature ist in anderen Browserspielen noch stärker wirksam: Flotten können auch in Abwesenheit angegriffen und gesammelte Schätze von Gegnern gestohlen werden. Die daraus resultierenden Präsenzzwänge werden auch unter Spielern als Abhängigkeitsfaktor diskutiert. Immer wieder findet man in den entsprechenden Foren den Rat, sich nachts den Wecker zu stellen.)

2.2.2. Der Zwang, Mitspieler anzuwerben und deren Präsenz zu kontrollieren

Farmerama zwingt den Spieler, „Nachbarn" anzuwerben, für deren Präsenz er verantwortlich gemacht wird. Auf Level 17 wird die „Wilde Wiese" freigeschaltet, die er ohne die Anwesenheit von zwölf Mitspielern nicht bearbeiten kann. Bigpoint stellt ihm ein Formular zur Verfügung, in das er private E-Mail-Adressen (!) oder die Namen von „Farmern" aus dem Spielforum eingibt. Reale Hilfe erhält er von den Angeworbenen allerdings weder jetzt noch später. Er profitiert lediglich durch Erfahrungspunkte von deren Levelaufstieg, und er kann mit ihnen Botschaften und kleine Geschenke austauschen.

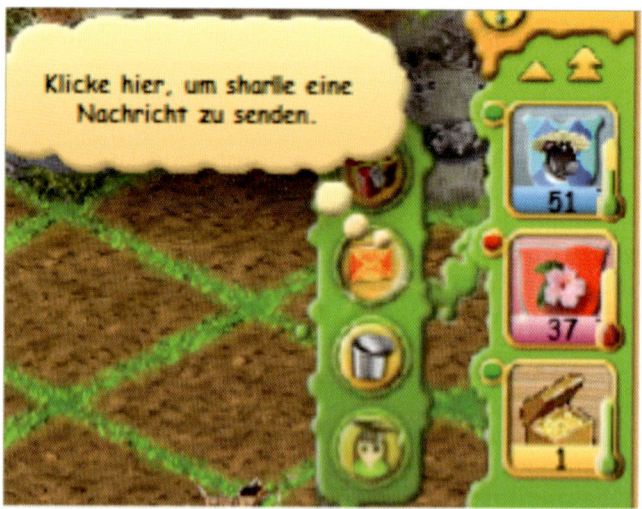

Abbildung 4: Spieler kontrollieren die Präsenz der „Nachbarn"

Auf dem Bildschirm kann der Spieler die Namen seiner Nachbarn und deren Präsenzanzeige einsehen. (Warum alle als jeweils gleicher Pferdekopf dargestellt sind, blieb uns unerfindlich.) Die Anzeige von „secretsoul" in **Abb. 2** zeigt „bedenkliche" Werte. Wenn der Spieler diese nicht „verbessert", wird sie von Grün auf Rot umschlagen, und auf der genannten Wiese wird ein Teil des bereits urbar gemachten Landes in Brachland zurückverwandelt, nicht nur das des Spielers, sondern auch das des „säumigen" Kollegen. Um das zu verhindern, können die anderen ihn direkt aus der Anzeige anschreiben und ermahnen; jeder kann ihn direkt aus der Liste entfernen.

Eine derartige Form von Kontrolle ist mir bisher in keinem Spiel begegnet: Gruppendruck als Ursache von langen Spielzeiten ist vielfach beschrieben. Aber dass dieser durch Strafen erzwungen wird, scheint mir ein Novum zu sein.[35]

2.2.3. Premium-Account, Item-Käufe – Fiktionalisierung des Bezahlens

Auch in diesem Spiel gibt es das Angebot, mit einem Premium-Account bzw. mit bezahlten Items besser voranzukommen. Ein Mähdrescher würde beim Ernten von 35 Feldern siebzig Einzelklicks auf einen reduzieren. Ein solcher „Erntehelfer" kostet aber 0,60 € für 48 Stunden. Das mag zunächst nicht viel erscheinen, aber der Einsatz derartiger Maschinen produziert ihren vermehrten Bedarf, da sie den Spieler auf kürzere Arbeitszeiten konditionieren und er in schnellerer Folge Felder anlegen kann. Dazu kommt, dass Helfer in verschiedenen Funktionen angeboten werden: Stallknecht, Superdünger, Wasserspeicher, Superfutter und dergleichen mehr, alle sind einzeln zu bezahlen. Auf welche Höhe sich die Ausgaben für Item-Käufe insgesamt steigern können, sieht man schon an Rabattangeboten: Wenn

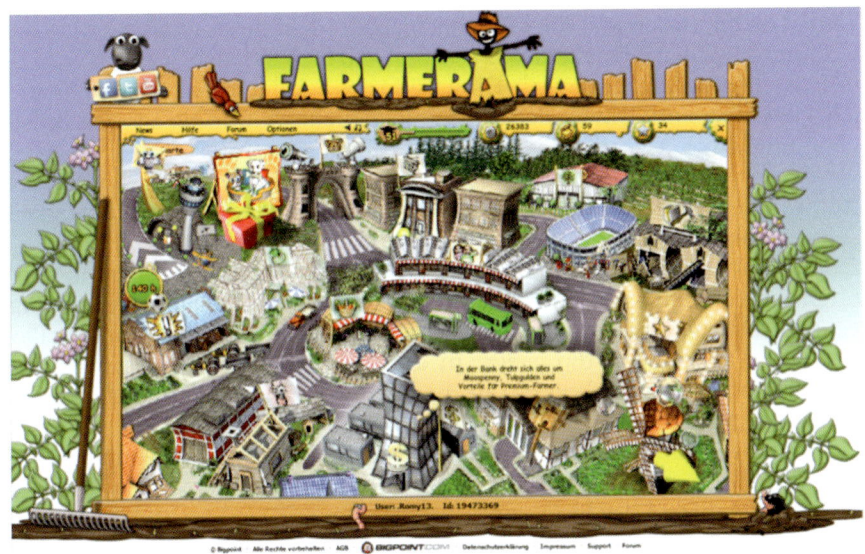

Abbildung 5: Fiktionalisierung des Bezahlens

---

[35] Inzwischen (August 2011) wurde Famerama in vielerlei Hinsicht modifiziert. Die weitgehende Verantwortung für die Präsenz der Freunde scheint es nicht mehr zu geben. Ich werde dies in Kürze überprüfen und auf meinem Blog (regine-pfeiffer.de) drüber berichten.

man Spielwährung gleich für 99 € kauft, zahlt man 25 % weniger als beim Kauf für 3,99 €. Einige wenige Items bzw. Upgrades werden auf der Spielseite direkt angeboten. Hier liegen die Preise im Bereich von wenigen Cents bis zu 15 Euro, was allerdings nicht unmittelbar ersichtlich ist, da sie in Form der Spielwährung (Tulpgulden) angegeben sind. Wir haben vergeblich versucht, im Spiel eine Gesamtpreisliste zu finden, wie es sie im Metin-Shop gibt. Eltern, die Ermahnungen von Medienpädagogen beherzigen und sich um die Spielaktivitäten ihres Kindes kümmern wollen, sind hier schlecht bedient. Es gibt zwar eine – recht versteckte – Seite mit (keineswegs vollständigen) Informationen über bereits getätigte Zahlungen. Diese jedoch enthält ein Löschungsangebot an den Spieler: „Wenn du deine bisher getätigte Zahlungsmethoden löschen möchtest, klicke bitte hier auf „Löschen". Welchen anderen Zweck sollte dieses Angebot haben, als es Kindern zu ermöglichen, ihre Ausgaben der elterlichen Kontrolle zu entziehen?

Ein gravierender Unterschied zum Bezahlmodus bei Metin2 ist die Einbindung des Item-Kaufs in die fiktive Ebene der Spieloberfläche. In Metin2 führt ein abstraktes Symbol ohne spielinhaltliche Bedeutung zum Item-Shop. In Farmerama dagegen geht der Spieler in der virtuellen Stadt in die virtuelle Bank und tätigt von dort aus den Kauf von Tulpgulden, mit denen er dann die Items kauft.

Auch die Werbung für ein Paketangebot von „Erntehelfern" und für Premium-Features ist mitten im Spiel platziert. Klicken auf einen Wachturm produziert folgende Botschaft: „Wachturm – nur für Premium-Farmer: Stelle Wachleute in Deinen Dienst. Sie erledigen viele Arbeiten für Dich und Du kannst endlich auch mal die Füße hochlegen." Auf diese Weise werden die Grenzen zwischen virtuellem und realem Geld fließend, den Spielern wird es noch leichter gemacht, die reale Dimension des Bezahlens zu verdrängen und das Gefühl zu entwickeln, der Kauf von virtueller Währung sei eine Spielhandlung. Die Verwendung von Tulpgulden hat also eine ähnliche Funktion wie die Verwendung von Jetons oder Chips in Spielkasinos bzw. beim Pokern. Auf welche Weise diese Verquickung von Spielen und Bezahlen Abhängigkeit stimulieren und verstärken kann, habe ich oben erläutert.

Die Platzierung von Kaufangeboten innerhalb der Spieloberfläche wird offensichtlich nicht nur in Farmerama als verkaufsförderndes Instrument genutzt. Dies wird auf der Internetseite der genannten Firma SponsorPay mit aller Deutlichkeit dargelegt. In anderen Spielen sind sogar Werbe-Avatare (promotional Avatars) in die Spielewelt integriert, durch welche die Fiktionalisierung monetärer Transaktionen noch weiter getrieben wird. „Einnahmen durch Kaufangebote stiegen um 60 %, weil die Aufmerksamkeit der Nutzer während des regulären Spielens auf sie gelenkt wurde und nicht nur während des Bezahlprozesses."[36]

---

[36] http://www.sponsorpay.com/assets/media/press%20releases/PR_SP_Smeet_20100804.pdf (Zugriff am 11.02.2011) „Revenues from offers increased by 60 % because user attention was directed at them during regular game play and not solely during the payment process."

2.2.4. Glückspiel mit dem „Farmwheel"

Glücksspielelemente sind in Browserspielen von Bigpoint nicht nur Teil des Gameplay, sondern auch direkt in Form von virtuellen Geräten oder Events vorhanden.[37] Der „Offizielle Bigpoint Spieleführer" wirbt gleich in der Einleitung mit einem Jackpot-Feature: „The winner takes it all: bares Geld gewinnen in Browsergames". Solche Glücksspielangebote werden in der Spieler-Community zum Teil sehr kritisch diskutiert, vor allem weil Kinder hier Zugang haben. In Farmerama ist das entsprechende Gerät ein Glücksrad, das Farmwheel, das die Nutzer mit Tulpgulden in Gang bringen und mit dem sie Superdünger und Superfutter, geringe Mengen an Spielwährung oder Items gewinnen können, die auf andere Weise nicht zu erwerben sind und die in der Spieler-Community einen hohen Prestigewert haben. Die Kosten für einen „Dreh" liegen im niedrigen Cent-Bereich, aber die Verführung, es wieder und wieder zu versuchen, wird durch das Angebot verstärkt, fünf Tage lang den täglichen „Freidreh" anzusparen.

Man kann sich kaum vorstellen, dass bei der Vergabe der eingangs genannten Preise dieses Spielfeature übersehen wurde. Es drängt sich in allen Spielbeschreibungen auf, schon bei den ersten Schritten wird der Spieler auf den genannten Freidreh aufmerksam gemacht. Das heißt, hier wurde in aller Öffentlichkeit ein Spiel prämiert, das – für Kinder verbotenes – Glücksspiel anbietet.

2.3. „Man macht seine Nutzer süchtig" – Zur Moral der Produzenten

„Man macht die Nutzer süchtig. Man muss es schaffen, dass sie genervt sind, weil es so lange dauert, bis sie etwas erreichen. Das provoziert Impulskäufe von Gütern, die helfen Zeit zu sparen. Dies ist der Kern einer guten Zwangsschleife."[38] Diese Erklärung gab der Branchen-Insider, Timothy Chang, 2009 in einem Interview anlässlich einer der zahlreichen internationalen Konferenzen über virtuelle Güter ab.

So wie Gerhard Florin sich nicht scheute, den Begriff Doping positiv zu besetzen (vergl. S 8), und damit Leistungssteigerungen der Spielfiguren durch Micropayments zu propagieren, werden hier Sucht und zwanghaftes Verhalten ausschließlich unter dem Aspekt ihrer verkaufsfördernden Wirkungen genannt. Das Zitat zeigt noch einmal die Problematik der geschilderten Verquickung von Spielen und Bezahlen. „Perfide Abzocke mit kindlichem Spieltrieb" untertitelte die Verbraucherzentrale NRW 2009 die bereits zitierte Presse-

---

[37] Vermutlich auch in denen von anderen Anbietern. Das werden wir noch überprüfen.

[38] „You get your users addicted. You start annoying them with how long it takes them to get something done. That triggers impulse buys of goods that will save them time. That is at the heart as a good compulsion loop." http://venturebeat.com/2009/10/26/norwests-tim-chang-explains-why-virtual-goods-are-so-hot-in-social-games/ (Zugriff am 11.02.2011)

erklärung – angesichts der dargestellten Sachverhalte zweifellos ein gerechtfertigtes Urteil. Aber das Bezahlmodell darf nicht getrennt gesehen werden vom eigentlichen Spielen. Eine Spielorganisation, bei der man sich mit Geld Vorteile verschaffen kann, noch dazu ohne dass dies für die Mitspieler im Einzelfall transparent ist, ist von vornherein moralisch fragwürdig, sei es nun im Kampf gegen Monster, im Wettkampf gegen andere Spieler oder auch nur in virtuellen Schönheitswettbewerben. Sie widerspricht allen Regeln von Fairness. Die im Sport geduldeten Wettkampfvorteile eines High-Tech-Laufschuhs liefern hier kein Gegenargument. Sie entsprechen dem High-Tech-Computer eines Spielers, keineswegs den mit Micropayments erworbenen virtuellen Stärkungsmitteln. Ihre Entsprechung im Sport wäre tatsächlich Doping, und das ist verboten.

Dass Fairness kein leitendes Prinzip für die Konstrukteure der beschriebenen Bezahlmodelle ist, ist nicht nur Ergebnis meiner Spielanalysen. Es gibt drastische Zeugenaussagen für den moralischen Zynismus, der dem Modell zugrunde liegt.

- Auf dem oben genannten „Virtual Goods Summit" erläuterte dies Zhan Ye, Chef einer chinesischen Entwicklerfirma: Chinesischen Entwicklern, führte er aus, sei die Vorstellung von political correctness fremd. Entwickler von free-to-play (f2p)-Games, also Spielen, die als kostenlose angeboten werden, seien von Anfang an auf Monetarisierung fokussiert. Ein gutes Monetarisierungskonzept gründe sich auf ein tiefes Verständnis für die menschliche Psyche. „In gewisser Weise beuten Spieleentwickler die Schwächen der Menschen aus. [...] In gewisser Weise funktionieren kostenlose Spiele wie Casinos in Las Vegas."[39]
- Auf dem ersten „Social Gaming/Virtual Goods Summit" in Deutschland (Mai 2011) erläuterte Julian Hühnermann, der bei Bigpoint das äußerst erfolgreiche Spiel „Dark Orbit" entwickelt und vermarktet hatte, was ein solches Monetarisierungskonzept für Entwickler bedeutet. Auf einer Meta-Ebene sei die Vermarktung von virtuellen Gütern für die Entwickler selbst ein Spiel. Sie müssten Spaß daran haben, andere Menschen abzuzocken (to rip off).[40] Mit bemerkenswerter Offenheit erklärte J. Hühnermann den Unterschied zwischen den Teilen der Spiele, die, wie er sagte, nach dem Prinzip Fairness organisiert seien, und den Teilen, in denen richtig Geld gemacht werde. In Ersteren hätte ein guter Spieler zwar die Chance, gegen jemanden zu gewinnen, der für Spielvorteile etwa zehn Euro pro Tag investiert. Das wirkliche Geld aber würde auf andere Art und Weise gemacht. Er rechnete

---

[39] „In a sense, game designers are exploiting people's weaknesses... In a sense, f2p games are operated like casinos in Las Vegas" http://www.slideshare.net/vgsummit/zhan-ye-what-us-game-developers-need-to-know-about-freetoplay-in-china-2408412 (Zugriff am 11.02.2011)
[40] Quelle: Eigene Vortragsnotizen, 25.05.2011

vor, welche hohen Summen Spieler für Tanks – Schlachtschiffe – und Laserkanonen ausgeben: 30 Euro plus 96 Euro, dazu kämen Cent-Beträge für Munition, welche von Millionen von Spielern laufend bezahlt würden. Diese Rechnung allein war schon schwindelerregend. Was aber dann folgte, war die Beschreibung von Monetarisierungsmethoden, die, meines Erachtens – so wie der Redner sie auf der Konferenz darstellte – juristisch überprüft werden sollten. Ich halte sie für äußerst bedenklich. Dem Spieler würde jetzt für 35 Euro, also für 5 Euro mehr, ein neues Kampfschiff mit 33 – statt der bisherigen 32 – Slots für Laserkanonen angeboten. Wenn er dieses kauft, könne er das alte, für das er 30 Euro ausgegeben habe, nicht weiter nutzen. Trotzdem würde er das Angebot annehmen, denn er wolle ja der Stärkste werden. Warum die zweite Option nicht von Anfang an angeboten und der damit einhergehende Verlust des ersten Schiffes nicht angekündigt wurde, erklärte der Redner nicht. Er imitierte die Begeisterungsäußerungen des leichtgläubigen Spielers in höhnischer Tonlage und erklärte in diesem Zusammenhang, dass er seinen eigenen Kindern nicht erlauben würde, f2p-Spiele zu spielen. Aber man könne damit eben Geld machen.

Während ich diesen entlarvenden Ausführungen folgte, kam ich mir wie ein verdeckter Ermittler vor, ja gar wie Miss Marple, die mithört, wie ein Tatverdächtiger einen Bankraub gesteht, welchen er jahrelang geleugnet hatte. Offenbar in der Absicht, den Zuhörern vor Augen zu stellen, welch riesige Profite sich mit dem Verkauf von virtuellen Gütern machen lassen, und in der Annahme, es seien nur Gleichgesinnte im Raum, schien der Redner auf mich alle Vorsicht zu vergessen und das rüde Kalkül mit der Verführbarkeit der Spieler in allen Einzelheiten offen zu legen. Seine Aussagen widerlegten die tausendfach wiederholte Behauptung, dass das Browsergame-Modell ein faires sei. Von Abhängigkeit sprach der Redner natürlich nicht, aber so, wie er seinen imaginierten Nutzer schilderte, litt dieser bereits an beträchtlichem Realitätsverlust.

Selbstverständlich müssen Spielefirmen auf ihre Kosten kommen; niemand macht ihnen das Recht auf Profit streitig. Die Aussagen der zuletzt zitierten Entwickler zeigen jedoch, dass sich „kostenlose Browserspiele" in erster Linie an denjenigen Spielern orientieren, die ihre „Schwächen" weniger unter Kontrolle haben. Firmen wie Bigpoint können free-to-play-Angebote nur machen, weil sie wissen, dass sie die Versuchungen so konstruiert haben, dass ein gewisser Anteil der Spieler bezahlen wird. Und das werden in erster Linie diejenigen sein, die die Frustrationstoleranz bei wiederholtem Pech und die notwendige Geduld bei langweiligen Spielphasen nicht aufbringen und welche die Aussicht auf Verluste und Niederlagen im Kampf nicht ertragen können: also tendenziell eher die Jüngeren, die Abhängigkeitsgefährdeten bzw. solche, die die Kontrolle über ihr Spielen bereits verloren haben.

3.   Fazit

Die Ausführungen haben gezeigt, dass Spiele der untersuchten Gattungen suchterregende Elemente enthalten, und zwar in unterschiedlicher Qualität und unterschiedlichen Anteilen. Die Art und Weise, wie diese implementiert sind, zeigt, dass die Spiele-Industrie die Entstehung von Abhängigkeit in Kauf nimmt, oder sogar direkt fördert.

Es wird noch einiges an Forschungsarbeit notwendig sein, um die entsprechenden Wirkmechanismen genauer zu erhellen. Aber die Richtung, in der nach den schädlichen Stoffen gesucht werden muss, ist klar. Und wenn man sie identifiziert hat, sollten nicht nur Jugendschutzaspekte und die Frage nach dem Krankheitswert von Computerspielabhängigkeit diskutiert werden, sondern auch die nach der Verantwortung. Was ansteht, ist eine öffentliche Debatte über die Frage, ob die Mitverursacher und Profiteure dieser Störung nicht stärker an den gesellschaftlichen Kosten beteiligt werden sollten, die durch diese entstehen.

Internet-Pornografiekonsum bei Jugendlichen – Risiken und Nebenwirkungen

Tabea Freitag

1. Einleitung

„Natürlich guck ich auch Pornos – das machen doch alle Jungs!" antwortete ein 15-Jähriger auf Nachfrage, der wegen exzessiven PC-Spielens in unsere Beratung kam. „Wenn ich mal eine Freundin habe, hör ich natürlich damit auf, denn das wäre ja wie Fremdgehen!" fügt er hinzu.

Was ist dran an der viel beschworenen „Generation Porno"? Sind Jugendliche durch den Konsum medial ständig verfügbarer Sexbilder und -filme wirklich so enthemmt und sexuell verwahrlost wie nicht wenige Jugendsozialarbeiter, Therapeuten und Lehrer berichten? Oder zeigt obiges Beispiel gerade das Gegenteil: Einen zwischen Bildern und Realität differenzierenden Umgang, der keine langfristigen Folgen befürchten lässt, wie einige Sexualwissenschaftler behaupten? Beeinflussen pornografische (Vor)Bilder „nur" jene Heranwachsenden, die aufgrund ihres sozialen Milieus ohnehin benachteiligt bzw. emotional vernachlässigt sind oder wirken sich stark erregende („einprägsame") sexuelle Bilder in frühen und vulnerablen Phasen der Entwicklung grundsätzlich prägend und neuronal strukturbildend aus? Steht eine *eigene* Entdeckungsreise von Liebe, Sexualität und Sinnlichkeit Heranwachsenden noch offen, deren innere Drehbücher („Skripte") bereits durch harte Pornografie beschrieben wurden, die kein Geheimnis offen lässt und Sexualität, entkoppelt von ihrer emotionalen und Beziehungsdimension, auf eindimensionalen Konsum und Erregungssuche reduziert?

„Geile Thai-Teens stehen auf Hardcore, der beste Horrorsex, der härteste Sex, Livecams kostenlos..." Dreißig solcher Adressen fand eine Mutter im Internetbrowser ihres PCs. Ihr 9-jähriger Sohn hatte sie aufgerufen, während sie einkaufen war. Er hatte die Weblinks – wie alle Jungen seiner Grundschulklasse – von einem Mitschüler bekommen. Obwohl die Eltern einfühlsam und klar mit ihm darüber geredet hatten, erwischten sie ihn einige Monate später dabei, wie er seine kleine Schwester sexuell nötigte.

Ein junger Mann (20 Jahre), der seit Jahren regelmäßig Pornografie konsumiert und mit der Zeit auch Prostituierte besuchte, will seine feste Freundin nicht verlieren und darum seinen Konsum beenden. Doch er merkt, dass er dazu nicht mehr in der Lage ist. Im „Entzug" nimmt er seine Umgebung und seine Mitmenschen noch stärker sexualisiert wahr. Sein Kopfkino, unzählige „eingebrannte", im Detail erinnerte Bilder und Filme, lösen monatelang unwiderstehliche Rückfallgedanken aus. Zittern, innere Unruhe und Konzentrationsstörungen erinnern an einen Drogenentzug.

Eine Mutter ruft an und schildert, wie ihr 13-jähriger Sohn, nachdem er bei Freunden im Internet erstmals gewalthaltige Sexbilder gesehen hat, zu

Hause wie unter Schock stand, weinte und sagte, er werde die schrecklichen Bilder nicht mehr los. Dennoch zapfte er wenige Tage später ein offenes WLan-Netz in der Nachbarschaft an und ging auf ähnliche Seiten.

Die Arbeit in unserer Fachstelle für exzessiven Medienkonsum mit Jugendlichen und Erwachsenen, die exzessiv oder suchtartig Internet-Pornografie konsumieren, bestätigt immer wieder folgende Erfahrung: Jugendliche wie Erwachsene berichten, unabhängig vom Milieu ihrer Herkunftsfamilie, dass die *ersten*, meist in früher Pubertät rezipierten pornografischen Bilder ein emotionales Gemisch aus Faszination und Ekel, Abscheu und Erregung auslösten, die Gleichzeitigkeit von Schamgefühlen beim Blick in fremde Intimsphären und einem unwiderstehlichen Drang, diese überwältigenden Gefühle nun öfter hervorrufen zu wollen. Die widersprüchlichen Botschaften der Pornografie wie die anonyme Illusion von Intimität tragen zur Verwirrung des natürlichen Schamgefühls bei, das die Grenze zwischen vertraut (intim) und fremd, privat und öffentlich markiert. Durch diese Ambivalenzen fühlen sich viele anfangs verunsichert und verwirrt. Dies gilt umso mehr bei Gewaltpornografie: „Das ist menschenverachtend und macht mich doch an." Die anfängliche intuitive Abwehr wird überlagert durch die starke Erregung, die durch das dopaminerge Belohnungssystem nach Wiederholung verlangt. So gehen Gefühle von Unbehagen und Scham bei wiederholtem Pornografiekonsum schnell zurück und verschwinden schließlich ganz, wie experimentelle Studien belegen (Zillmann 2004), während die lustvoll erlebte Erregungssuche durch Habitualisierung und Desensibilisierung gewöhnlich nach härteren Reizen verlangt. Die zur Legitimation des eigenen Konsumverhaltens notwendige Einstellungsänderung in der Bewertung von Pornografie und ihrer implizierten Botschaften (z. B. dem Vergewaltigungsmythos) als Folge von wiederholtem Pornografiekonsum gehört zu den am besten dokumentierten Ergebnissen der diesbezüglichen Wirkungsforschung.

Folglich steht der *Norm*alisierungsstrategie jugendlicher Konsumenten („Pornos sind normal und Bestandteil des alltäglichen Medienkonsums", Grimm 2010) das Paradigma der „Jugendgefährdung" durch pornografische Medien gegenüber, die gerade darin begründet liegt, dass Heranwachsende in einer Phase der sexuellen Identitätsentwicklung, Verunsicherung und *Norm*orientierung besonders stark beeinflussbar sind. Die Etablierung einer pornografischen Normalität in Medien und Alltag wird nicht zuletzt durch die Porno-Anbieter selbst auf vielfältige Weise befördert, so durch die gezielte Vermarktung von populären Vorbildern (z. B. weibliche Fußballstars) im Pornogeschäft und durch euphemische Rhetorik der Befürworter („Sexsubjekt" statt Sexobjekt, Pornografie als „sexuelle Selbstbestimmung" der Frau). Auch die Einbindung pornografischer Inhalte in zahlreiche Computerspiele leistet dieser Normalisierung Vorschub.

2. Epidemiologie

2.1. Prävalenz

Obwohl laut § 184 StGB jegliches Zugänglichmachen oder Überlassen von pornografischem Material an Jugendliche unter 18 Jahren strafbar ist, ist der Konsum von Pornografie im Internet, auf DVD oder Handy unter männlichen Jugendlichen inzwischen zur Normalität geworden. Nach der repräsentativen Dr.-Sommer-Studie 2009 (n = 1.228), durchgeführt von icon-kids & youth, haben 79 % der 14–17-jährigen Jugendlichen und 42 % der 11–13-jährigen Kinder bereits pornografische Bilder oder Filme gesehen. Analog zu den Befunden der Online-Befragung von Drey, Pastötter und Pryce (2008, n = 6.556), die ebenfalls eine Prävalenz von 78 % der befragten Jugendlichen ermittelte, nimmt der Konsum bei den 12–14-Jährigen deutlich zu. Dabei zeigen sich erhebliche Geschlechterunterschiede: Bereits 69 % der 13-jährigen Jungen gegenüber 40 % der Mädchen haben pornografische Inhalte gesehen, bei den 17-Jährigen sind es 93 % der Jungen und 80 % der Mädchen (Dr.-Sommer-Studie). Die Nutzung pornografischer Inhalte erfolgt überwiegend mit Freunden (50 %) und bei einem Drittel alleine. Immerhin 14 % haben solche Inhalte in der Schule gesehen. Unserer Erfahrung nach geschieht dies im PC-Raum von Schulen, die keinen Filterschutz installiert haben oder über das Handy.

2.2. Häufigkeit des Konsums

Erhebliche Geschlechterunterschiede zeigen sich insbesondere in der Häufigkeit des Konsums: Während nach der 2007/2008 durchgeführten KFN-Schülerbefragung, die 15-Jährige nach der Rezeption von pornografischen *Filmen* ab 18 Jahre fragte, 7 % der Jungen zugaben, diese täglich zu konsumieren und 20,7 % häufig/mindestens einmal pro Woche, gilt dies nur für 0,2 % (täglich) bzw. 0,7 % der Mädchen (Baier et al. 2010).

Der Konsum nimmt mit dem Alter zu: Unter männlichen Studenten (Döring 2009) liegt der Anteil der täglichen Konsumenten bereits bei 16 % (Frauen 1 %), 73 % konsumieren mindestens wöchentlich gegenüber 9 % der Frauen. 5 % der männlichen Studenten konsumieren mehr als 10 Stunden pro Woche, 23 % mindestens 4–5 Stunden wöchentlich. Gabriele Farke (www.onlinesucht.de) weist seit vielen Jahren auf die hohe Zahl von Studenten hin, die sich selbst für online-sexsüchtig halten und sich darum an ihr Selbsthilfeportal wenden.

2.3. Inhalte und Reaktionen auf das Gesehene

In einer Studie des Bundesverbands pro familia (Altstötter-Gleich 2006) nannten 61 % der befragten 11–18-jährigen Schülerinnen und Schüler konkrete Beispiele von sexuellen Inhalten, die sie im Internet gesehen hatten. 16 % aller Befragten (20 % der Jungen, 12 % der Mädchen) gaben an, „harte" (auch für Erwachsene illegale) Gewaltpornografie, sexuelle Verstümmelung, Sodomie oder Kinderpornografie angeschaut zu haben. Weitere 15 % hatten Inhalte wie Analverkehr, Gruppensex und Gang-Bang, Dehnungs- und SM-Praktiken gesehen. Dabei zeigten sich keine Unterschiede hinsichtlich Alter oder Bildungsniveau/Schultyp. Ausgeprägte Geschlechterunterschiede wurden in den Reaktionen auf das Gesehene deutlich: Während Jungen signifikant häufiger positive Reaktionen wie „dazugelernt" und „angemacht" äußern, berichten Mädchen häufiger negative Emotionen wie Ekel, Angst und Scham. Bei harter Pornografie überwiegen auch bei Jungen negative Emotionen. Auch in anderen Studi-en bestätigt sich: Mädchen finden Pornografie eher „abstoßend" (46 %), Jungen dagegen finden sie erregend (57 %) und 47 % meinen, sie „können da was lernen" (Dr.-Sommer-Studie 2009). Die Befragung zeigte auch, dass Heranwachsende sexuelle Inhalte im Internet eher selten per Zufall finden, sondern schwerpunktmäßig aktiv aufsuchen, wobei sie neben Suchmaschi-nen vor allem Tipps aus ihrem Freundeskreis nutzen.

2.4. Unterschiede zwischen Mädchen und Jungen mit hohem und niedrigem Pornografiekonsum

In einer großen repräsentativen Studie (baltic sea study) in Schweden (Svedin et al. 2010; Priebe et al. 2007, n = 4.026) gaben 10,5 % der 18-jährigen Jungen an, täglich Pornografie zu konsumieren, weitere 29 % mehrmals wöchentlich. Nur 1,7 % der Mädchen konsumierten täglich oder mehrmals wöchentlich Pornografie. Zwischen der Gruppe der Hochkon-sumenten (täglicher Konsum) und Referenzgruppe (seltener bis mehrmals wöchentlicher Konsum) zeigen sich hoch signifikante Unterschiede: Jungen mit täglichem Konsum sehen insbesondere häufiger deviante Formen von Pornografie: Sie sind dreimal so häufig auch Konsumenten von Gewaltpor-nografie und von Sodomie (30 % gegenüber 10 %) sowie fast sechsmal (!) so häufig Konsumenten von Kinderpornografie (17 vs. 3 %). Der Wunsch, das Gesehene auch real auszuprobieren, ist deutlich höher (70 vs. 42 %), ebenso die Angabe, Gesehenes bereits real ausprobiert zu haben (52 vs. 29 %, Mädchen 66 vs. 16 %). Jungen mit täglichem Konsum sind nach eigenen Angaben fast dreimal so oft Täter von sexuellem Missbrauch (27 vs. 11 %) sowie mehr als dreimal so oft Täter von sexueller Gewalt mit Penetration (11,5 vs. 3,7 %) als Jungen mit selterenem Konsum. Sie sind jedoch nicht häufiger selbst Opfer gewesen. Gleichzeitig geben diese Hoch-konsumenten doppelt so häufig wie die Vergleichsgruppe an, Pornografie sei ein ideales Mittel, um etwas über Sexualität zu lernen, sei unterhaltsam und inspirierend und degradiere Frauen nicht. Trotz stark erhöhter Ak-zeptanz von Vergewaltigungspornografie und höherer Gewaltbereitschaft wird von dieser Gruppe also ein negativer Einfluss z. B. auf das Frauenbild geleugnet. Beide Gruppen unterscheiden sich nicht im Bildungsniveau und sozioökonomischen Status.

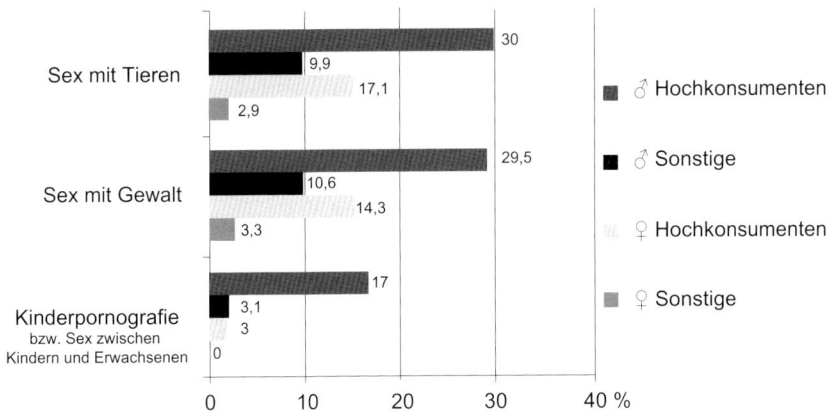

Abb. 1: Hoher Konsum und Inhalt der Pornografie
Quelle: Baltic sea study, Schweden, Priebe et al. 2007

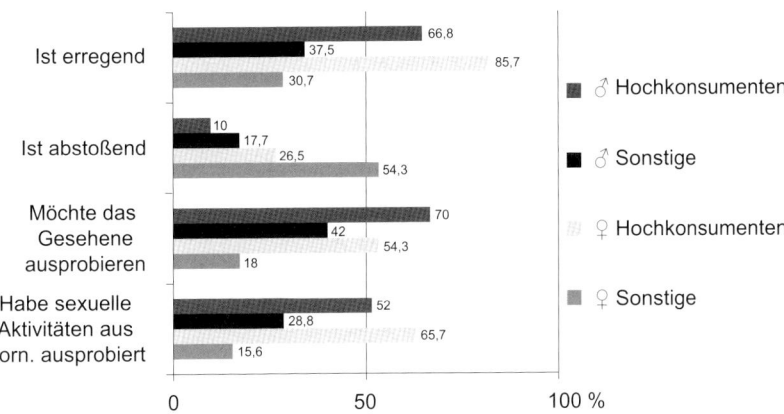

Abb. 2: Hoher Konsum und Reaktionen auf das Geschehene
Quelle: Baltic sea study, Schweden, Priebe et al. 2007

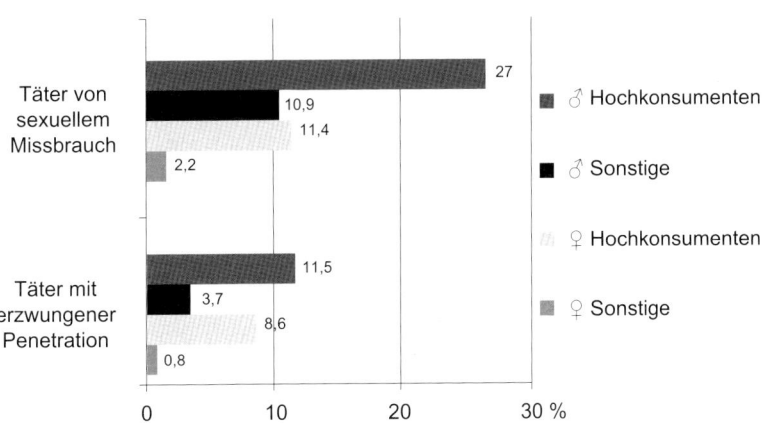

Abb. 3: Hoher Pornografiekonsum und sexuelle Übergriffe
Quelle: Baltic sea study, Schweden, Priebe et al. 2007

161

Die Ergebnisse zeigen, dass sexueller Missbrauch und der Konsum von Kinderpornografie längst nicht nur Sache von „Pädosexuellen" ist. Die freie Zugänglichkeit devianter Inhalte befördert neue Täter, die auf der ständigen Suche nach dem gesteigerten Kick mal Orgien, mal Vergewaltigungs- und mal Kinderpornografie konsumieren und deren so geschürte Phantasien zu Wünschen und diese nicht selten auch zu Handlungen werden. Ein Teil der häufigen Konsumenten beschränkt ihren Konsum jedoch auf nicht-deviante Inhalte.

3. Forschungsergebnisse zur Wirkung von Pornografie auf Einstellungen und Verhalten

3.1. Einfluss von Pornografie auf Einstellungen zu Sexualität und Beziehung sowie auf die Bewertung der Realitätsnähe von Pornografie

In mehreren großen Längsschnittuntersuchungen unter niederländischen Jugendlichen (Peter und Valkenburg 2006–2010) zeigte sich, dass Jugendliche pornografische Inhalte umso mehr für realistisch halten, je öfter sie solche Inhalte sehen. Jugendlicher Pornografiekonsum erwies sich zudem als eindeutiger Prädiktor für Einstellungen, die Sexualität von jedem Beziehungskontext trennen und Frauen als Sexualobjekte betrachten (Peter und Valkenburg 2006, 2008, 2010). Je öfter Jugendliche Pornografie konsumieren, umso mehr stimmen sie im einjährigen Verlauf (drei Phasen) Aussagen zu, die unverbindliche Sexualität und One-Night-Stands befürworten (Peter und Valkenburg 2008, n = 2.343, Alter 13–20 Jahre) Eine instrumentelle Sicht von Sexualität (Sex als primär körperlicher Akt, mit beliebigen/mehreren Partnern, Sex als ein Spiel, ohne Beziehungswunsch) wird verstärkt auf Kosten einer beziehungsorientierten und emotionalen Sicht von Sexualität (Peter und Valkenburg 2010, n = 959). Umgekehrt nehmen sich Jungen, je stärker beziehungsorientiert sie sind, eine Einschränkung ihres Konsums vor (Grimm 2010, qualitative Befragung). Ein „biologistisches Geschlechterrollenmodell" (Grimm) nutzen sowohl Jungen wie auch Pornografie-tolerierende Mädchen als Normalisierungsstrategie: „Pornos sind normal. Jungen brauchen das wegen ihrer Triebe. Die Frauen in Pornos sind Schlampen, das macht keine normale Frau." Mit dieser Deutung von Pornografie als legitimes Mittel männlicher Triebbefriedigung versuchen viele Mädchen, die mehrheitlich mit Abwehr und Ekel auf Pornografie reagieren, ihre ambivalenten Gefühle angesichts der „Normalität" von Pornografie zu bewältigen. Einerseits stehen sie unter sexuellem Leistungsdruck, den durch Pornografiekonsum geprägten Erwartungen der Jungen zu entsprechen, andererseits wünschen sie, dass die pornografischen Skripte nicht in die Beziehung eindringen. Doch Pornografie beeinflusst – selbst bei Erwachsenen – die Vorstellung dessen, was sie für normal und üblich halten: Zillmann (2004) stellte fest, dass intensiver Pornografiekonsum dazu führt, dass die meisten Konsumenten die reale Häufigkeit von Praktiken wie Anal-,

Gruppensex und SM-Praktiken ebenso überschätzen wie die Verbreitung von außerehelichen Affären und Promiskuität. Darüber hinaus fördert intensiver Konsum die Überzeugung, promiskes Verhalten sei natürlich und normal. In der Konsequenz vermindert er bei jungen Menschen den Wunsch nach einer längerfristigen Bindung. Entsprechend fördert er eine ablehnende Haltung gegenüber Familiengründung und Kinderwunsch (Zillmann 2004). In der Zusammenschau wirkt sich Pornografie beziehungsfeindlich aus.

3.2. Einfluss von Pornografie auf die sexuelle Zufriedenheit und Empathiefähigkeit

Während Jugendliche pornografische Inhalte für umso realistischer und umso nützlicher („dazugelernt") halten, je häufiger sie diese konsumieren, nimmt gleichzeitig ihre sexuelle Unsicherheit wie auch die Unzufriedenheit mit ihrer eigenen Sexualität bei häufigem Pornografiekonsum zu (Peter und Valkenburg 2008, 2009, 2010). Gemäß der Theorie des sozialen Vergleichs könnte sich beides aus dem Vergleich mit unerreichbaren Idealen körperlicher Attraktivität wie auch sexueller Performance – sei es der eigenen oder der des Partners – erklären. Naheliegend ist auch ein indirekter Einfluss auf die sexuelle Zufriedenheit durch geringere emotionale Intimität in der Partnerschaft. Die Forschergruppe um Stulhover (2007, S. 80) fand bei jungen Frauen und Männern, dass der Einfluss von Pornografiekonsum auf die sexuelle Zufriedenheit in erster Linie durch den negativen Einfluss von übernommenen pornografischen Skripten auf die partnerschaftliche Intimität vermittelt wird. Nach Zillmann (1988, 2004) führt die intensive Nutzung pornografischer Medien sowohl zu einer Abnahme der sexuellen Zufriedenheit als auch zu einem *überdauernden* Anstieg von „sexueller Gefühllosigkeit" von Männern gegenüber Frauen, d.h. einer deutlich geringeren Empathie und Wertschätzung in der sexuellen Beziehung. Auch die Attraktivität der Partnerin/des Partners wird nach wiederholtem Konsum geringer eingestuft (Zillmann und Bryant 1988).

3.3. Auswirkung von Pornografiekonsum auf die Einstellung und Bereitschaft zu sexueller Gewalt

Aus forschungsethischen Gründen können experimentelle Studien zur Auswirkung von Pornografiekonsum nur an Erwachsenen durchgeführt werden. Da Heranwachsende durch Medien stärker beeinflusst werden als Erwachsene, muss von einer Übertragbarkeit der Ergebnisse ausgegangen werden. Die Wirkung von Pornografiekonsum auf die Einstellung und Bereitschaft zu sexueller Gewalt, auf das Frauenbild und auf die Neigung zu devianter Sexualität wurde international in zahlreichen experimentellen und Feld-Studien untersucht. So zeigten die Ergebnisse der Meta-Analysen von Allen et al. (1995, 16 experimentelle Studien mit 2.248 Probanden), dass der Konsum von nicht-gewalttätiger als auch gewalttätiger Pornografie einen signifikanten Anstieg von Einstellungen zur Folge hatte, die sexuelle Gewalt tolerieren bzw. unterstützen.

Eine weitere Meta-Analyse von 46 Studien mit 12.323 Probanden (Oddone-Paolucci et al. 2000) ergab, dass der Konsum von (einfacher) Pornografie folgende Effekte hatte: Einen Anstieg der Neigung zu devianter Sexualität, sexueller Gewalt, negativer Einstellungen über intime Paarbeziehungen und der Akzeptanz von Vergewaltigungsmythen, d.h. der Überzeugung, Frauen wollten letztlich zum Sex gezwungen werden oder würden eine Vergewaltigung am Ende doch genießen.

Die Vertreter der Harmlosigkeitshypothese versuchen diese Befunde durch die Annahme zu relativieren, es gäbe möglicherweise konfundierende Drittvariablen wie Promiskuität, die zu den negativen Befunden führten. Um Klarheit in diese Kontroverse zu bringen und die Auswirkungen verschiedener Risikofaktoren auf sexuelle Aggression zu bestimmen, analysierten Malamuth, Addison und Koss (2000) die vorhandenen Daten und führten zudem eine Studie mit 2.972 jungen Männern (durchschnittlich 21 Jahre, repräsentativ für College-Population) durch. Die Ergebnisse der Regressionsanalyse zeigen sechs Prädiktoren für sexuelle Gewalt, darunter Promiskuität, Pornografiekonsum, Einstellung zu sexueller Gewalt und familiäre Gewalt in der Herkunftsfamilie. Pornografiekonsum als unabhängige Variable zeigt sich auch ohne die anderen Faktoren als signifikanter Prädiktor für sexuelle Aggression. Es gibt also eindeutig einen verlässlichen Effekt alleine von Pornografiekonsum. Gleichzeitig interagieren alle relevanten Risikofaktoren in synergistischer Weise als „kumulative konditionale Wahrscheinlichkeit", d.h. jeder relevante Faktor erhöht zusätzlich die individuelle Wahrscheinlichkeit für sexuelle Gewalt. (Eine Zusammenfassung weiterer Studien findet sich unter www.internet-pornografie.de.)

4. Jugendsexualität und pornografische Leitkultur

Trotz eindeutiger Befunde wird die Jugendgefährdung durch Pornografie immer wieder mit der Begründung infrage gestellt, die praktizierte Jugendsexualität zeige laut der BZgA-Studie (2010) Grund zur Entwarnung, da „das erste Mal" in 2009 etwas später als 2005 und oftmals in einer festen Beziehung stattfinde. Eine differenziertere Betrachtung zeigt jedoch: Eine „feste Beziehung" dauert durchschnittlich drei Monate (Dr.Sommer-Studie 2009, S. 34) und trotz einer großen Sehnsucht der Jugendlichen nach Liebe, Romantik und Bindung können sich 73 % der sexuell erfahrenen Jungen und 48 % der Mädchen einen One-Night-Stand vorstellen. Für 44 % aller befragten 11–17-jährigen Jungen und ein Viertel der Mädchen ist Sex, ohne verliebt zu sein, okay (Dr.-Sommer-Studie). Auch wenn Vielnutzer von Pornografie signifikant früher sexuell aktiv sind als seltene (Svedin et al. 2010), scheint weniger das Alter sexueller Aktivität als vielmehr deren Vorprägung durch pornografische Vorbilder von Bedeutung zu sein. Viele Mädchen fragen sich, ob sie entgegen eigenem Wunsch Oral- oder Analverkehr mitmachen müssen, weil ihr Partner das will und sie glauben, das gehöre zum

Standard. So haben nach einer Untersuchung von Kolbein (2007) in Island 80 % der befragten 14–18-jährigen Jugendlichen in Pornofilmen Oralverkehr gesehen, während nur 2,3 % dies präferieren, 61 % sahen Analverkehr bei einer Präferenz von nur 1,5 %. In der Arbeit mit Mädchen und Frauen zeigt sich, dass die Grenze zu sexuellen Übergriffen fließend ist, wenn der Druck des Freundes, durch Pornografie inspirierte Praktiken mitzumachen, durch Abwertung („frigide"/„verklemmt"/„Langweiler") oder Erpressung („dann muss ich es mir woanders holen" oder „dann trenn ich mich") bis hin zu Cybermobbing verstärkt wird. Dass solche unfreiwilligen sexuellen Erfahrungen keine Seltenheit sind, zeigt die Studie von Krahe (2002), nach der 60 % der 17–20-jährigen Mädchen und ca. 30 % der Jungen von sexuellen Übergriffen durch Gleichaltrige berichten.

Doch nicht nur die Praxis von Sexualität verändert sich, sondern auch ihre Ästhetik.

Laut dem Sexualwissenschaftler Prof. Pastötter ist Pornografie zu einer Art Leitkultur geworden, nach deren Normen sich viele richten und durch die sie sich unter Druck gesetzt fühlen. Erstaunlich viele wünschen sich seiner Befragung zufolge (Sexstudie 2008) Genitalien wie Pornostars. Allein durch pornografische Vorbilder wurde in wenigen Jahren die Intimrasur zum Trend. Immer mehr Jugendliche folgen dieser Norm: 2006 praktizierten schon 54 % der Mädchen die Schamrasur, 2009 bereits 65 %, bei den Jungen stieg der Anteil von 24 auf 41 % an. Der starke Anstieg operativer Verkleinerungen der Schamlippen (Deutsches Ärzteblatt 2009), sogar von Jugendlichen nachgefragt, wird auf eine medial vermittelte Schönheitsnorm des weiblichen Genitals zurückgeführt, das dem eines jungen Mädchens gleicht. Ein zunehmender Normierungsdruck zeigt sich auch in der seit 2006 deutlich gesunkenen Zufriedenheit der Mädchen mit ihrem Körper (Dr.-Sommer-Studie 2009). Nach Kolbein (2007) geben 30 % der befragten 14–18-jährigen Mädchen und 10 % der Jungen an: „Pornografie macht mich unglücklich mit meinem Körper."

5. Toleranzentwicklung (Sexuelle Sucht)

In der o.g. schwedischen Untersuchung (Swedin et al. 2010) mit 18-jährigen Schülern gaben 42 % der männlichen täglichen Konsumenten von Internet-Pornografie gegenüber 12 % der Vergleichsgruppe (darin auch häufige Konsumenten) an, sich fast ständig mit sexueller Lust zu beschäftigen. Da diese relativ hohen Prävalenzen eine alleine biologisch bedingte Hypersexualität unwahrscheinlich erscheinen lassen, liegt die Vermutung nahe, dass früher und häufiger Pornografiekonsum die Entwicklung süchtiger Konsummuster begünstigen kann. Diese Annahme wird gestützt durch Ergebnisse der Längsschnittstudien von Peter und Valkenburg (2008), wonach der Konsum von sexuellen Internetinhalten bei 13–20-Jährigen (n = 962) im einjährigen (!) Verlauf eine exzessive, fast ständige Beschäftigung mit sexuellen Gedanken (sexual preoccupancy) fördert. Das Ausmaß subjektiver

Erregung durch Pornografie spielt dabei eine vermittelnde Rolle. Jungen wie Mädchen mit hohem Pornografiekonsum geben signifikant häufiger an, sich durch diese „angemacht" und erregt zu fühlen als die Referenzgruppe (Priebe et al. 2007). Diese zirkuläre Beeinflussung von hoher Erregbarkeit und gesteigertem pornografischen Medienkonsum scheint die Qualität einer süchtigen Dynamik mit Kontrollverlust annehmen zu können. Eine Toleranzentwicklung zeigte sich in experimentellen Studien (Zillmann 2004): Die sexuelle Erregung bei Konsum von pornografischen Medienangeboten tritt zu Beginn stark ein, geht aber bei wiederholtem Medienkonsum zurück und äußert sich über einen längeren Zeitraum schließlich nur noch schwach. Softcore-Pornografie wird bei Konsum über einen längeren Zeitraum als zunehmend langweilig empfunden. Diese Habituationsprozesse könnten die o. g. deutlich erhöhte Präferenz für deviante Inhalte bei häufigen Konsumenten erklären. Durch Habitualisierung und Desensibilisierung können zudem gewalthaltige und paraphile Inhalte „genossen" werden, indem anfängliche Gefühle wie Empathie, Scham oder Ekel durch zunehmenden Konsum abgebaut werden. Gleichzeitig bewirkt die wiederholte bzw. häufige Kopplung von sexueller Erregung mit der Darstellung von z. B. Kindern, Gewalt oder auch bestimmten Auslösebedingungen (Einschalten des Computers) durch klassische Konditionierung, dass diese zuvor neutralen Reize sexuelle Erregung bzw. den Drang zu erneutem Pornografiekonsum auslösen. Betroffene berichten von einer mit der Zeit exzessiv werdenden Beschäftigung mit sexuellen Inhalten auch wenn sie offline sind, einer Vielzahl von Auslösebedingungen für Rückfallgedanken einschließlich der im Detail erinnerten „eingebrannten" Bilder und meist auch von einer Ritualisierung des Suchtverhaltens. Die neurobiologisch durch synchrone Erregungsmuster verankerte Kopplung (Hüther 2007) ist selbst dann wirksam, wenn eine kognitive Distanzierung von den konsumierten Inhalten stattfindet. Darum ist es im Hinblick auf die Prävention fatal zu glauben, es genüge, mit Jugendlichen über die Inhalte zu reden, da selbst die Bewertung von Inhalten als „unrealistisch" deren Wirkung nicht aufhebt.

Aus der Suchtforschung ist inzwischen bekannt, dass stimulierende Drogen (wie Kokain und Amphetamine) auf ähnliche Weise das körpereigene Belohnungssystem (mesolimbische dopaminerge System) aktivieren und auf komplexe Weise ähnliche neurochemische Prozesse hervorrufen wie sexuelles Verhalten (Plant und Plant 2003). Dopamin fördert die Erinnerung an lusterzeugende Reize und verstärkt den Drang zur Wiederholung (instrumentelle Verstärkung). Sexuelle Stimulation gehört zu den wirksamsten Verstärkern, eine Erkenntnis, die sich die Werbung seit langem nutzbar macht. Gleichzeitig führt bei sexueller Lust auch die Ausschüttung von Endorphinen zu einem rauschartigen Wohlgefühl. Bei sehr häufiger Stimulation kommt es zur Abstumpfung (Desensibilisierung) des Glücksempfindens, so dass es mehr oder stärkerer Reize bedarf, um ein ähnliches Glücksempfinden zu generieren. So kommt es zu der fatalen Kombination von einerseits abgestumpftem Glücksempfinden bei andererseits stark gesteigertem Wollen, dem „Craving" (Pfeifer 2004).

6.   Diagnostische Einordnung der „Internet-Sexsucht"

Nach Briken, Hill und Berner (2008) sowie Carnes (1991) kann exzessiver Konsum von Pornografie ein Symptom zwanghafter Sexualität oder sexueller Sucht sein. Die Terminologie und Konzeption sexueller Sucht und ihre diagnostische Einordnung nach ICD und DSM wird bislang kontrovers diskutiert. Ein Vorschlag zur diagnostischen Einordnung (Kafka 1997, 1999, Briken und Basdekis-Jozsa 2010) zählt die (nicht deviante) sexuell süchtige Symptomatik zu den paraphilie-verwandten Störungen (ICD: Störung der Sexualpräferenz). Diese Zuordnung weist nach Ansicht der Autorin im gegenwärtigen Klassifikationssystem die größte Übereinstimmung mit der Symptomatik der Internet-Sexsucht auf, da sich hier Ausschnitte des sexuellen Ablaufs bei zunehmender Ritualisierung und Fixierung auf die Sexbilder zur primären Quelle von Erregung und Lust entwickeln. Im Verlauf kann eine Progredienz mit süchtiger Entgleisung auftreten. Da Paraphilien laut Berner (2008) das Beziehungsfeindliche dieser Sexualität kennzeichnen, könnte die von Betroffenen und ihren PartnerInnen häufig beschriebene Verlagerung ihrer Sexualität auf Cybersexangebote bei Aushöhlung der partnerschaftlichen Intimität dieses Phänomen insbesondere dann diagnostisch zutreffend beschreiben, wenn, wie dies häufig der Fall ist, diese Beziehungsstörungen Anlass sind, Hilfe zu suchen.

In der Praxis hat sich die Bezeichnung „Internet-Sexsucht" bewährt. Diese ist nach Kimberly Young (2008) die häufigste Form eines problematischen Internetgebrauchs. Nach Carnes (1991) sind die Leitkriterien dieser Sucht das Erleben von Kontrollverlust und Toleranzentwicklung mit Progression des Verhaltens trotz negativer psychosozialer Konsequenzen, Leidensdruck und Entzugserscheinungen sowie das Nutzen von Sexualität als primäre Bewältigungsstrategie gegen schmerzhafte Gefühle.

Ein in Praxis und Forschung häufig genutzter, inzwischen in revidierter Fassung erhältlicher Screening-Fragebogen ist der Sexual Addiction Screening Test (SAST-R) von Carnes (Carnes, Green und Carnes 2010).

7.   Funktionale und psychodynamische Aspekte in der Entwicklung süchtiger Konsummuster

Pornografie und Cybersexangebote sprechen nicht nur sexuelle Bedürfnisse an, sondern können eine Vielzahl von Sehnsüchten illusorisch befriedigen. Während am Anfang gewöhnlich Neugier, Faszination, die Erfahrung sexueller Lust und Grenzerweiterung im Vordergrund stehen, suchen im weiteren Verlauf einige Konsumenten das prickelnde Risiko, auf verbotenen Seiten zu surfen, andere erleben Autonomie, Macht und Kontrolle, indem sie per Mausklick über Ethnie, Körpermaße und Praktiken ihrer Sexualobjekte verfügen, andere suchen Intimität in der Illusion von Vertrautheit und fühlen sich bestätigt und angenommen von den Nimm-mich-

Gesichtern, die zu ihnen aufschauen. Wieder andere benutzen Cyber-Sex als Beruhigungsmittel gegen Frustration und Ängste oder als Stimulans gegen Langeweile.

Pornografie kann narzisstische Größenphantasien und eine unreife Anspruchshaltung fördern nach dem Motto: Nichts ist unmöglich! Alles unterliegt – per Mausklick – meiner Kontrolle. Ich habe ein Recht auf perfekte Körper, ultimative Einblicke, grenzenlose Steigerungen ...

Internetsex ist nicht zuletzt deshalb so attraktiv, weil der Konsument volle Kontrolle über die „Beziehung" hat und sich nicht auf die Gefühle und Bedürfnisse eines anderen Menschen einlassen muss.

Internet-Pornografie und Cybersex können somit in Abhängigkeit von der individuellen biologischen und psychischen Vulnerabilität einer Vielzahl von Funktionen dienen wie der Affektregulation, der Vermeidung von Nähe und Bindung, der Selbstinszenierung oder als Mittel zur narzisstischen Aufwertung.

Wenn Kinder und Jugendliche Sexualität als anonyme kickhafte Instantbefriedigung kennenlernen, bevor sie eigene ganzheitliche Erfahrungen mit den vielen feinen Facetten von sexueller Intimität gemacht haben, werden sie ihrer eigenen Phantasie und kreativen Entdeckungsreise von Liebe und Sexualität enteignet. Die Entwicklung von emotionaler Spannkraft, von Ichstärke und Bindungsfähigkeit werden erschwert, wo die ständige Verfügbarkeit banalisierter Elemente des Sexuellen die Spannung zwischen Bindung und Autonomie zu letzterem Pol hin auflöst.

Eine auf Erregungssuche reduzierte eindimensionale Sexualität, die ihres emotionalen und Beziehungskontextes beraubt ist, kann mit der Zeit suchtartige Züge annehmen, da die nur fragmentarische, kickhafte Befriedigung eine tiefe Leere hinterlässt. Die Sehnsucht bleibt unerfüllt, so dass viele Konsumenten auf der ständigen Suche nach neuen, gesteigerten Reizen immer härtere Inhalte aufsuchen bzw. die Konsumfrequenz erhöhen.

Menschen mit einer erhöhten Neigung zur Erregungssuche (sensation seekers) und einer sexuell permissiven Einstellung scheinen für die Entwicklung exzessiver bzw. sexuell süchtiger Konsummuster besonders gefährdet zu sein (Peter und Valkenburg 2007). Weiterhin könnten die Fähigkeit zur Impulskontrolle (Bancroft 2004), ein Mangel an gesunden Grenzen (Roth 2007) sowie unsichere Bindungsmuster (Zapf et al. 2008) von Bedeutung sein. Die Forschung steht hier noch am Anfang.

8.   Behandlungsansätze

In der Behandlung von Menschen mit exzessivem oder süchtigem Konsum von Internet-Pornografie sind folgende Besonderheiten im Unterschied zu anderen Süchten bemerkenswert:

1. Entfremdung und Intimitätsverlust in der Partnerschaft
2. Eine einseitige narzisstische Anspruchshaltung
3. Kognitiv-emotionale Verwirrung durch die Illusionen und widersprüchlichen Botschaften der pornografischen Versprechungen und
4. Die Macht der inneren („eingebrannten") Bilder, die häufig Rückfälle auslösen.

Therapie muss neben allgemeinen suchttherapeutischen Maßnahmen vor allem bei diesen besonderen Charakteristika ansetzen. Ein grundlegendes Verständnis der durch langfristigen Pornografiekonsum verinnerlichten Botschaften bzw. Illusionen und deren Wirkung auf die Affektregulation, Empathiefähigkeit und Bindungsfähigkeit ist dafür unerlässlich.

Ein bewährtes integratives Behandlungskonzept der Internet-Sexsucht wird von der Autorin seit 2008 im Rahmen von „return – Fachstelle für exzessiven Medienkonsum" (Hannover) in Fortbildungen vermittelt (www.return-mediensucht.de).

Jugendliche suchen selten von sich aus Hilfe, um aus exzessivem Pornografiekonsum auszusteigen. Das liegt nicht nur an der Scham, dieses Thema anzusprechen sowie an der empfundenen Normalität „das machen doch alle", sondern primär daran, dass die gravierendsten Folgen eines dauerhaften Konsums, insbesondere die massive Beeinträchtigung der Fähigkeit, eine empathische intime Partnerschaft zu leben, erst Jahre später Leidensdruck erzeugt.

Partnerschaftsprobleme und durch exzessiven Pornografiekonsum zerbrechende Beziehungen sind der häufigste Grund, warum Erwachsene, die sich selbst für sexsüchtig halten, Hilfe aufsuchen.

Sexualbezogene Internetnutzung sollte im Sinne der Sensibilisierung anamnestisch in Beratung und Therapie Jugendlicher aufgrund der oben beschriebenen Auswirkungen auf die Persönlichkeitsentwicklung ebenso selbstverständlich erhoben werden wie PC-Spiel- und Alkohol- oder Drogenkonsum.

9. Präventive Ansätze

Wenn Pornografie im Rahmen von Präventionsveranstaltungen thematisiert wird, zeigen Jugendliche eine große Offenheit bis hin zu Erleichterung, wenn sie über den Einfluss von Pornografie auf ihr Frauen- und Männerbild, ihre Vorstellungen von Sexualität, die oft widersprüchlichen Gefühle und ihre mit ihrem Konsum divergierenden Sehnsüchte nach Liebe und Partnerschaft reden können. Dabei ist es entscheidend, nicht moralisierend aufzutreten, sondern mit Verständnis für die Macht und Faszination der Bilder Jugendliche darin zu bestärken, ihre eigene Intuition und gesunde Grenzen wahr- und ernst zu nehmen und sich ihre ganz individuelle Entdeckungsreise nicht stehlen zu lassen. Gegenüber dem pornografischen Skript, das Sexualität auf eindimensionale Triebbefriedigung reduziert (Sex als Sport, als Trieb, als rein körperlicher Akt, als Konsum) können Jugendliche für die emotionale und Beziehungsdimension von Sexualität sensibilisiert werden, indem man über ihre langfristigen Beziehungsziele und -wünsche ins Gespräch kommt und diese mit den Botschaften der Pornographie in Beziehung setzt.

Darüber hinaus ist die Frage nach der freien Zugänglichkeit jugendgefährdender Inhalte von großer präventiver Bedeutung.

10.   Fazit und Ausblick

Forschungsergebnisse und Erfahrungen aus Therapie und Präventionsarbeit bestätigen: Die Risiken und Nebenwirkungen des jugendlichen Konsums von Internet-Pornografie beinhalten sowohl eine mögliche Suchtgefährdung, die bislang kaum thematisiert wird, als auch eine Beeinträchtigung der Empathie- und Beziehungsfähigkeit und die Förderung frauenfeindlicher sowie sexuelle Gewalt tolerierender Einstellungen. Damit stellt er ein nicht zu unterschätzendes Gefährdungspotential hinsichtlich sexueller Übergriffe dar. Weitere Folgen wie eine Normorientierung hinsichtlich Körperbild und sexuellem Leistungsdruck kommen hinzu.

Eine der beunruhigendsten Folgen der ungebremsten Pornografisierung liegt darin, dass im gesellschaftlichen Mainstream Menschenhandel mit SexsklavInnen und schwerste Verletzungen der Menschenwürde als legitimes Mittel zur Luststeigerung zunehmend akzeptiert werden.

Pornografie ist kein Konsummittel wie Schokolade oder Alkohol, sondern hat immer eine ethische Dimension, weil es dabei um Menschen geht, denen vielfach schwerste körperliche und seelische Schäden zugefügt werden. „Es ist eine barbarische Realityshow" schließt der französische Journalist Joignot (Gernert 2010, S. 79) aus seinen Recherchen in der Pornoindustrie. Laut den Berichten zahlreicher (Ex-)Pornodarstellerinnen (z. B. www.shelleylubben.com/pornstars) gehören Gewalt, Schmerzen und Verletzungen, Demütigungen, die Einnahme von Drogen, ein hohes Infektionsrisiko mit Geschlechtskrankheiten ebenso zum Geschäft wie die gut bezahlte Lüge der Darstellerinnen, es würde ihnen Spaß machen, Pornos zu drehen. Der Schweizer Pornoproduzent Lars Rutschmann gibt zu, dass die meisten Frauen „höchstens ein oder zwei Jahre vor der Kamera liegen oder knien. Der Verschleiß sei zu groß – psychisch und physisch" (Gernert 2010, S. 106).

Die bisher in der Auseinandersetzung mit Pornografie vernachlässigte Frage nach der Würde jedes Menschen muss eine zentrale Rolle einnehmen, wenn wir als Erwachsene den Anspruch aufrechterhalten wollen, einer nachfolgenden Generation, die pornografischen Inhalten massenhaft ausgesetzt ist, hilfreiche Begleiter zu sein.

Literatur

Allen M, Emmers T, Gebhardt L, Giery M A (1995) Exposure to Pornography and Acceptance of Rape Myths. Journal of Communication 45:5–26.

Altstötter-Gleich C (2006) Pornographie und neue Medien. Eine Studie zum Umgang Jugendlicher mit sexuellen Inhalten im Internet. Pro Familia. Mainz.

Baier D, Pfeiffer C., Rabold S, Simonson J & Kappes C: Kinder und Jugendliche in Deutschland: Gewalterfahrungen, Integration, Medienkonsum; Zweiter Bericht zum gemeinsamen Forschungsprojekt des Bundesministeriums des Innern und des KFN (KFN-Forschungsbericht; Nr. 109)

Bancroft J, Vukadinovic Z (2004) Sexual addiction, sexual compulsivity, sexual impulsivity or what? Toward a theoretical model. Journal of Sex Research 41:225–234.

Berner W (2008) Vortrag am 17.06.2008 Langeooger Psychotherapiewoche.

Briken P, Hill A, Berner W (2008) Die Überdosis Sex gegen Angst und Depression (Can sex can become addictive?) MMW Fortschritte der Medizin 150:32–34.

Briken P, Hill A, Berner W (2009) Syndrome sexueller Sucht. In: Batthyany D, Pritz A (Hrsg.) Rausch ohne Drogen: Substanzungebundene Süchte. Vienna: Springer. S. 219–238.

Briken P, Basdekis-Jozsa R (2010) Sexuelle Sucht? Wenn sexuelles Verhalten außer Kontrolle gerät. Bundesgesundheitsblatt 53:313–318.

Bundeszentrale für gesundheitliche Aufklärung (2010): Jugendsexualität 2010. Repräsentative Wiederholungsbefragung von 14–17-Jährigen und ihren Eltern. BZgA (Hrsg.). Köln.

Carnes P J (1983) Out of the shadows: Understanding sexual addiction. Minneapolis: CompCare Publishers.

Carnes P J (1991) Zerstörerische Lust: Sex als Sucht. Heyne-Verlag. Engl.: In the shadows of the net. Hazelden Publishing. 2. Auflage 2007.

Carnes P J, Green B, Carnes S (2010) The same yet different: Refocusing the Sexual Addiction Screening Test (SAST) to reflect orientation and gender. Sexual Addiction and Compulsivity 17:7–30.

Deutsches Ärzteblatt 2009: 106(11): A 500-2 (www.aerzteblatt.de/lit1109)

Döring, D (2009) Befragungsstudie zur sexualbezogenen Internet-Nutzung Studierende TU Ilmenau (http://www.mekonet.de/t3/fileadmin/Redaktion/pdf/fachtagungen/mekonet-internetsex-jugendliche-doering.pdf, Zugriff am 22.11.2010)

Drey N, Pastötter J, Pryce A (2008) Nutzungsfrequenz von Pornografie. In: Grimm P, Rhein S, Müller M. (2010): Porno im Web 2.0. (http://mediaculture-online.de/fileadmin/bibliothek/grimm_porno_2.0/grimm_petra_porno_2.0.pdf, Zugriff am 19.12.2010)

Dr.-Sommer-Studie (2009) Liebe Körper Sexualität. München: Bauer Media Group.

Gernert J, 2010: Generation Porno. Jugend, Sex, Internet. Köln: Fackelträger Verlag.

Grimm P, Müller, M, Rhein, S (2010): Porno im Web 2.0 (www.hdm-stuttgart.de/grimm/grimm_pornografie_praesentation.pdf, Zugriff am 18.11.2010)

Hüther G (2007) Seminar am 14./15.9.2007 "Brainwash – die Macht der äußeren Bilder".

Kafka M P (1997) Hypersexual desire in males: An operational definition and clinical implications for males with paraphilias and paraphilia-related disorders. Archives of Sexual Behavior 26: 505–526.

Kafka M P, Hennen J (1999) The paraphilia-related disorders: An empirical investigation of non-paraphilic hypersexuality disorders. Sexual Addiction and Compulsivity 8:227–239.

Kolbein G H (2007): Exposed: Icelandic teenagers'exposure to pornography. In: Knudsen S.V., Löfgren-Mårtensson L., Månsson S.-A. (Hrsg.) Generation P? Youth, Gender and Pornography. Copenhagen: Danish School of Education Press.

Krahe B, Scheinberger-Olwig R (2002) Sexuelle Aggression. Verbreitungsgrad und Risikofaktoren bei Jugendlichen und jungen Erwachsenen. Göttingen: Hogrefe

Malamuth N M, Addison T, Koss M (2000) Pornography and Sexual aggression: are there reliable effects and can we understand them? Annual review of sex research 6:26–91.

Oddone-Paolucci E, Genuis M, Violato C (2000) A meta-analysis of the published research on the effects of pornography. Medicine, Mind and Adolescence 11: 23-28.

Pastötter J: Sexreport 2008. Doku-Serie bei Pro 7.

Pastötter J (2008) http://sueddeutsche.de/leben/sexualverhalten-wenn-der-koerper-nicht-gefaellt-1.704194

Peter J, Valkenburg P M (2006): Adolescents' Exposure to Sexual Explicit Internet Material and recreational attitudes towards sex. Journal of Communication 56: 639–660.

Peter J, Valkenburg P M (2007): Adolescents' Exposure to a sexualized media environment and notions of women as sex objects. Sex roles 56: 381–395.

Peter J, Valkenburg P M (2007): Who looks for casual dates on the Internet? A test of the compensation and recreation hypothesis. New Media & Society 9:105–124.

Peter J, Valkenburg P M (2008): Adolescents' Exposure to Sexual Explicit Internet Material and sexual preoccupancy: A three-wave panel study. Media Psychology 11:207–234.

Peter J, Valkenburg P M (2008): Adolescents' Exposure to Sexual Explicit Internet Material, sexual uncertainty, and attitudes toward uncommitted sexual exploration: Is there a link? Communication Research 35:569–601.

Peter J, Valkenburg P M (2009): Adolescents' Exposure to Sexual Explicit Internet Material and Sexual Satisfaction: A Longitudinal Study. Human Communication Research 35:171–194.

Peter J, Valkenburg P M (2010): Processes Underlying the Effects of Adolescents' Use of Sexual Explicit Internet Material: The Role of perceived Realism. Communication Research.

Peter J, Valkenburg P M (2010): Adolescents' Exposure to Sexual Explicit Internet Material and Notions of Women as Sex Objects: Assessing Causality and Underlying Processes. Journal of Communication.

Pfeifer S (2004) Internetsucht – Verstehen, Beraten, Bewältigen. Seminarheft Klinik Sonnenhalde. Riehen.

Plant M, Plant M (2003) Sex addiction: A comparison with dependence on psychoactive drugs. Journal of Substance Use 8(4):260–266.

Priebe G., Åkerman I., Svedin C.G. (2007) High-frequency consumers of pornography- A Swedish study. In: Knudsen S.V., Löfgren-Mårtensson L., Månsson S.-A. (Hrsg.) Generation P? Youth, Gender and Pornography. Copenhagen: Danish School of Education Press.S.133–148.

Roth K (2007) Sexsucht. Krankheit und Trauma im Verborgenen. Berlin: Ch. Links.

Stulhover A, Landripet I, Momcilovic A, Matko V, Kladaric P, Busco V (2007): Pornography and sexual satisfaction – any relationship?. In: Knudsen S.V., Löfgren-Mårtensson L., Månsson S.-A. (Hrsg.) Generation P? Youth, Gender and Pornography. Copenhagen: Danish School of Education Press.

Svedin C.G., Åkerman I., & Priebe G. (2010) Frequent users of pornography. A population based epidemiological study of Swedish male adolescents. Journal of Adolescence.

Young K S (2008) Internet Sex Addiction. Risk Factors, Stages of Development and Treatment. American behavioral scientist 52:21–37.

Young K S, Nabuco de Abreu C (2010) Internet Addiction. A Handbook and Guide to Evaluation and Treatment. Wiley-VCH.

Zapf J L, Greiner J, Carrol J (2008) Attachment styles and male sex addiction. Sexual Addiction and Compulsivity 15:158–175.

Zillmann D, Bryant J (1982) Pornography, sexual callousness, and the trivialization of rape. Journal of Communication 32 (4):10–21.

Zillmann D, Bryant J (1988) Pornography`s impact on sexual satisfaction. Journal of Applied Social Psychology 18 (5): 438–453.

Zillmann D (2000) Influence of unrestrained access to erotica on adolescents` and young adults`dispositions toward sexuality. Journal of Adolescent Health 27: 41–44.

Zillmann D (2004) Pornografie. In: Mangold R, Forderer P, Bente G (Hrsg.): Lehrbuch der Medienpsychologie. Hogrefe-Verlag für Psychologie. Göttingen-Bern-Toronto-Seattle S.565–585.

Henning – „Ich hatte alles, was ich brauchte"

Oliver Dierssen

Henning ist ein schlaksiger Neunzehnjähriger, dessen lausbubenhaftes Grinsen und bartloses Gesicht ihn erheblich jünger wirken lassen. Nach acht Monaten Therapie sieht er entspannt und zufrieden aus. Wenig weist darauf hin, dass er noch am Anfang des Jahres den Anschluss an die Gesellschaft weitgehend verloren hatte. Henning schreibt derzeit Bewerbungen, macht Betriebspraktika, erkundet Berufsfelder und lotet Zukunftsperspektiven aus. Allerdings sind die Aussichten auf einen vielversprechenden Ausbildungsplatz gering: Trotz seiner deutlich überdurchschnittlichen Intelligenz hat Henning mit Mühe einen Hauptschulabschluss erreicht und die Realschule anschließend freiwillig verlassen, um mehr Zeit am Computer verbringen zu können. Hätte er nur einen Bruchteil seiner Zeit in die Schule investiert, anstatt sie mit „World of Warcraft", „Counterstrike" und „Call of Duty", mit ICQ, MSN und Skype zu verbringen, wäre jetzt alles einfacher. „Damals war es ganz logisch, dass ich gespielt habe. Spielen war einfach besser. Ich hatte dort ja alles, was ich brauchte. Ich hatte die meisten Freunde, ich konnte am besten zocken, ich war beliebt ohne Ende. Und Schule, dachte ich, Schule kann man später immer noch irgendwie machen."

Henning ist dreizehn, als er anfängt, täglich am Computer zu spielen. Seine Eltern haben sich vor zwei Jahren getrennt, vor einem Jahr hat die Mutter neu geheiratet und ist mit Henning und seiner jüngeren Schwester zum neuen Ehemann gezogen. Plötzlich ist ein großes Haus da, ein geräumiger Garten, genügend Geld. Zeitgleich fangen jedoch auch die Gerichtsprozesse zwischen Hennings Eltern an – Streitigkeiten zum Sorgerecht, zum Unterhalt, zu kleineren und größeren Verfehlungen. Und Henning muss Stellung beziehen, muss immer wieder vor Richtern aussagen, mal gegen seinen Vater, mal gegen seine Mutter. Eine neutrale Position, die ihm gleichermaßen Kontakt zu Vater und Mutter erlaubt, wird ihm von beiden Seiten nicht gestattet. Also zieht er sich zurück, meldet sich aus dem Familienleben ab und beginnt, sich in Onlinewelten zu vertiefen, in denen es keine Scheidungskriege, keine zerbrochenen Familien und keine Einsamkeit gibt. Hier werden Beziehungen mit einem Mausklick begonnen – und nicht selten mit einem virtuellen Schwertstreich beendet.

In der virtuellen Welt ist Henning gut in dem, was er macht. Je mehr Zeit er online verbringt, desto mehr Fähigkeiten eignet er sich an. Er gehört zu den besten Counterstrike-Schützen, hat hochstufige World-of-Warcraft-Charaktere und unzählige Freunde in den sozialen Plattformen. Seinen wirklichen Namen und seine Probleme kennt niemand. „Hier konnte ich sein, wer ich wirklich sein wollte. Ich war witzig, ich war beliebt, ich war cool." Henning betont: Wenn sich die Online-Gilden von ihm abwenden, bedeutet dies, einen einflussreichen und erfahrenen Mitspieler zu verlieren. Während sich Beziehungen in der wirklichen Welt als inkonstant, kompliziert und unberechenbar darstellen, sind sie hier einfach, positiv und verlässlich.

Je mehr sich Henning in die Spielwelt vertieft, desto weniger Interesse behält er an seiner tatsächlichen Lebenswelt, an der Familie, in der nur gestritten wird, an der Schule, wo Erfolgserlebnisse nur mühevoll zu erreichen sind, und an Gleichaltrigen, die Henning keineswegs für witzig, beliebt und cool halten, sondern für einen schüchternen Jungen, der zu viel Zeit vor dem Computer verbringt. Er wechselt vom Gymnasium auf die Realschule, wo Henning der Lernstoff noch weniger interessant erscheint und die Gleichaltrigen kein Interesse an ihrem zurückgezogenen Mitschüler entwickeln.

Henning ist siebzehn, als es zum endgültigen Bruch mit seinen Eltern kommt. „Ich hatte einfach keine Lust mehr, mir von denen sagen zu lassen, wie ich leben sollte. Mir ging es ja gut. Die anderen hatten die Probleme, nicht ich." Henning bekommt schließlich das, was er sich am meisten wünscht: Eine eigene Wohnung. Hier stört niemand mehr seine immer ausschweifenderen Ausflüge in die Online-Welt. „Als ich noch zuhause gewohnt habe, war es ein richtiges Doppelleben. Tagsüber ein bisschen in die Schule, und nachts an den Computer. In der eigenen Wohnung brauchte ich kein Doppelleben mehr." Henning lebt vor dem Computer, besorgt sich zahlreiche ärztliche Atteste, um nicht in die Schule zu müssen und täuscht seinen Eltern den erfolgreichen Schulbesuch vor, weist Besucher ab und verlässt die Wohnung nur noch zum Einkaufen. Er ernährt sich von Tiefkühlkost. „Wenn ich mittags aufgestanden bin, gab es Pizza. Und abends noch eine. Und vielleicht noch eine mitten in der Nacht, wenn ich Hunger hatte. Aber ich hatte nicht oft Hunger."

Nach einem Jahr in der eigenen Wohnung ist Hennings Zustand nicht mehr zu übersehen: Er ist blass und abgemagert, lacht nicht mehr, geht kaum noch ans Telefon. Seine Eltern verständigen Ärzte und Jugendamt, nehmen Kontakt mit Hennings Schule auf und stellen fest, dass er diese seit längerem nicht mehr besucht und nur mit großer Mühe den Hauptschulabschluss erreicht hat. Sie stellen ihm ein Ultimatum: Entweder er begibt sich freiwillig in Therapie, oder sie stellen alle Unterstützung ein, kündigen den Mietvertrag und setzen ihn auf die Straße.

Henning willigt schließlich in das Hilfsangebot ein. Er verlässt die Wohnung nur mit einem gepackten Rucksack, lässt alles zurück und geht in die Klinik – auf die Therapiestation „Teen Spirit Island", in eine Langzeittherapie. Der Computer wird von Hennings Eltern weggeworfen, die Wohnung aufgelöst, die Online-Konten gelöscht.

„Das letzte Jahr vor dem Rechner ist einfach so vergangen. Es war wie ein Traum. Ich weiß auch nicht, was ich eigentlich gemacht habe. Am Ende habe ich nicht einmal mehr richtig spielen können. Die Online-Freunde waren irgendwann auch weg, alle bis auf einen, aber der hat vor kurzem aufgehört zu spielen."

In der Therapie löst sich der Knoten, der Henning jahrelang am Sprechen gehindert hat. Er fängt an zu erzählen, berichtet von seinen Problemen, von der Angst, allein zu sein und zurückgelassen zu werden. In der Familientherapie setzen sich Mutter und Vater zum ersten Mal seit Jahren außerhalb eines Gerichtssaals zusammen. Mühsam erlernt Henning, für sich zu sorgen, sich Gehör zu verschaffen, Gefühle zu formulieren. Besonders schwierig ist es, ganz allein mit sich selbst klarzukommen und wieder auf andere Menschen zuzugehen „Ich wusste am Ende gar nicht, wer ich eigentlich war. Eigentlich bin ich ja ganz okay, glaube ich."

Henning möchte neu anfangen, die verlorenen Jahre nachholen. Aber er weiß, dass es schwer wird, den Stoff aufzuholen. Reguläre Realschulen nehmen den Neunzehnjährigen nicht mehr, und Ausbildungsstellen sind knapp. Vielleicht geht er auf die Abendschule und versucht hinterher eine kaufmännische Ausbildung. Auch dort wird mit Computern und mit dem Internet gearbeitet. „Ich muss das ausprobieren. Leicht wird es bestimmt nicht. Aber es wird irgendwie klappen. Es muss. Eine andere Chance bekomme ich so schnell nicht."
Henning geht jetzt selbstbestimmter mit den neuen Medien um, Internet und PC bestimmen sein Leben nicht mehr. „Es gibt so viel, für das es sich zu engagieren lohnt. Davon hatte ich vorher keine Ahnung."

Tom – Auf der Suche nach einer besseren Welt

Frank Fischer

Tom hatte es von Anfang an nicht leicht gehabt. Er war anders als die anderen und versuchte gar nicht erst, diesen Umstand zu verbergen. Er war ein Riese, fast zwei Meter groß, außerdem war er stämmig und seine Bewegungen waren ungelenk und grobmotorisch. Er schlurfte wie ein zu groß geratener Hobbit in die Sprechstunde für abhängige Kinder und Jugendliche und wirkte entsprechend verloren und verwirrt. Das Auffälligste an ihm war aber seine „Hasenscharte", wie sie im Volksmund hieß, eine Gaumenspalte, die nach der Geburt operativ verschlossen worden war. Tom sprach daher leicht nuschelnd und es war nicht immer leicht, ihn auf Anhieb zu verstehen. Er warf seinen Kopf in einer Tic-artigen Manier zurück, um seinen Pony, der ihm ins Gesicht fiel, zu bändigen. Er wirkte scheu, zurückhaltend und vorsichtig, und wenn er sprach, kamen die Sätze verschraubt, verdreht, maniriert und verschroben daher, als wäre seine Welt komplizierter und labyrinthischer als die Welten normaler Menschen. Und genauso sah sich Tom offenbar selbst: Er schien kein Bewohner einer normalen Welt zu sein. Sein Problem, das ihn in unsere Sprechstunde führte, hieß: „World Of Warcraft". Abgekürzt: WOW. Tom hatte das letzte halbe Jahr komplett vor dem Rechner verbracht und sich aus dem normalen Leben, d.h. aus Schule, sozialem Miteinander und Familie, verabschiedet. Er verwahrloste zunehmend vor seinem Rechner, und wenn seine Mutter, mit der er alleine in einer Wohnung lebte, den Strom abdrehte, wurde Tom aggressiv, zerstörte seine Zimmereinrichtung und wurde sogar handgreiflich. Seine Mutter hatte Angst vor ihm und traute sich daher nicht mehr, ihrem Sohn den PC zu entziehen. Tom machte Schulden, er brauchte schnellere Hardware, der WOW-Account kostete monatliche Gebühren und auch andere Spiele im Netz forderten Tribut. Aber Tom wurde im Netz eine Art Held, denn er kam mit anderen Online-Verbündeten bis ganz nach oben an die Spitze des Spiels. Niemand interessierte sich dafür, ob er im wirklichen Leben eine Gaumenspalte hatte, ob er verwaschen sprach, ob er ein riesiger Hobbit war, der sich nicht traute, anderen Menschen in die Augen zu schauen. Es gab jetzt für ihn ein besseres Land, das WOW-Land, in dem er unter seinesgleichen einer der besten und schnellsten war. Wenn seine Mutter ihn anflehte, er möge doch bitte endlich wieder in die Schule gehen, verstand er sie nicht und reagierte bald auch nicht mehr auf sie. Sein Vater, der von der Familie getrennt lebte, hatte auch keinen verändernden Einfluss auf seinen Sohn. Der Vater lebte eigenbrötlerisch und verschroben in einer eigenen Welt, entwickelte Software-Systeme am Computer und geriet in Gesprächen, in denen es um Beziehungen in der Familie ging, schwer durcheinander. Seine Gedanken zerfielen ihm vor Nervosität und er konnte seinem Sohn Tom keine Impulse geben, ins wirkliche Leben zurückzukehren. Im Gegenteil, eher hatte man das Gefühl, der Sohn erleide dasselbe Schicksal wie der Vater, nämlich sich einfach nicht in dieser Welt zurechtfinden zu können. Es schien für beide folgerichtig zu sein, sich eine bessere zu suchen.

Doch Tom entwickelte gegen Ende der Therapie auf Teen-Spirit-Island eine für alle überraschende Perspektive: Obwohl er sich in den Gruppentherapien, Einzel- und Familiengesprächen immer wieder über die üblichen Standards der Kommunikation, Streitkultur und Höflichkeit hinweggesetzt hatte und im sozialen Miteinander nicht integrierbar zu sein schien, stolperte er am Ende doch über sein entscheidendes Thema. Er hasste sich selbst, weil er das Gefühl hatte, seine Mutter liebe ihn nur aufgrund eines schlechten Gewissens, da sie ihn in Wirklichkeit wegen seiner Missbildung abgelehnt habe. Die Liebe seiner Mutter war also, nach Toms Empfinden, eine Liebe aus Selbstmitleid und Angst vor Gewissensbissen. Als Tom den Mut gefunden hatte, dieses Gefühl seiner Mutter gegenüber zu formulieren, brach seine Mutter in Tränen aus. Tom wurde von diesem Augenblick an erstaunlich selbstbewusst und stark. Er entdeckte seine Liebe zur Musik wieder und profitierte davon, dass er ausdauernd und gut Gitarre spielte. Nach seiner Entlassung aus der Therapie gründete er eine Schulband und entwickelte sich zu einem begeisterten und gern gesehenen Schüler. Er fand, nicht zuletzt auch durch seine Musik, viele Freunde, die sich an seiner manchmal etwas schrägen Kommunikation nicht zu stören schienen. Seinem Abitur schien schließlich nichts mehr im Wege zu stehen.

Friedjof – Rückzug aus der Einsamkeit

Meike Süllow

Friedjof wird nach mehrwöchiger Vorstellung in der ambulanten Sprechstunde auf der Therapiestation „Teen-Spirit-Island" aufgenommen. Friedjof ist ein blasser, untergewichtiger, jünger wirkender neunzehnjähriger Jugendlicher. Er trägt eine ausgebeulte, dreckige, etwas zu kurze Jeans und eine schwarze Jacke, die ihm zu groß zu sein scheint, sowie Turnschuhe mit Klettverschluss. Zur Aufnahme wird Friedjof von seinem Vater begleitet, der ebenfalls sehr zurückhaltend ist.

Friedjof ist Einzelkind, seine Eltern sind geschieden. Vor der Scheidung der Eltern erlebt Friedjof häufig lautstarke, teilweise gewalttätige Auseinandersetzungen zwischen seinen Eltern. Sein Vater flieht bei Konflikten, zieht nächtelang mit Freunden durch die Straßen und kehrt erst nach mehreren Tagen zurück zur Familie. Friedjof bleibt in dieser Zeit bei seiner verzweifelten Mutter, die kaum in der Lage ist, ihn zu fördern und ihm Halt zu geben. Mit zehn Jahren erlebt er einen Wutausbruch der Mutter. In stark alkoholisiertem Zustand zertrümmert sie die Möbel der Wohnung. Der Vater ist zu diesem Zeitpunkt abermals mit Freunden unterwegs. Friedjof wird von der Polizei aus dieser Situation geholt. Die Eltern trennen sich nach diesem Ereignis. Friedjof zieht zu seinem Vater und meidet seither den Kontakt zur Mutter. Von beiden Elternteilen hört er bei den seltenen Begegnungen, zum Beispiel bei Gerichtsverhandlungen um das Sorgerecht, massive Vorwürfe über das jeweils andere Elternteil.

In der Schule wird Friedjof seit der 1. Klasse gehänselt. Er hat nur einen Freund, der in der zweiten Klasse nach Süddeutschland zieht und keine Adresse hinterlässt. Die Hänseleien und die Ausgrenzungen steigern sich in der Hauptschule. Friedjof zieht sich zurück, spricht nicht mehr mit seinen Mitschülern und steht in den Pausen allein in einer Ecke des Schulhofs. Immer häufiger verlässt er morgens mit seinem Vater das Haus, um kurze Zeit später in die gemeinsame Wohnung zurückzukehren. Wenn sein Vater früh von der Arbeit kommt, versteckt er sich im Kleiderschrank. Um sich von seinen Sorgen abzulenken, seine Zeit zu vertreiben und um Aggressionen stellvertretend auszuleben, spielt er den ganzen Tag PC-Spiele, vor allem „Counterstrike". Hier erlebt er Kontrolle und Macht. Er hat das Gefühl, es der Welt heimzahlen zu können und seine Sorgen zu vergessen. Mehrfach hat Friedjof den Gedanken, in der Schule einen Amoklauf zu begehen.

„Ich verspürte so einen Hass auf meine Mitschüler und fühlte mich vollkommen alleine. Ich hatte keine Kontakte mehr. Meine Mitschüler schubsten mich in der Schule die Treppen runter und beschimpften mich. Manchmal weinte ich alleine in meinem Zimmer. Irgendwie traute ich mich nicht mit meinem Vater über die Probleme zu sprechen. Ich hatte Angst eine Belastung für ihn zu sein."

Schließlich brach Friedjof heulend vor seinem Vater zusammen und entschied sich, Hilfe in Anspruch zu nehmen.

Zu Beginn seines neunmonatigen Aufenthalts auf Teen-Spirit-Island ist Friedjof sehr verschlossen. Er fällt im Stationsalltag kaum auf und droht bei Übergaben vergessen zu werden. Er scheint unsichtbar. Man sieht ihn über die Station schleichen. Nachts liegt er häufig wach, weint und hat Heimweh. Dies bekommt niemand mit. In der Gruppentherapie ist Friedjof sehr still, verschüchtert und hofft, nicht angesprochen zu werden. In Einzeltherapien ist es nicht möglich, ein flüssiges Gespräch zu führen. Friedjof meidet den Blickkontakt. Er schaut auf seine Hände, spricht leise und zeigt keine Gefühlsregungen. Es fällt schwer, eine halbe Stunde mit ihm im Austausch zu sein.

Im Alltag wird er von seinen Mitpatienten weder offensichtlich gehänselt noch wird er akzeptiert und als Gruppenmitglied ernst genommen. Bei kreativen und handwerklichen Aufgaben sowie bei sportlichen Aktivitäten fallen seine mangelnden feinmotorischen Fertigkeiten auf. Hier wird deutlich, dass Friedjof beispielsweise nicht gelernt hat, die Schleife zu binden. Er trägt eine digitale Uhr, da er Schwierigkeiten beim Uhr-Lesen hat. Er kann sich diese Defizite jedoch nicht eingestehen. Bei den Mahlzeiten verschlingt Friedjof das Essen, nimmt seinen Mitpatienten manchmal die letzte Scheibe Aufschnitt weg. Friedjof wirkt emotional „verhungert".

Unter der Struktur und den Angeboten der Station blüht Friedjof auf. Er entwickelt sich in der Zeit auf Teen-Spirit-Island zum ausgezeichneten Volleyballer. Er lernt die Schleife zu binden und die Uhr zu lesen. Er nimmt zehn Kilogramm an Gewicht zu. Zudem lässt er seine Haare etwas länger wachsen und fängt an, auf seine Kleidung zu achten.

Mit steigendem Vertrauen in seine Mitpatienten und das Stationspersonal gelingt es Friedjof zunächst in Einzelgesprächen, später auch in der Gruppe, über sich zu sprechen. Anfangs gibt er acht, dass Verletzungen und Wut nicht sichtbar werden. Im Alltag fällt er durch schadenfrohes Grinsen und hämische Bemerkungen über seine Mitpatienten auf. Er füllt Salz in die Zuckerstreuer und knotet die Schürsenkel der Schuhe seiner Mitpatienten zusammen. Nachdem er vom Stationspersonal und seinen Mitpatienten wiederholt aufgefordert wird, seine Meinung zu sagen, und dabei gezielt provoziert wird, lernt Friedjof langsam, seine Meinung zu vertreten und Probleme in der Gruppe anzusprechen. Er stellt dabei erstaunt fest, dass tatsächlich Konsequenzen erfolgen, wenn er Themen anspricht, und dass er näher an die Gruppe heran rückt.

Nach sieben Monaten werden in einer Konfliktsituation auch seine Gefühle erkennbar. Er berichtet über Ängste, schreit seine Wut heraus und eine unermessliche Traurigkeit wird spürbar. Nun gelingt es Friedjof, auch gegenüber seiner Familie Stellung zu beziehen und eine neue Basis für die Beziehung zu beiden Elternteilen zu entwickeln.

Friedjof schafft es inzwischen, 50 Minuten in Einzeltherapie über seine Anliegen zu sprechen und dabei Blickkontakt zu halten. Er gibt zu, dass es für ihn ungewohnt sei, zum Ende des Aufenthalts von den Mitpatienten in den Arm genommen zu werden, und scheint es doch zu genießen.

In seinem Abschlussgespräch resümiert Friedjof:
„Ich bin selbstbewusster geworden. Ich kann jetzt auch mal sagen, wenn mich etwas stört. Ich habe gemerkt, dass ich auf Menschen zugehen und Probleme ansprechen kann, ohne gleich zurückgewiesen zu werden. Wenn ich mit meiner Therapie fertig bin, möchte ich in einen Verein eintreten, um dort Volleyball zu spielen. Ich habe das Gefühl, dass ich noch mal ganz von vorne anfangen kann, ohne den PC."

Friedjof hat gelernt, Kontakt zu seinen Mitmenschen aufzunehmen und seinem Leben einen Sinn jenseits von PC und Internet zu geben. Nach seiner Zeit auf Teen-Spirit-Island zieht Friedjof in eine betreute WG. Dort möchte er einen Schulabschluss nachholen.

Teil V – Beratung, Behandlung und Versorgung medien- und computersüchtiger Kinder und Jugendlicher und ihrer Eltern

Ambulante Beratung und Behandlung von computer- und internetabhängigen Kindern, Jugendlichen und deren Eltern – Aus der Arbeit der Beratungsstelle „return", Hannover[1]

Eberhard Freitag

1.   Eindrücke aus dem Beratungsalltag

„Unser Sohn ist 14 Jahre alt und geht nicht mehr regelmäßig in die Schule. Er spielt täglich viele Stunden online, auch nachts. Verbieten wir ihm dies, indem wir die Internetverbindung unterbrechen, wird er sehr aggressiv. Kann ich bei Ihnen Hilfe finden?"

„Ich habe eine Handyrechnung über 500 € erhalten. Mein Sohn hat virtuelle Gegenstände für seine Spielfigur dafür gekauft."

„Bei uns werden mittlerweile die Türen eingetreten und es fließt Blut. Was sollen wir tun?"

„Eigentlich müssten wir unseren 20-jährigen Sohn rauswerfen, aber wir haben große Angst, dass er dann auf der Straße landet und sich etwas antut."

Mit diesen und ähnlich gelagerten Fällen und Anfragen wird unsere Fachberatungsstelle täglich konfrontiert. Was alle Anrufer und Beratungssuchende eint, ist eine große Verunsicherung und Hilflosigkeit gegenüber einer unverständlichen Dynamik, auf die sie nicht vorbereitet waren. Auf Nachfrage wird deutlich, dass viele Eltern nicht über die PC-Aktivitäten ihrer Kinder orientiert sind. Es dominiert ein Empfinden, dass das Kind jede freie Minute vor dem PC sitzt und folglich PC-süchtig sein muss.

Seit Bestehen der Beratungsstelle haben sich nur männliche PC-Spieler vorgestellt, deshalb beziehen sich die folgenden Ausführungen auf diese Gruppe.

2.   Zugänge zum Klientel

Die Kontaktaufnahme zur Beratungsstelle geschieht meist auf Initiative der Eltern. Sie haben Sorge, dass die schulische und persönliche Entwicklung ihres Kindes durch den exzessiven PC-Spielkonsum nachhaltig negativ

---

[1]   Der vollständige Name der Beratungsstelle lautet: return – Fachstelle für exzessiven Medienkonsum, Diakoniewerk Kirchröder Turm e. V. ; vgl. www.return-mediensucht. de

beeinflusst wird und stellen im Alltag fest, dass sich das Interesse des Kindes nur noch auf PC-Aktivitäten konzentriert. Die Eltern sind hilflos und halten die kräftezehrenden Konflikte um die PC-Nutzung nicht länger aus.

2.1. Vernetzung

Die Beratungsstelle ist Teil der Beratungslandschaft von Stadt und Region Hannover und mit anderen Beratungsstellen, dem Jugendamt, der Schulsozialarbeit und anderen Institutionen vernetzt. Eltern werden über andere Institutionen an die Fachberatungsstelle verwiesen.

Selten nehmen Jugendliche bzw. junge Erwachsene direkt den Kontakt auf, wenn dies z. B. vom U25-Fallmanager des JobCenters angeordnet wurde.

2.2. Aktiver Zugang von Seiten der Beratungsstelle

Aufgrund der Tatsache, dass die betroffenen Jugendlichen zum Zeitpunkt der Kontaktaufnahme eines Elternteils oder einer anderen Institution vordergründig noch keinerlei Problembewusstsein bzgl. ihrer PC-Nutzung zeigen, kommen sie, wenn überhaupt, mit einer skeptischen Haltung und fast immer fremdmotiviert zum Erstgespräch.

Häufig ist der Jugendliche von seinen Eltern nicht zu motivieren, an einem Gespräch teilzunehmen. Er sieht keine Notwendigkeit und verweigert jegliche Kooperation. In solchen Fällen beginnt der Beratungsprozess alleine mit den Eltern.

2.2.1. Motivation über Telefon

Wenn Jugendliche den Besuch der Beratungsstelle verweigern, ist es sinnvoll, sich seitens des Beraters um Kontaktaufnahme zu bemühen. Über telefonischen Kontakt gelingt es häufig, Vertrauen zu gewinnen und den Betroffenen dann doch zu einem Gespräch zu motivieren.

Bestandteile solcher Telefonkontakte sind eine kurze Vorstellung und der Hinweis, dass man zwischen Eltern und Jugendlichen vermitteln wolle, um die Situation zu entspannen, wovon alle profitieren werden.

Es ist hilfreich, sich nach dem bevorzugten Spiel zu erkundigen und durch Fragen eine kleine fachliche Diskussion zu provozieren, die dem Jugendlichen verdeutlichen, dass man sich in der Materie auskennt. Solche Telefonate erfordern Einfühlungsvermögen und beinhalten die Herausforderung, die Situation des Jugendlichen intuitiv zu erfassen und ihm zu vermitteln, dass die Beratung keine Bedrohung und kein Gesichtsverlust bedeutet, sondern für ihn ein Gewinn sein wird.

2.2.2. Virtuelle Streetwork

In Einzelfällen gelingt es über „virtuelle streetwork" , d.h. parallel zum Beratungsprozess mit den Eltern mit Hilfe des World of Warcraft (WOW)-Accounts der Beratungsstelle, im Spiel den Erstkontakt zum Jugendlichen aufzunehmen über eine den Eltern namentlich bekannte Spielfigur.

Im Hinblick auf Zielgruppen, die von den klassischen Beratungsangeboten nicht erreicht werden, da sie isoliert zu Hause vor ihrem Rechner sitzen, sollten solche kreativen Zugangswege weiter ausgebaut werden.

2.2.3. Aufsuchende Beratung

Bei ausgeprägter Problematik kann auch eine aufsuchende Beratung gerechtfertigt sein, sofern der Jugendliche Bereitschaft zum Gespräch im häuslichen Rahmen signalisiert. Eine weitere Form aufsuchender Beratung kann ein Gespräch mit der Schulsozialarbeit und dem Jugendlichen in der Schule sein, um die Hemmschwelle zu senken und einen Erstkontakt zur Beratungsstelle anzubahnen.

3. Aspekte des Beratungsprozesses

3.1. Ziel des Erstgesprächs

Ziel aller Bemühungen ist es, einen persönlichen Zugang zum Jugendlichen zu bahnen. Im Erstgespräch hat deshalb der Aufbau eines wertschätzenden und vertrauensvollen Kontaktes oberste Priorität, weil von der Art und Weise, wie der Jugendliche die beratende Person wahrnimmt, direkt abhängt, ob eine konstruktive Zusammenarbeit mit ihm in Zukunft möglich oder sich die Arbeit auf die Eltern begrenzen wird. Wenn am Ende des Erstgesprächs vordergründig nicht mehr geschehen ist, als dass der Jugendliche mit der Empfindung, vom Berater verstanden worden zu sein, den Raum verlässt und Bereitschaft für weitere Gespräche signalisiert, ist dies ein sehr gutes Ergebnis. Welche Bedingungen fördern das Entstehen einer solchen Empfindung?

3.2. Gesichtswahrung

Dem Erstkontakt gehen häufig monate- oder sogar jahrelange zermürbende Konflikte bzgl. der Mediennutzung mit den Eltern voraus. Die täglichen Botschaften der Erwachsenen lauten in etwa: „Du spielst zu viel, du bist faul, du kümmerst dich nicht genug um die Schule, du bist süchtig, du machst uns Sorgen, was soll aus dir werden, wir halten das nicht mehr aus…"

Der Jugendliche hört von seinen Eltern kaum noch wertschätzende Botschaften. Seine große Leidenschaft, das PC-Spiel, wird ausschließlich negativ bewertet und bekämpft. Gleichzeitig haben die Eltern keinen Einblick in die Faszinationskraft der Online-Welt, können die Begeisterung und die großen Gefühle des Jugendlichen nicht nachvollziehen.

Bildlich gesprochen handelt es sich um einen Stellungskrieg, bei dem sich beide Parteien auf ihren Positionen eingegraben haben und bekämpfen. Mal gewinnt der eine ein paar Meter, mal der andere. Die Auseinandersetzung kostet viel Kraft und führt auf beiden Seiten nur zu Verlierern.

Konstruktive und dauerhafte Änderungen gegenüber dem eigenen Medienkonsum können nur in Gang kommen, wenn der Jugendliche in der Auseinandersetzung nicht befürchten muss, sein Gesicht zu verlieren. Im Beratungsprozess muss der Berater deshalb darauf achten, dass der Jugendliche sein Gesicht wahren kann, in dem er an der Lösungsfindung beteiligt wird. Es gilt einen Raum zu öffnen, in dem der Jugendliche eine kritische Selbstreflektion bzgl. seiner Haltung zum PC-Spiel zulassen kann. Hilfreich sind offene Fragen, die dem Jugendlichen helfen, neue Perspektiven einzunehmen. Die Fragen sind so zu formulieren, dass die unterschwellig immer vorhandenen Ambivalenzen gegenüber dem eigenen Spielverhalten bewusster und klarer hervortreten dürfen.

3.3. Wertschätzung der Kompetenzen und Leistungen im Spiel

Das Erstgespräch dient auch der Einschätzung des Ausmaßes der Problematik. Dafür ist es notwendig, sich ein Bild darüber zu verschaffen, wie intensiv der Jugendliche in die Welt seines bevorzugten Spieles oder der Spiele eingetaucht ist, wie stark seine Persönlichkeit mit seinen virtuellen Stellvertretern verbunden ist und in wie weit bereits abhängiges oder zumindest abhängigkeitsgefährdendes Verhalten vorliegt. Neben dem Abklopfen der Suchtkriterien sind auch Fragebögen zur Selbst- und Fremdeinschätzung, etwa der KFN-CSAS-II, hilfreiche Instrumente.

Es ist wichtig, ganz konkret nach Gruppenzugehörigkeiten (Gilden, Clans…) und der Position in diesen Gruppierungen zu fragen. Hat die betreffende Person einen herausragenden Status in der Spielergemeinschaft, eine unverzichtbare Funktion im gemeinsamen Kampf, ein Ranking unter den Top 100 eines Servers mit etlichen tausend Spielern, so helfen diese Informationen, das Maß des Engagements des Spielers und den Grad der Auslagerung seiner Persönlichkeit in die virtuelle Welt einzuschätzen.

Im Rahmen dieser „Statuserhebung", zu der auch Fragen nach den zukünftigen Zielen im Spiel, den noch zu bewältigenden Herausforderungen und den bereits erreichten Erfolgen gehören, ergibt sich zumeist ein angeregtes Gespräch, das den Jugendlichen spürbar auftauen lässt, während er bereitwillig Auskunft gibt und sein Fachwissen präsentiert. Die Tatsache, dass sich ein Erwachsener bemüht, vorbehaltlos ein fachliches Gespräch über „sein" PC-Spiel zu führen, ist für den Jugendlichen zumeist eine neue und verblüffende Erfahrung, auf die er gerne einsteigt.

Wo immer möglich, ist es hilfreich, mit dem Jugendlichen „online" zu gehen, sich in sein Spiel einzuloggen, ihn etwas demonstrieren zu lassen oder sich gemeinsam Ingame-Szenen bei YouTube anzuschauen und erklären zu lassen. In dieser Phase des Gesprächs wird nicht problematisiert, im Vordergrund stehen vielmehr die Würdigung und Wertschätzung von erarbeiteten Kompetenzen und Positionen.

3.4. Funktionalität des Spiels

Vor dem Hintergrund, dass ein Spieler sich nicht zufällig in einem bestimmten Spiel engagiert oder verliert, sondern die Auswahl des Spieles, die Art der Missionen und der Persönlichkeitsmerkmale des Alter-Egos auf reale Wünsche und Bedürfnisse treffen, ist es sinnvoll, mit dem Betroffenen dessen Sehnsüchte zu erkunden, die er im Spiel ersatzweise auslebt bzw. erfüllt bekommt.

Ein junger Mann berichtete, dass er als mächtiger Krieger in World of Warcraft im Kampf immer einen starken Heiler an seiner Seite hat, auf den er sich verlassen kann. Der erlittene Schaden im Kampf wird von seinem Heiler augenblicklich mit dessen magischen Kräften beseitigt, so dass er den Kampf lange erfolgreich fortführen kann.

Aus dem Gespräch wurde deutlich, dass der junge Mann in seinem Leben bislang keiner Person begegnet war, die imstande gewesen wäre, die tiefen Wunden zu heilen, die ihm seine Eltern und andere Menschen zugefügt hatten. Die Sehnsucht nach Heilung seiner eigenen verletzten Seele fand einen Ausdruck in der klar definierten Rolle, die er sich in WOW entwickelt hatte. Diese Erkenntnis half ihm, die bereits begonnene innere Distanzierung zum Spiel zu vergrößern.

Ein solcher Interpretationshorizont hat sicherlich seine Grenzen, ist aber hilfreich, um dem individuell ganz unterschiedlichen Substitutionscharakter der Spiele auf die Spur zu kommen.

3.5. Gewinne und Verluste

Zur Klärung und Bewusstwerdung der Folgen des exzessiven PC-Spiels hat es sich bewährt, dem Jugendlichen die Frage nach den Gewinnen und Verlusten seines Verhaltens zu stellen.

Im Gespräch wird eine schriftliche Gegenüberstellung erarbeitet. Kann der Jugendliche dies ehrlich zulassen, steht am Ende immer die klare und nüchterne Erkenntnis, dass kurzfristig die Gewinne, langfristig jedoch die Verluste überwiegen werden. Diese kognitive Dissonanz kann der Berater formulieren und den Jugendlichen herausfordern, verantwortliche Konsequenzen im Hinblick auf die längerfristige Lebensperspektive in Betracht zu ziehen.

3.6. Zielvereinbarung

Gute Beratung muss zielführend sein. Konkrete Verhaltensänderungen des PC-Spielkonsums sind anzustoßen, wenn sich herausgestellt hat, dass tatsächlich ein süchtiges oder suchtgefährdendes Konsummuster vorliegt. Dies bedeutet, dass gemeinsam mit dem Jugendlichen eine konkrete und verbindliche Vereinbarung hinsichtlich einer reduzierten täglichen Spielzeit oder auch einer Punktabstinenz, d.h. dem kompletten Verzicht auf das problematische Spiel etwa bis zum nächsten Beratungstermin, getroffen wird. Voraussetzung hierfür sind eine tragfähige Beziehung zum Jugendlichen und eine bereits vorhandene Motivation, am Spielverhalten etwas ändern zu wollen.

Gleichzeitig wird der Jugendliche aufgefordert, seine Erfahrungen, eventuell auftretende Spannungszustände, Gefühle und Kognitionen, Auslöser für Rückfälle, Zeitüberschreitungen etc. zu dokumentieren. Die Reflektion der Erfahrungen hilft dem Jugendlichen, der Funktionalität seines Konsums (Mittel gegen Langeweile, Frust etc.) auf die Spur zu kommen und zu realisieren, dass die Fähigkeit, sich außerhalb der virtuellen Welt konstruktiv zu beschäftigen, kaum mehr vorhanden ist. Vielfach wird dann auch deutlich, dass der PC-Spieler gar nicht mehr in der Lage ist, eine Punktabstinenz von einigen Wochen durchzuhalten.

Solche Erfahrungen bringen eine ehrliche und kritische Auseinandersetzung mit dem eigenen Medienkonsum voran.

3.7. Thematisierung realer Sehnsüchte

Exzessives PC-Spiel wird häufig funktional eingesetzt, um Gefühle zu regulieren oder Erfolg und Anerkennung zu bekommen. Es ist wichtig, dem Jugendlichen einen Raum zu öffnen, in dem er seinen Sehnsüchten im Sinne der Frage „Wonach suche ich, wenn ich stunden- bzw. nächtelang online spiele?" auf die Spur kommen kann.

„Was würde geschehen, wenn das Spiel unwiederbringlich von einem Virus zerstört würde? Welche Gefühle und Reaktionen würde dies bei mir auslösen? Was würde ich verlieren?"

Da ein solches Szenario hypothetisch ist, lässt sich leicht darüber phantasieren und gewissermaßen nebenher durch konkretes Nachfragen erkunden, welches die Grundbedürfnisse und Sehnsüchte des Jugendlichen sind, die im exzessiven Spielen kompensatorisch befriedigt werden.

3.8. Die Sehnsucht nach einem Vater

Bei vielen Betroffenen findet sich im Zusammenhang mit der Erkundung der eigenen Sehnsüchte ein tiefer Mangel an bedeutungsvoller Väterlichkeit, der in der Folge immer auch einer stark verunsicherten Männlichkeit Vorschub leistet. „Wo ist ein Mann, der mich ermutigt, der mir Vertrauen entgegenbringt, der mich sieht und an mich glaubt, der mir sagt, dass ich wertvoll bin und im Leben etwas meistern werde?"

Solche mit einer tiefen Sehnsucht verbundenen Fragen sind bisher fast immer unbeantwortet geblieben. Es ist eine genuin väterliche Aufgabe, dem Sohn diesen Zuspruch, dieses grundlegende Selbstvertrauen durch eine zugewandte und wertschätzende Haltung zu vermitteln. Wenn diese jeden Jungen existenziell bedrängenden Fragen nicht beantwortet werden, entsteht ein Mangel, eine Leere in der Seele des jungen Mannes, die rasch von Selbstzweifel, Ängsten und Misstrauen geprägt wird. „Es ist ein schwarzes Loch, das Belohnung um Belohnung aufsaugt und doch nie heller wird." (Rohr 1993, S. 41)

Die „Mission" (lateinisch die Sendung) als wesentliches strukturgestaltendes Merkmal unzähliger PC-Spiele bekommt aus dieser Perspektive eine neue Bedeutung. Der Spieler bekommt einen klaren Auftrag, der ihn herausfordert. Nach erfolgreicher Erfüllung gibt es eine Belohnung, eine Anerkennung. Die erfüllte Mission bzw. der ausgeführte Quest ist die Voraussetzung für die nächste anspruchsvollere Aufgabe.

Die Freischaltung einer neuen Herausforderung im Spiel fungiert so gewissermaßen als eine illusionäre Wertschätzung und als Zuspruch, verstanden zu werden: „Auch diese neue, noch größere Herausforderung wirst Du bewältigen! Wir glauben an Dich und trauen es Dir zu!"

Die zugrundeliegende Sehnsucht wird so aber nur kompensatorisch und nicht real befriedigt. Der seelische Hunger bleibt bestehen.

Nach meiner Überzeugung und Erfahrung stellt Vaterabwesenheit einen bedeutsamen Risikofaktor für die Entstehung jugendlicher Computerspielabhängigkeit dar.

Vor diesem Hintergrund ergibt sich, dass männliche Berater im Gespräch mit Jungen und jungen Männern eine für die PC-Spielproblematik sehr bedeutsame Dimension anrühren können, wenn ihnen diese Zusammenhänge bewusst sind. Durch eine annehmende, wertschätzende und gleichzeitig herausfordernde Art der Beziehungsgestaltung kann der Berater der beschriebenen Sehnsucht begegnen und dem Jugendlichen Zutrauen vermitteln, sich den Missionen des realen Lebens wieder zu stellen.

3.9.   Gruppenarbeit

Die Arbeit mit der Gruppe stellt eine wertvolle Ergänzung zum Einzelgespräch dar. Das wöchentlich stattfindende Gruppenangebot für männliche PC-Spieler hat u.a. das Ziel, eine konstruktive Auseinandersetzung mit den Rollenbildern, den Männlichkeitskonzepten in PC-Spielen und den eigenen Verunsicherungen anzustoßen. Darüber hinaus dient es dazu, Entscheidungen hinsichtlich der Spielzeitenreduzierung oder einer seit langem zu schreibenden Bewerbung herauszufordern, dazu zu ermutigen und gemachte Erfahrungen gemeinsam zu reflektieren.

Für Anwärter auf eine stationäre Therapie ist eine solche Gruppe eine wichtige Form der Therapievorbereitung, um verlorengegangene soziale Kompetenzen wieder zu trainieren.

Die Erfahrungen zeigen, dass es nicht in erster Linie attraktive Freizeitaktivitäten sind, die Jugendliche motivieren, dieses Angebot regelmäßig wahrzunehmen, sondern das verlässliche Beziehungsangebot und ein offener und ehrlicher Raum zum Gespräch unter Männern bei Kaffee und Keksen.

Erlebnispädagogische Aktivitäten wie Klettern, Geocaching oder Kanufahren ergänzen als soziale und sportliche Höhepunkte die wöchentlichen Gesprächsrunden.

4. Arbeit mit Eltern

Mediensuchtberatung für Jugendliche wird erst notwendig, weil viele Kinder im Zeitalter des Internets, der Flatrates, des eigenen Fernsehers und PCs im Kinderzimmer sowie verschiedenster Spielkonsolen von ihren Eltern ein hochattraktives, uferloses Medienangebot zu einem Zeitpunkt zur Verfügung gestellt bekommen, an dem diese aufgrund ihres psychosozialen Reifegrades noch nicht in der Lage sind, die Folgen einer unbegrenzten Nutzung für ihre weitere Persönlichkeitsentwicklung zu überblicken und verantwortlich damit umzugehen. Nicht selten sind unangemessene Erziehungskonzepte Auslöser für die Entwicklung eines exzessiven Medienkonsums bzw. einer Medienabhängigkeit.

Der Elternarbeit kommt in diesem Problemfeld von daher eine zentrale Bedeutung zu. Es gilt Eltern in ihrer Erziehungskompetenz zu stärken und zu verhindern, dass sie ihren Erziehungsauftrag an die Beratungsstelle delegieren, frei nach dem Motto: „Erklären Sie doch bitte unserem 12-Jährigen, dass er weniger am PC spielen soll. Auf uns hört er nicht mehr."

4.1. Aufklärung

Eltern benötigen zunächst Hintergrundinformationen über die Faszinationsfaktoren virtueller Welten. Sie müssen verstehen, dass das „online" Spielen eine völlig andere Art des Spielens darstellt, als sie es aus ihrer eigenen Erfahrung kennen. Dies deshalb, da die Online-Spiele für die Jugendlichen mit zahlreichen außerordentlichen Merkmalen verbunden sind: der Möglichkeit, in ihrer Persönlichkeit mit der oft über Monate entwickelten Spielfigur zu verschmelzen, den häufigen Verbindlichkeiten gegenüber anderen Mitspielern, den besonderen Ranking- und Belohnungssystemen sowie der Tatsache, dass viele Spiele kein natürliches Ende haben.

Wenn Eltern solche Informationen aufnehmen und beginnen, sich für die Spiele, den damit verbundenen Status und die Verantwortung und Herausforderungen zu interessieren, können sie die in ihren Augen destruktiven Verhaltensweisen besser nachvollziehen. Dies führt in der Regel zu einer

Entspannung im Eltern-Kind-Verhältnis und die Jugendlichen nehmen diese „Belehrung" der Eltern im Beratungsgespräch dankbar zur Kenntnis.

4.2. Wahrnehmung der jugendlichen Bedürfnisse

Die Arbeit mit Eltern beinhaltet auch, den Blick wieder neu auf die tatsächlichen Bedürfnisse ihres Kindes zu lenken, die im Spiel nur ersatzweise befriedigt werden. Daraus ergeben sich Fragen nach realen Herausforderungen und Zielen außerhalb von Schule und Bildung, nach Grenzerfahrungen, Abenteuer und Risiko und nach Begabungen, die im realen Leben durch Wertschätzung und Vermittlung von Zuversicht und Selbstvertrauen gefördert werden können. Dadurch würde unter salutogenetischer Perspektive (Antovovsky 1993a, S. 12) das reale Kohärenzgefühl verstärkt und in der Folge könnte die starke virtuelle Kohärenzerfahrung im PC-Spiel an Bedeutung verlieren.

4.3. Eigen- und Fremdverantwortung

Ein weiterer Aspekt in der Arbeit mit Eltern aber auch mit Jugendlichen ist das Erkunden des Verhältnisses von Eigen- und Fremdverantwortung. Bei normaler Entwicklung und einem gesunden Ablösungsprozess vom Elternhaus nimmt das Maß an Eigenverantwortung des Jugendlichen zu bei gleichzeitiger Abnahme der elterlichen Verantwortung. Beim Thema Mediennutzung gibt es diesbezüglich keinen Konsens zwischen Eltern und Kind, was sich im täglichen Konflikt um die Medienzeit abbildet und zum Besuch der Beratungsstelle führt.

Mittels offener Fragen wird eine Auseinandersetzung über die Verantwortung im Blick auf die Mediennutzung angeregt und gemeinsam überlegt, was im konkreten Fall die elterliche bzw. die jugendliche Verantwortungsübernahme beinhaltet und inwiefern die aktuelle Mediennutzung den Prozess der Zunahme von jugendlicher Eigenverantwortung verhindert. Auf welche konkreten und überprüfbaren Schritte kann man sich gemeinsam einigen, die zu mehr Verantwortlichkeit und damit auch zu mehr Freiheit des Jugendlichen führen?

Eltern werden zu einer selbstkritischen Haltung gegenüber erzieherischen Entscheidungen angeregt, möglichst ohne Schuldgefühle zu erzeugen. Hierbei taucht die Frage nach einer gemeinsamen Haltung der Eltern gegenüber der Mediennutzung auf. Oft mangelt es an einer gemeinsamen Überzeugung und Haltung beider Elternteile, wobei die Kinder insbesondere bei getrennt lebenden Eltern die so entstehenden Spielräume geschickt für ihre Spielleidenschaft nutzen.

Ziel ist es, Eltern zu Klarheit und einem Standpunkt zu verhelfen. Des Weiteren benötigen sie Unterstützung, gegenüber dem Kind wo nötig Entscheidungen zu treffen, die das Maß an zur Verfügung stehenden technischen Möglichkeiten dem Maß an aktuell gezeigter Eigenverantwortlichkeit und

Reife des Kindes oder Jugendlichen neu anpasst. Hier können auch technische Lösungen durch Zeitmanagementsoftware oder Password geschützte Bereiche hilfreich sein.

Die Umsetzung elterlicher Entscheidungen, bereits erkämpfte Freiheiten des Kindes zeitweise wieder zurückzunehmen, benötigt ein hohes Maß an Standfestigkeit, muss gut vorbereitet, durchsetzbar und kontrollierbar sein und im Vorfeld mit dem Kind kommuniziert werden. Eltern brauchen in solchen Prozessen oft eine längere ermutigende Begleitung durch die Beratungsstelle.

Eine wichtige Unterstützung stellen dabei Angehörigen-Selbsthilfegruppen dar. Wo immer möglich sollten Selbsthilfeinitiativen betroffener Eltern von Beratungsstellen unterstützt werden. In der Praxis zeigt sich, dass die Elternselbsthilfegruppe und die Beratungsarbeit sehr voneinander profitieren.

5.   Ausblick

Zweifellos wird der Beratungsbedarf in den kommenden Jahren ansteigen. Unter der Perspektive, dass die Computerspielindustrie bereits Kinder ab ca. acht Jahren mit „kindgerechten" Onlinerollenspielen als Kunden entdeckt hat und damit die kommerzielle Ausbeutung kindlicher Sehnsüchte vorantreibt, ist zu erwarten, dass auch Eltern noch jüngerer Kinder mit der Dynamik exzessiven PC-Spielens konfrontiert werden und professionelle Hilfe brauchen.

Dieser Entwicklung darf die Gesellschaft nicht tatenlos zuschauen. Sie muss vielmehr Sorge dafür tragen, dass die sensiblen psychosozialen Entwicklungsprozesse von Kindern nicht durch kommerzielle Interessen von PC-Spieleherstellern massiv beeinträchtigt werden. Hier ist eine offensive gesellschaftspolitische Auseinandersetzung dringend erforderlich.

Des Weiteren werden wir in der Beratung auch verstärkt mit exzessiv spielenden Erwachsenen/Eltern konfrontiert sein. Vereinzelt taucht das Problem der Vernachlässigung von Kindern durch die PC-Spielabhängigkeit der Eltern bereits heute auf.

Die ambulante Beratung für Medienabhängigkeit entwickelt sich erst allmählich. Es gibt bislang kein flächendeckendes qualifiziertes Angebot. Eltern legen teilweise weite Wege zurück, um ein Gespräch mit einer Fachberatungsstelle zu führen. Die ambulante Suchthilfe ist herausgefordert, ohne zusätzliche personelle Ressourcen dem steigenden Beratungsbedarf zu begegnen. Dies ist auf Dauer nicht leistbar. Neben der notwendigen Qualifizierung von Mitarbeitern der Sucht-, Jugend- und Erziehungshilfe braucht es den politischen Willen, gemäß der Dimension des Problems das neue Feld der ambulanten Mediensuchtberatung mit ausreichenden Mitteln auszustatten.

Literatur

Antonovsky A (1993a) Gesundheitsforschung versus Krankheitsforschung In: Franke A/Broda, M (Hrsg): Psychosomatische Gesundheit. Versuch einer Abkehr vom Pathogenese-Konzept (S. 3–14). Tübingen: dgvt

Rohr R (1993) Masken des Maskulinen. München: Claudius

Ambulante Versorgung und Behandlung von medien- und computersüchtigen Kindern und Jugendlichen – Schwerpunkt systemischer Ansatz

Franz Eidenbenz

1.   Einleitung

Technische Innovation haben in der Kulturgeschichte schon öfter gesellschaftliche, wirtschaftliche und kulturelle Neuorientierungen mit sich
gebracht. Aufgrund der enormen Dynamik der Entwicklung der Infor-
mations- und Kommunikationstechnologien, die unsere Lebensrealität
grundlegend verändert, bleibt diesmal weniger Zeit als je zuvor, die neuen
faszinierenden Möglichkeiten konstruktiv in unser Leben zu integrieren.

Die technologisch, kommunikative Autonomie der @-Generation überfordert oft nicht nur diese selber, sondern vor allem deren Eltern mit vergleichsweise wenig Erfahrung und Fachkompetenz. Eltern sind heute mehr
den je herausgefordert, Kindern und Jugendlichen Grenzen zu setzen, um
sie, entsprechend ihrer emotionalen Entwicklung, vor virtueller Überflutung
oder gar Vergiftung zu schützen. Dabei sind Sorgfalt, Dialogbereitschaft
und sachgerechte Bestimmtheit zielführende Erziehungskompetenzen.

Ein gewinnbringender Dialog zwischen den Generationen ist im Me-
dienzeitalter besonders wichtig. Gerät der Diskurs in eine Sackgasse oder
gar auf einen Kriegsschauplatz, kann fachliche Unterstützung helfen, eine
konstruktive Auseinandersetzung zu führen und Respekt und elterliche
Fürsorge wieder herzustellen.

2.   On-Offline-Kommunikation

Das Internet schafft virtuelle Räume, welche als eigene Welten betrachtet
werden können, in denen unterschiedliche Rahmenbedingungen und Regeln gelten. Das Kennen der verschiedenen Rahmenbedingungen ist für das
Verständnis und die Behandlung von Online-Süchtigen eine Voraussetzung.

Die *Face-to-Face-* oder Offline-Kommunikation ist persönlicher und die
Identitäten sind bestimmt. Die Kontaktaufnahme braucht Mut ist oft mit
Ängsten verbunden und die Abgrenzung manchmal schwierig. Die Selbst-
und Fremdwahrnehmung ist komplex und alle fünf Sinne sind involviert.
Das heißt offline Kommunikation ist generell verbindlicher und verknüpft
mit sinnlicher Wahrnehmung (Eidenbenz 2004). *Screen-to-Screen-* oder
Online-Kommunikation schafft verschiedene Grade der Anonymität und
wählbare Identitäten. Menschen sind weniger zurückhaltend, drücken sich
ungehemmter aus und fühlen sich weniger verletzlich. Dieses Phänomen
wird von Suler (2004) als Disinhibition-Effekt bezeichnet. Das Experimen-
tieren mit virtuellen Identitäten auf der Suche nach der eigenen Identität

gehört heute zur Normalentwicklung von Jugendlichen. Werden nun mit einer virtuellen Identität immer wieder ähnliche Erfahrungen gemacht, führt das zu neurophysiologischen Bahnungseffekten (Priming-Effekten) (Spitzer 2005) und prägen dementsprechend die neuronalen Verknüpfungen von exzessiven Gamern.

3. Komplementäre versus kompensatorische Nutzung

Da bei Jugendlichen das für Selbstkontrolle und Selbstdisziplin wichtige Frontalhirn noch nicht ausgereift ist, brauchen junge Menschen klare Strukturen von Außen. Angemessene äußere und innere Strukturen gelten als Schutzfaktoren und schaffen gute Voraussetzungen, dass die Internetnutzung zu einer Bereicherung und Erweiterung der realen Lebenserfahrung führt. In diesem Fall sprechen wir von einer komplementären Nutzung. Beim folgenden Bild, das einen jungen behinderten Mann zeigt, kann man trotz 80 Stunden pro Woche im Online-Game „Star Wars Galxy" von komplementärer Nutzung sprechen, da die Begegnungen im virtuellen Raum seinen Erfahrungsbereich erweitern und nicht reale Kontakte ersetzen.

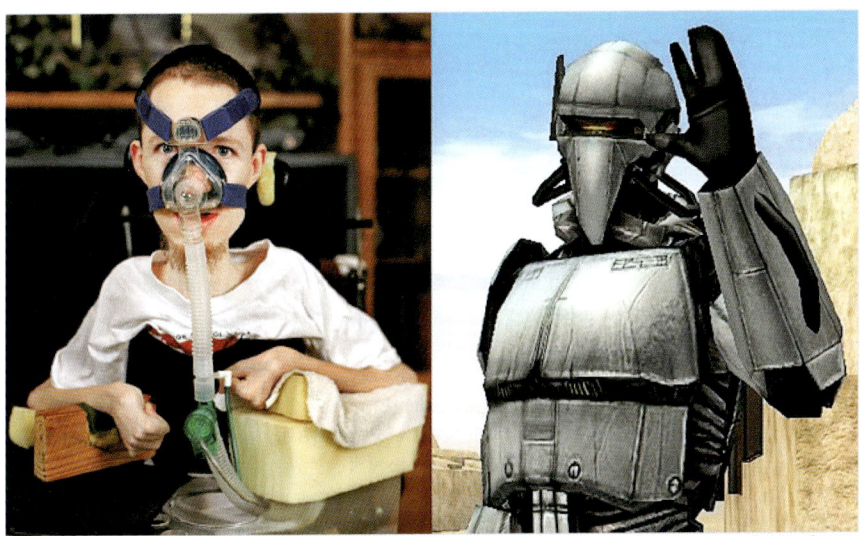

Photograph by Robbie Cooper

Bild von R. Cooper, 2007 (© Chris Boot Ltd., London, 2007/2011)

Im Gegensatz dazu zeigt das folgende Bild einen Knaben, der 55 Stunden pro Woche kompensatorisch das Game „EverQuest" spielte und als süchtig einzustufen ist. Selber meint er: „Ich möchte Respekt von Menschen im Game und jemand sein in der EverQuest-Welt. Aber es kostet mich viel. Alles andere in meinem Leben leidet darunter – mein Sozialleben, die Schule und sogar die Gesundheit" (Cooper 2007).

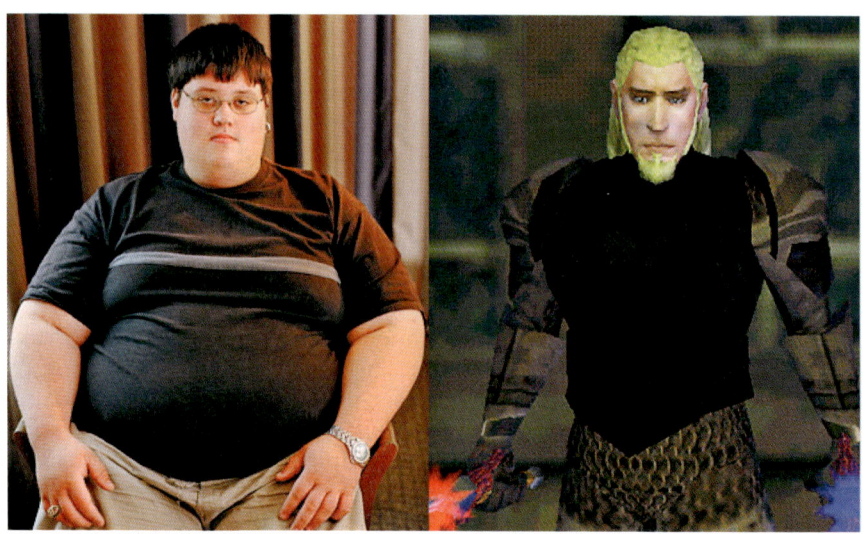

Bild von R. Cooper, 2007 (© Chris Boot Ltd., London, 2007/2011)

Gerne verwende ich den Begriff Online-Sucht, der auch vom Schweizer Fachverband Sucht empfohlen wird, da „online" einen wesentlichen Aspekt des abhängigen Verhaltens ausdrückt, nämlich die riskante Faszination, immer am Puls der Zeit und verbunden mit virtuellen Netzwerken im Hier und Jetzt zu sein. Bei offline-Spielen ist dieses Risiko wesentlich kleiner.

4.   Zwischen Interaktion und Bindungsstörungen

Bei vielen Online-Süchtigen spielt der kommunikative Aspekt eine wichtige Rolle. Nicht nur bei Chats sondern auch bei Online-Games, wird mittels Tastatur oder Kopfhörern/Mikrophon kommuniziert. Games und andere Nutzungen in Echtzeit sind attraktiver und scheinen ein höheres Suchtpotenzial mit sich zu bringen. Bei süchtigen jugendlichen Gamern konnte gezeigt werden, dass sie wesentlich mehr online als offline spielen, während normale Nutzer ausgeglichenere Werte haben (Rehbein et al. 2009). Als These könnte man formulieren, dass die Abhängigkeit vom interaktiven Medium Internet mit der Sehnsucht oder dem Wunsch nach einfacher menschlicher Kommunikation und Anerkennung verknüpft ist. Die Verfügbarkeit der virtuellen Sozialkontakte und das verführerische, regressive „ozeanische Gefühl", das mit der Verbundenheit im Netz einhergehen kann, scheint der Sehnsucht, mit anderen Menschen verbunden zu sein, entgegen zu kommen (Bergmann und Hüther 2006). Bei Betroffenen ersetzen die Kontakte, die sie in virtuellen Welten aufbauen, Schritt für Schritt reale Beziehungen. Dies führt soweit, dass selbst enge Bezugspersonen als Störfaktoren bei der Pflege der Online-Community erlebt werden, was nicht nur mit der Attraktivität von Online-Kontakten zu tun hat. Intrapsychische Defizite (Sozialphobien, emotionale Entwicklungs- und depressive Antriebsstörungen) und problematische, konfliktreiche und unbefriedigende Beziehungen mit dem engeren und weiteren Umfeld fördern die destruktive Entwicklung hin zur Sucht. Familiäre Faktoren, wie Generationskonflikte und unzureichende familiäre Interaktionen (lower family function), korrelierten in einer Studie von Yen et al. (2007) mit Internet-Abhängigkeit. Aufgrund des oft schon in der Biographie auffälligen familiären Bindungsverhaltens kann die noch zu untersuchende Hypothese, dass Bindungsstörungen ein Faktor bei der Entstehung von Online-Sucht darstellen, formuliert werden.

5. Ambulante Versorgung

Historisch gesehen entstanden ambulante Angebote, nachdem die ersten Studien zur Medienabhängigkeit erschienen waren und das Thema von den Medien aufgegriffen wurde. Während in der Fachwelt das Thema Internet-Sucht kontrovers diskutiert wurde, meldeten sich nach der internationalen Fachtagung 2000 „Online - zwischen Faszination und Sucht" in Zürich als erstes Jugendarbeiter mit einem Weiterbildungsbedarf. Für sie war die problematische Entwicklung von Jugendlichen, unabhängig davon, ob eine klare Suchtdefinition vorlag, offensichtlich. Mittlerweile gibt es keine Suchtfachtagung, an der die Thematik nicht vertreten wäre. Handlungs- und Behandlungsbedarf wird von verschiedenen Seiten erkannt und Angebote werden auch im präventiven Bereich entwickelt. Für einen bewussteren Umgang mit Chancen und Risiken neuer Medien setzen sich auch Krankenkassen ein, z. B. 2010 die Techniker-Krankenkasse mit dem Projekt Update.

Einen guten Überblick zur gegenwärtigen Versorgungslage von spezifischen Angeboten in Deutschland gibt der Bericht „Beratungs- und Behandlungsangebote zum pathologischen Internetgebrauch in Deutschland" (Petersen und Thomasius 2010). Der Bericht ist insofern sehr hilfreich, als dass er auch die Erfahrungen maßgeblicher therapeutischer Experten wiedergibt. Insgesamt wurden 138 Einrichtungen gefunden, davon 54 Beratungsstellen, die den Kriterien der Untersuchung entsprachen. Folgende Daten werden in dem Bericht dargestellt: Über 90 % der Klienten waren männlich, was auch der klinischen Erfahrung in der Schweiz entspricht. Auf diesem Hintergrund wird im Folgenden bei der Zielgruppe die männliche Sprachform gewählt. In 61 % der Fälle wird ein Mindestmaß an Eigenmotivation beschrieben, während bei 89 % die besondere Bedeutung der Behandlungsmotivation der Angehörigen hervorgehoben wird. Dies dürfte noch in erhöhtem Maß auf die Kinder und Adoleszenten unter den Computerspielsüchtigen (15–24 Jahre) zutreffen, die mit 68 % den größten Teil der Klientengruppe ausmachen. 71 % der Einrichtungen geben an, dass sie von den Klienten über eine Internetrecherche gefunden wurden. Unspezifische Anmeldungen, z. B. durch Flyer, scheinen auch wichtige Zugangswege zu sein.

Die ambulanten Beratungsstellen bieten in erster Linie Verhaltenstherapie an. An zweiter Stelle sind die Angebote auf Systemtherapie ausgerichtet, gefolgt von Gesprächstherapie und Tiefenpsychologie. Beratungsstellen geben eine Behandlungsdauer von durchschnittlich neun Kontakten an. Dabei werden 40 % der Behandlungen abgebrochen. Dies ist ein besorgniserregender Wert, der bei stationären Institutionen und deren Ambulanzen geringer ausfällt (Petersen und Thomasius 2010, S. 145–148). Dieser hohen Abbruchrate sollte unbedingt begegnet werden. Eine Möglichkeit dazu bietet das im Folgenden vorgestellte systemische Modell. Zu den Bedingungen in den Herkunftsfamilien werden auffallend häufig dysfunktionale Kommunikationsstrukturen erwähnt. Viele Betroffene leben bei der alleinerziehenden Mutter mit wenig Kontakt zum Vater, haben mangelnde Sozialkompetenzen, Probleme in der Nähe-Distanz-Regulierung und der PC-Gebrauch erscheint als Versuch, bestehende psychische Probleme zu kompensieren (ebd., S. 154–155).

Zu den komorbiden Störungen werden analog den Forschungserkenntnissen vor allem Ängste, Depressionen und Persönlichkeitsstörungen angegeben, wobei auch die narzisstische Kränkbarkeit von Online-Rollenspielern erwähnt wird (ebd., S. 136–154).

Es bestehen vielfältige Angebote, vor allem Suchtberatungsstellen im ambulanten Sektor. Spezifische Angebote für Kinder und Jugendliche sind unterrepräsentiert, der Zugang ist zu hochschwellig und insbesondere im ambulanten Bereich ist die Finanzierung ungeklärt (ebd., S. 174). Bei den bestehenden Angeboten ist ein interdisziplinärer Erfahrungsaustausch wünschenswert, insbesondere da kaum Studien vorliegen, die Therapiemodelle evaluiert haben. Von Experten wird der Bedarf nach einer fachlichen Koordination und Vernetzung im Sinne eines „übergeordneten Kompetenzzentrums" und Fachforums geäußert (ebd., S. 187). In diesem Zusammenhang ist die Gründung des Deutschen Fachverbandes für Medienabhängigkeit von 2008 zu erwähnen. Die Koordination und den fachlichen Austausch in der Schweiz will das 2009 gegründete Zentrum für Verhaltenssucht in Zürich (www.verhaltenssucht.ch) fördern. Für eine Bestandesaufnahme und Schnittstellenklärung in der Schweiz wurde der Fachverband Sucht durch das Bundesamt für Gesundheitswesen beauftragt. Erste Zwischenresultate zeigen, dass vor allem Suchtberatungsstellen Angebote zur Behandlung von Online-Süchtigen machen. Allerdings fehlen oft noch klare Aufträge und spezifische Weiterbildungsqualifikationen von Mitarbeitern.

6.   Behandlung

Aufgrund der unterschiedlichen Diagnosekriterien und Erfassungsinstrumente sind wir noch relativ weit von evidenzbasierten Therapieempfehlungen entfernt (te Wildt 2009, S. 274). Petersen und Thomasius konnten zwölf Studien auflisten, die aber erhebliche methodische Begrenzungen aufweisen, wobei vor allem kontrollierte Langzeitstudien mit aussagekräftigen Stichprobengrößen fehlen (Petersen und Thomasius 2010, S. 91–100).

Als häufigste Methoden in der Behandlung werden kognitiv-behaviourale Ansätze erwähnt (Young 2007), wobei neben dem Einzelsetting auch viele gruppentherapeutische Konzepte vorliegen (Orzack et al. 2006, Wölfling und Müller 2008, Petry et al. 2009).

Die Bedeutung von Familiengesprächen wird von vielen Autoren erwähnt.

Während die Wirksamkeit von systemischer Familientherapie bei substanzgebundenen Abhängigkeiten gut dokumentiert ist (Sydowe et al. 2006), bestehen für die systemische Behandlung von Online-Sucht kaum publizierte Konzepte.

Im ambulanten Bereich bietet der systemische Ansatz motivationale Vorteile, während bei anderen Angeboten oft Ressourcen für Maßnahmen fehlen, die der geringen Motivation von Betroffenen entgegenwirken können wie die aufsuchende Beratung, der Einbezug von Peergruppen, Gruppentherapien oder virtuelle Streetwork (vgl. Punkt 2.2. im vorangehenden Beitrag von Freitag).

Jugendliche können mit dem systemischen Modell besser erreicht und in Therapie gehalten werden (Schweizer und Schlippe 2007, S. 38). Vor allem bei Online-Süchtigen, die ihr Zuhause kaum verlassen, stellt die Familie nach wie vor die Kernbeziehungsgruppe dar, mit der sie emotional am meisten verbunden sind. Deshalb macht es Sinn, in diesem Kontext Konflikte anzugehen und die Beziehungsfähigkeit zu entwickeln, mit dem Ziel, Ressourcen für den Kontaktaufbau in der Peergruppe zu stärken.

Die systemische Betrachtungsweise, dass sowohl bei der ursächlichen Entstehung wie auch bei der Therapie der Sucht das ganze System mitbeteiligt ist respektive Unterstützung bieten kann, entlastet die Betroffenen. Sie können sich so eher auf eine Therapie einlassen, vor allem wenn sie die Chancen sehen, mit ihren persönlichen Anliegen verstanden und ernst genommen zu werden.

6.1. Ausgangslage ambulante Behandlung – Das Umfeld als Ressource

Die klassische Ausgangslage in der ambulanten Beratung besteht darin, dass Eltern oder die ganze Familie unter dem exzessiven Verhalten des Süchtigen leiden, während dieser kaum Krankheitseinsicht zeigt. Anhaltende Streitigkeiten und eskalierende Familienkonflikte bringen die Eltern an die Grenzen ihrer Geduld und belasten ihr Selbstwertgefühl als Erziehungsverantwortliche. Sie fühlen sich ohnmächtig und hilflos gegenüber der ausweglos erscheinenden Situation und sind dadurch für eine Therapie meist hoch motiviert. Die Anmeldungsgründe im vorgängigen Kapitel von Eberhard Freitag (1. Eindrücke aus dem Beratungsalltag) dokumentieren dies eindrücklich.

Es gilt diese Bereitschaft der Eltern, Hilfe in Anspruch zu nehmen, für eine Veränderung innerhalb der Familie zu nutzen. Eine günstige Ausgangslage besteht, wenn die Eltern dem Jugendlichen gegenüber gemeinsam die Therapienotwendigkeit vertreten können. Damit ist ein erster Schritt zur Wiederherstellung der elterlichen Kompetenz möglich, die in Suchtfamilien oft fehlt. Ist dies nicht möglich, sind die Prognosen für eine ambulante Therapie schlechter.

Manchmal brauchen die Erziehenden vorab telefonischen Support, vor allem bei alleinerziehenden Elternteilen. Es soll vermittelt werden, wie die Jugendlichen am besten zu motivieren sind. Eltern müssen einen guten Moment für ein Gespräch auswählen und dem Betroffenen mitteilen: „Wir haben ein ernsthaftes Problem, das uns so beschäftigt, dass wir nicht mehr ruhig schlafen" usw. Ebenso sollen sie mitteilen, dass sie das Problem nur in Zusammenarbeit mit ihm und den Geschwistern lösen können.

Ohne die Unterstützung und den Druck der Eltern und Geschwister sind die Jugendlichen in der Regel nicht für mehr als zwei bis drei Sitzungen zu motivieren. Selbst wenn sie dies wollen, fällt es ihnen schwer, Termine einzuhalten und den Abenteuern der virtuellen Welt vorzuziehen. Aufgrund des Drucks und der Solidarität im System sind Jugendliche auch für längere Beratungsprozesse zu gewinnen.

6.2. Systemische Behandlung, Phasenmodell

Der systemische, lösungs- und ressourcenorientierte Ansatz, der hier vorgestellt wird, wurde in den letzten zehn Jahren in der klinischen Praxis entwickelt und von Eidenbenz in „Internet Addiction" (Young und Abreu 2011) publiziert. Er lehnt sich an das Modell der phasischen Familientherapie nach Carol Gammer an (Gammer 2007). Es werden verschiedene Elemente der kognitiven Verhaltenstherapie, insbesondere der Selbstmanagement-Therapie nach Kanfer (Kanfer, Reinercker und Schmelzer 2006), integriert. Der Therapieprozess gliedert sich in vier Phasen und stellt einen idealtypischen Behandlungsverlauf dar, der in der Regel zwischen 6 und 18 Monaten dauert.

6.2.1. Initialphase (Start-Up-Phase, 1–3 Sitzungen)

Ziel dieser Phase ist es, eine therapeutische Arbeitsbeziehung zu schaffen, Informationen für eine individuelle und systemische Problemanalyse (Diagnostik) zu erhalten und eine Hypothesenbildung zu ermöglichen.

In der ersten Therapiesitzung, an der idealerweise die ganze Familie teilnimmt, werden alle Anwesenden nach dem Joining und der Vorstellungsrunde nach Ressourcen und nach eigenen exzessiven Verhaltensweisen gefragt. Das bietet die Möglichkeit, das präsentierte Problem zu relativieren (auch andere Familienmitglieder zeigen möglicherweise Suchttendenzen, z. B. ein übermäßig arbeitender Vater) und den Abhängigen zu entlasten.

Wichtig dabei ist, dass der Therapeut eine respektvolle, offene Atmosphäre fördert. Alle werden befragt, welche Themen oder Änderungswünsche in der Familie besprochen werden sollten. Bei dieser Runde soll der „identified patient" nicht als Erster oder Letzter angesprochen werden, um weiteren Druck von ihm zu nehmen. Normalerweise bringt er kein Thema ein, außer dem Wunsch nach weniger Einschränkungen seines Netzzuganges. Auf die Frage, ob er sonst mit den Eltern zufrieden sei und z. B. genug Taschengeld usw. erhalte, stellen die Jugendlichen den Eltern meist ein positives Zeugnis aus. Positive Statements in dieser Phase sind sehr wichtig, weil nach vielen Konflikten der Selbstwert von allen Beteiligten gelitten hat.

Ziel ist es, dass der Gamer Themen einbringt, die er im realen Leben, insbesondere bei den Eltern, verändern möchte. Dazu kann er angeregt werden, indem mit ihm besprochen wird, was Jugendliche normalerweise an ihren Eltern auszusetzen haben. Der Therapeut kann sich dafür als Sprachrohr und vorübergehender Koalitionspartner zur Verfügung stellen. Es kommt auch vor, dass Jugendliche sich nicht äußern wollen, da sie nur auf Drängen der Eltern gekommen sind. Auch dies sollte wertgeschätzt werden.

Bei der *Exploration des Suchtverhaltens* sind neben auslösenden und stimmungsregulierenden Faktoren auch Rolle und Funktion der Spielfigur in Gilden und deren Identität wichtig. Das erlaubt, Hypothesen über die Funktion des süchtigen Verhaltens und der Defizite im realen Leben aufzustellen. Der Berater sollte dabei über Grundkenntnisse verfügen, die ihm erlauben, gezielte Fragen zur Spielfigur (Avatar), bezüglich Fähigkeiten, Status (Level) und Teilnahme und Funktion in einer Gilde zu stellen. Die Tatsache, dass Betroffene gerne über ihre (virtuelle) Welt berichten, ist als Vertrauensbeweis zu werten. Den Status, den der Betroffene in hunderten von Stunden erreicht hat, gilt es dabei zu würdigen und als Selbstheilungsversuch zu verstehen. Zudem soll das Streben nach virtueller Anerkennung und Selbstachtung, das in der Realität oft auf einem Tiefpunkt angelangt ist, als Ressource für den Aufbau eines gesunden Selbstwerts gesehen werden. Es ist erstaunlich, wie wenig Eltern inhaltlich über die Aktivität der Betroffenen wissen, obwohl viel darüber gestritten wird. Bei häufigen oder eskalierenden Konflikten werden bereits in dieser Phase (Krisen-) Interventionen notwendig, die helfen, Konflikte zu deeskalieren.

Im Laufe des weiteren Therapieprozesses (Motivationsphase) sollen im Sinne des „Motivational Interviewing" Fragen zur Faszination und Risiken diskutiert werden, ohne zu moralisieren. Die Ambivalenz zwischen süchtiger und konstruktiver Perspektive, die Betroffene meist vorbewusst erahnen, kann so deutlicher erkennbar werden.

Eine erste Hausaufgabe besteht darin, mittels eines Wochenplanes die Netzaktivitäten quantitativ (Zeit, Zeitüberschreitungen) und qualitativ (Spannungszustände, Konflikte) festzuhalten. Die Betroffen wie auch ein Elternteil können das unabhängig voneinander, mit selbsterstellten Listen, erfassen und in der nächsten Sitzung einbringen.

Der Therapeut soll eine Strategie entwickeln, um mit den von der Familie eingebrachten Themen zu arbeiten. Dabei soll er bei diagnostischen Überlegungen individuelle Verhaltensmuster des Betroffenen, Konfliktvermeidungs- und Stressbewältigungsstrategien, Komorbiditäten und lebensgeschichtliche Faktoren ebenso einbeziehen wie systemische Aspekte. Dazu gehören zum Beispiel Fragen wie: Wie klar sind die Hierarchien in der Familie? In welchen Situationen und wie können sich die Eltern durchsetzen? Gibt es eine Kooperation zwischen den Geschwistern? Wie wird mit Konflikten und Stresssituationen umgegangen?

Der Therapeut teilt der Familie seine Strategie in groben Zügen mit. Empfehlenswert ist, für die Initialphase zwei bis drei Sitzungen mit einer anschließenden Zwischenevaluation vorzuschlagen. Geschwister und Betroffene können sich dazu äußern. Die Entscheidung kommt aber von den Eltern, aufgrund der Überlegungen des Therapeuten.

Veränderungen auf der Symptomebene, auch wenn es nur kleine sind wie z. B. die Reduktion von Konflikten um den PC-Konsum, sollen bereits in der Initialphase erreicht und aufgezeigt werden. Insgesamt ist in der Initialphase darauf zu achten, dass Jugendliche positiv verstärkt werden, während die Eltern lernen Konfrontation auszuhalten (z. B. bezüglich Entwertung des Betroffenen), ohne die Therapie abzubrechen.

6.2.2. Motivationsphase (3–5 Sitzungen)

In dieser Phase werden ursächliche und Sucht aufrechterhaltende Zusammenhänge verständlich gemacht und damit verbundene Themen, wie zum Beispiel Anerkennung, Wertschätzung, Umgang mit Konflikten und Stress vertieft. Parallel dazu werden eine Reduktion des Konsums und der Aufbau einer anfänglichen Selbstkontrolle gefördert.

Für die Betroffenen selber ist es nicht einfach, sich das Problem einzugestehen. Trotzdem realisieren sie, dass der Konsum negative Auswirkungen auf ihr Leben hat und Selbstkontrolle über die Onlinezeiten verloren geht. In Etappen sollte der Konsum auf der Grundlage von Vereinbarungen und Zielen, die mit dem Betroffenen und seinen Angehörigen auszuhandeln sind, reduziert werden. Positive und negative Konsequenzen sollten für die Umsetzung formuliert werden.

Dabei ist es wichtig, dass Angehörige dem Betroffenen in Bezug auf den Inhalt interessiert und im Hinblick auf die Grenzen bestimmt begegnen. Die Angehörigen sollten mit Ich-Botschaften mitteilen, wie es ihnen mit der Abhängigkeit des Sohnes/Bruders ergeht und welche Gefahren sie für den Betroffenen und die Beziehung innerhalb der Familie sehen. Es ist wichtig, genau herauszufinden, was für den Betroffenen das Faszinierende im Spiel ist und wie sich vergleichbar befriedigende Erlebnisse in der Realität umsetzen lassen.

Gemeinsam kann so Schritt für Schritt nach den Ursachen des süchtigen Verhaltens geforscht werden. Dazu gehören beispielsweise:

- Mangelnde Mitbestimmungsmöglichkeiten: Hat der Jugendliche in der Familie etwas zu sagen und wenn ja, was?
- Wertschätzung: Wird Anerkennung in der Familie ausgedrückt?
- Erfolgserlebnisse: Besteht die Chance, auch in der Familie ein „Sieger", ein „Held" zu sein?

Wenn es gelingt, dass die Betroffenen sich aktiv und kritisch zu einzelnen Familienmitgliedern äußern, ist ein wichtiger Schritt zur notwendigen Konfliktbereitschaft erfolgt.

Zeitgleich müssen sich die Betroffenen alternative Freizeitmöglichkeiten im realen Leben aufbauen. Das Wiederbeleben dieser Interessen und deren Umsetzung sollten kontinuierlich durch Berater und Angehörige unterstützt werden, ohne dabei gegenüber dem Betroffenen zu hohe Erwartungen zu formulieren.

6.2.3. Vertiefungsphase (Exploratory Phase, 3–8 Sitzungen)

Tiefergehende Exploration der Ursachen, aktive Auseinandersetzung und Wertschätzung innerhalb der Familie sowie Koalitionen auf Eltern- und Geschwisterebene sollen in dieser Phase gefördert werden. Konfliktlinien zu den Elternteilen oder Geschwistern werden aufgezeigt und bearbeitet.

Zu den tieferen Ursachen können zum Beispiel ein Vaterkonflikt oder die Trennung von einem Elternteil gezählt werden, die in der Vertiefungsphase bearbeitet werden können. Gamer tauchen oft in virtuellen Welten ab, um heldenhaft Kämpfe auszutragen, weil sie innerhalb der Familie kaum etwas zu sagen haben. Der oft abwesende Vater spricht ihnen gegenüber keine Annerkennung aus, schon gar nicht für ihre hart erkämpften Siege in der virtuellen Welt. Eine entwicklungsfördernde, wertschätzende Auseinandersetzung mit dem Vater fehlt. Beim Austragen dieser Konflikte, im Gegensatz zum Bestimmen der Regeln zur Spielnutzung, soll sich der zweite Elternteil nicht aktiv beteiligen, um eine faire Auseinandersetzung auf Augenhöhe zu ermöglichen. Eine konstruktive Lösung des Konflikts gilt als Modell und soll den Jugendlichen bestärken, auch in seiner weiteren Umgebung neue Verhaltensweisen auszuprobieren.

Die Rolle weiterer Geschwister, die unter der psychischen Abwesenheit des Süchtigen leiden und gleichzeitig gerne solidarisch sein möchten, kann bearbeitet werden. Oft wird für ihre Anliegen erst Raum geschaffen, wenn das akute Suchtproblem in den Hintergrund tritt.

In dieser Phase kann dem Jugendlichen angeboten werden, dass er auch alleine kommen darf. Gelegentlich machen sie davon Gebrauch. Geschwister müssen in dieser Phase nicht jedes Mal dabei sein. Manchmal kommen ältere, zum Beispiel erwachsene Geschwister, erst später hinzu.

6.2.4. Stabilisierungs- und Abschlussphase (1–3 Sitzungen)

Sind befriedigende Veränderungen erreicht, können weitere Therapiesitzungen in größeren Abständen oder mindestens eine Kontrollsitzung eingeplant werden. Dies einerseits zur Rückfallprophylaxe und andererseits, um neue Verhaltensweisen innerhalb der Familie zu stabilisieren und weitere Veränderungen zu unterstützen.

Auch wenn einige Auseinandersetzungen zwischen den Betroffenen und ihren Angehörigen stattgefunden haben und der Konsum reduziert wurde, kann es sein, dass die diesbezüglichen Vorstellungen immer noch weit auseinander liegen. Wenn Betroffene das Ziel als längst erreicht einschätzen, sehen Eltern manchmal noch einen Handlungsbedarf. In einigen Fällen beklagen die Kinder zu Recht, dass ihre Eltern nie zufrieden sein werden. Umso mehr ist es wichtig, die Schritte der Veränderungen wie zum Beispiel das Stabilisieren oder Verbessern der Schulleistungen, das jetzt mögliche gemeinsame Nachtessen, das rechtzeitige zu Bett gehen oder das veränderte Freizeitverhalten anzuerkennen.

In der Abschlussphase werden die kleinen positiven Veränderungen gewürdigt. Gleichzeitig werden die noch offenen oder in der Zukunft zu erwartenden Themen angesprochen.

6.2.5. Abstinenz

In vielen Fällen gelingt es nicht, kontrolliert mit dem Spielkonsum umzugehen. Eine partielle Abstinenz muss angestrebt werden. Trotzdem ist der Versuch eines kontrollierten Umgangs in der ambulanten Therapie wichtig, weil die Betroffenen meinen, dies wäre kein Problem. Andererseits finden es Eltern oft zu hart, wenn der Jugendliche unter Entzugserscheinung leidet und alles daransetzt, wieder spielen zu können.

Ein kalter und unvorbereiteter Entzug der Spieltätigkeit kann zu extremen Reaktionen wie Aggressionsdurchbrüchen oder depressivem Rückzug oder zumindest Motivationsverlust führen. Nach einer Eskalation sehen Eltern von weiteren drastischen Maßnahmen ab. Spätestens wenn eine Fremd- oder Selbstgefährdung im Sinne von Gewalt-, Mord und Suiziddrohungen vorliegt, müssen die Eltern wissen, wie sie reagieren können. Ein Problem besteht darin, dass die Eltern nach einer längeren Phase des Drohens, von Einschränkungen und dem wieder Zulassen der Spieltätigkeit von den Jugendlichen nicht mehr ernst genommen werden. Deshalb ist es wichtig, mit den Beteiligten genau zu besprechen, was bei erneuter Eskalation geschehen soll. Der Jugendliche soll wissen, unter welchen Umständen die Eltern aktiv werden. Die Eltern sollten sich über stationäre Behandlungsmöglichkeiten für den Fall einer gefährlichen Eskalation informieren. Die Erreichbarkeit des Therapeuten sollte für diese Situationen geklärt und die entsprechenden Notfallnummern parat liegen. In den meisten Fällen kommt es nicht zu einer Einweisung, vielmehr geht es darum, dass die Eltern zeigen, dass sie es mit der Grenzsetzung ernst meinen.

7.   Diskussion und Ausblick

Nur selten bildet ein Modell die Realität genau ab. Dieses Phasenmodell soll als Leitlinie für eine Prozessentwicklung zur Verfügung stehen.

Vor dem Hintergrund der aktuellen Forschungen und langjähriger klinischen Erfahrung lassen sich als zentrale Ursachen der Online-Sucht die fehlenden Möglichkeiten der Kinder und Jugendlichen festhalten, sich im eigenen Umfeld als wirksam zu erleben, Erfolg zu haben und Konflikte austragen zu können.

Die Familie ist die Kerngruppe, die Modelle von Handlungsmustern und konstruktiven Konfliktlösungsmöglichkeiten anbieten kann. Mitgefühl, Einfühlung, Solidarität und Selbstverantwortung können in dieser Gruppe erlernt werden und als Modell und Ressource für die Umsetzung im weiteren Umfeld dienen. Deshalb ist der Einbezug des Systems bei der Behandlung von Online-Sucht sinnvoll und nützlich. Wie bei anderen Suchttherapien auch sind Ausdauer und liebevolle Bestimmtheit von Therapeuten und Angehörigen nötig, um Veränderungen zu bewirken. Ziel ist die Bildung eines Bewusstseins über die Chancen und Risiken der Medien sowie die Förderung einer selbstbestimmten Nutzung. Das Engagement lohnt sich, da eine therapeutische Begleitung insbesondere bei Jugendlichen eine konstruktive Entwicklung nachhaltig begünstigen oder ermöglichen kann.

Im präventiven Sinn geht es um die Schaffung von realen Alternativen, die attraktive Herausforderungen, Begegnungs- und Mitwirkungsmöglichkeiten schaffen, die das mit allen Sinnen erfahrbare und intensive Erleben der Realität in ihrer unvergleichbaren Einzigartigkeit zum Tragen bringt.

Literatur

Bergmann W, Hüther G (2006) Computersüchtig, Kinder im Sog der modernen Medien. Düsseldorf: Walter.

Cooper R., Julian D., Tracey (2007) Alter Ego, Avatars and their Creators. London: Chris Boot.

Eidenbenz F (2001) Phänomen Internet-Sucht in der Schweiz, Studie zu konstruktivem versus problematischem Internetgebrauch. (www.verhaltenssucht.ch, Zugriff am 6.1.11).

Eidenbenz F et al. (2008) Online-Sucht, Sucht Info Schweiz. (http://www.sucht-info.ch/infos-und-fakten/onlinesucht/ , Zugriff am 9.1.11).

Eidenbenz F (2011) Systemic Dynamics with Adolescents Addicted to the Internet. In: Young K, Abreu C (Hrsg.) Internet Addiction, Hoboken: Wiley & Sons.

Eidenbenz F (2011) Online-Sucht – von der Isolation zur Integration. Familiendynamik, Heft 1/11 36. Jahrgang, 72-75.

Eidenbenz F (2011) Wenn Verhalten zur Sucht wird. Suchtmagazin, Heft 3/2011, 4–11.

Gammer C (2007) Systemische Therapie, Die Stimme des Kindes in der Familientherapie. Heidelberg: Carl-Auer.

Grüsser S, Thalemann R (2006) Verhaltenssucht, Diagnostik, Therapie, Forschung. Bern: Huber.

Kanfer, Reinercker, Schmelzer (2006) Selbstmanagement-Therapie, Ein Lehrbuch für die klinische Praxis. Heidelberg: Springer.

Petersen K, Thomasius R (2010) Beratungs- und Behandlungsangebote zum pathologischen Internetgebrauch in Deutschland. (http://www.onlinesucht.de/studie%20UKE-2010.pdf, Zugriff am 3.1.2011).

Petry J (2010) Dysfunktionaler und pathologischer PC- und Internet-Gebrauch. Göttingen: Hogrefe.

Rehbein F, Kleimann M, Mössle T (2009) Computerspielabhängigkeit im Kindes- und Jugendalter. Forschungsbericht Nr. 108, Kriminologisches Forschungsinstitut Niedersachsen e. V.

Schweitzer J, Schlippe A (2007) Lehrbuch der Systemischen Therapie. Therapie und Beratung, Band II. Göttingen: Vandenhoeck & Ruprecht.

Spitzer M (2005) Vorsicht Bildschirm. Stuttgart: Ernst Klett.

Suler J (2004) The online disinhibition effect. CyberPsychology & Behavior, 7(3), 321–326.

Sydowe K, Beher S, Schweitzer J, Retzlaff R (2006) Systemische Familientherapie bei Störungen des Kindes- und Jugendalters. Psychotherapeut, 51, 107–143.

Wölfling K (2008) Generation@ – Jugend im Balanceakt zwischen Medienkompetenz und Computerspielsucht. Sucht Magazin, 4(8), 2–16.

Yen J, Yen C, Chen C, Chen S, Ko C (2007) Family factors of Internet addiction and substance use experience in Taiwanese adolescents. CyberPsychology & Behavior, 10(3), 323–329.

Young K (2007) Cognitive behavior therapy with Internet addicts, Treatment outcomes and implications. CyberPsychology & Behavior, 10(5), 671–679.

Ambulante und stationäre Behandlung mediensüchtiger Jugendlicher – Das Beispiel von „Teen Spirit Island", Hannover

Christoph Möller

Einführung

Immer häufiger wenden sich besorgte Eltern an Beratungsstellen, da sie das Gefühl haben, ihre Kinder in den Weiten des World Wide Web zu verlieren. Oder übermüdete Jugendliche tauchen auf, die die Nacht zum Tage machen, die Schule nicht mehr besuchen, keine sozialen Kontakte pflegen und die Körperhygiene vernachlässigen. Diese Jugendlichen berichten von Erfolgen beim Onlinespiel, von den vielen Kontakten, die sie im Internet haben und dass sie hier finden, was ihnen im realen Leben verwehrt ist. Eltern, Lehrer und Gleichaltrige stehen hilflos vor diesem Phänomen. Lange wird abgewartet und zugeschaut, wie aus einer anfänglichen Freizeitbeschäftigung eine das gesamte Leben einnehmende und einengende Tätigkeit wird. Bei genauerer Betrachtung wirken die jungen Menschen ängstlich, zurückgezogen, unsicher im Kontakt und voller Selbstzweifel. Das reale Leben erscheint ihnen fad und voller Abwertungen und Kränkungen. Innere Struktur, Halt und ein Gespür für den Sinn des eigenen Lebens fehlen. Diese jungen Menschen kommen im Alltagsleben und unserer Gesellschaft nicht zurecht. Wenige ambulante Angebote und kaum stationäre Betten stehen für die Behandlung zur Verfügung. Epidemiologische Untersuchungen zeigen Häufigkeiten der Mediensucht von 3–5 % auf (Müller und Wölfling 2010).

1.   Psychiatrische Komorbidität

Bei Personen mit exzessiver Internet- und Computernutzung finden sich gehäuft depressive Störungen. In einer Stichprobe von 23 Patienten mit einer Internetabhängigkeit wurde bei 77,8 % eine depressive Störung diagnostiziert. Es wird empfohlen, bei Patienten mit Depression Fragen nach exzessiver Mediennutzung in die psychiatrische Diagnostik mit aufzunehmen. So werden in einer Übersichtsarbeit von Bremer (2005) für depressive Störungen Häufigkeiten von exzessiver Computer- und Internetnutzung bis 70 % benannt und für Angststörungen bis zu 50 %. Andere Befunde sprechen dafür, dass sich bei exzessiver Mediennutzung gehäuft soziale Ängste, emotionale Einsamkeit und nicht zufriedenstellende soziale Beziehungen finden. Auch scheinen sich bei Mediensüchtigen gehäuft Jugendliche mit einer ADHS-Problematik zu finden (Fröhlich et al. 2009). Die mit exzessivem Computerspiel, Internet oder Fernsehen verbrachte Zeit steht für andere soziale Aktivitäten, wie sich mit Freunden zu treffen oder Zeit mit der Familie zu verbringen, nicht zur Verfügung. So kann übermäßiger

Medienkonsum den Kontakt zu Klassenkameraden und damit die soziale Akzeptanz innerhalb der Klasse negativ beeinflussen.

In den Medien wird ein unrealistisches Körperbild vermittelt – bei den weiblichen Models oft extrem schlank und bei den Männern sehr muskulös. Dies kann die Unzufriedenheit in Bezug auf die eigene Körperlichkeit verstärken und Jugendliche in gestörtem Essverhalten oder übermäßigem Körperkult bestärken (van Egmond-Fröhlich et al. 2007). Was Ursachen und was Auswirkungen von exzessivem Computerspielen und von Internetnutzung sind, ist noch nicht geklärt und bedarf weiterer Untersuchungen (Grüsser und Thalemann 2006, Mehroof und Griffiths 2009, DZSKJ 2009, Möller 2009, Petry 2010).

Als somatische Störungen werden muskuläre Verspannungen, Kopfschmerzen, Konzentrationsschwierigkeiten, Erschöpfung und hastige und oft ungesunde Nahrungsaufnahme genannt. Auch der Schlaf ist erheblich gestört. Sowohl Quantität als auch Qualität des Schlafes werden beeinträchtigt, denn gespielt wird häufig in den Abend- und Nachtstunden. Die Untersuchungen zu Medienkonsum und Übergewicht beziehen sich meist auf den Zusammenhang von Fernsehen und Adipositas (Spitzer 2006, Grüsser und Thalemann 2006, van Egmond-Fröhlich et al. 2007). Ob gleiches auch für Computerspiel und Internetnutzung gilt, ist offen. Der Energieumsatz ist beim Spielen wahrscheinlich höher, und die Hände sind nicht wie beim Fernsehen zum Essen frei. Bei exzessivem Computerspiel findet sich gehäuft ungesundes und hektisches Essverhalten, um Zeit für die Spiele zu gewinnen.

2.   Psychopathologie der Mediensucht

Es sind meist männliche Jugendliche, die sich in einer Ambulanz wie der von „Teen Spirit Island" einfinden. Sie wirken übermüdet, legen wenig Wert auf Kleidung und Aussehen, und die Körperhygiene wird vernachlässigt. Positives Körpererleben im Sinne einer Ressource für das eigene Selbstwerterleben fehlt. Im Kontakt sind sie wenig spürbar und erlebbar und kaum präsent. Sie wirken unsicher. Für Hobbys und alterstypische Interessen wie sich mit Gleichaltrigen oder dem anderen Geschlecht treffen sind sie nicht zu begeistern. Einige verbringen ihre komplette Wachzeit vor dem Bildschirm, gehen nicht mehr in die Schule, haben keine Hobbys, und reale Kontakte beschränken sich auf die besorgten Eltern. In der Vorgeschichte finden sich früh Schwierigkeiten, mit Gleichaltrigen zurecht zu kommen, und Ängste, sich auf soziale Beziehungen einzulassen. Die sozialen Kompetenzen sind nicht altergemäß entwickelt. Selbstzweifel und die Unzufriedenheit mit der eigenen Person prägen den Lebensweg. Oft sind die primären Bindungspersonen nicht als Halt und Schutz gebend erlebt worden. Reale zwischenmenschliche Beziehungen wurden eher als ängstigend und bedrohlich, denn als wertvoll und sinnstiftend erlebt. In der Klassengemeinschaft und mit Gleichaltrigen kam es gehäuft zu Ausgrenzung und Abwertungen. Anerkennung und Erfolg in der Schule, beim Sport oder im sozialen Miteinander sind rar.

Bekommt ein Jugendlicher mit derartigen Erfahrungen z. B. zur Konfirmation einen Computer mit Internetanschluss geschenkt, mag sich für ihn eine neue Welt eröffnen. Beim Chatten oder in sozialen Netzwerken gelingt es ihm erstmals, Kontakt und „Freundschaften" zu pflegen. Zum Geburtstag bekommt er erstmals Post (viele Mails). Er kann sich eine neue Identität schaffen und sich mit einem Stellvertreter-Ich, einem sog. Avatar, in den Weiten des World Wide Web bewegen und in Echtzeit mit anderen Avataren Kontakt aufnehmen. Auch hinter diesen sitzt ein realer Mensch in einem abgedunkelten Zimmer alleine mit seinen Wünschen und Fantasien. Die Begrenztheit von Zeit und Raum, die Grenzen der eigenen Körperlichkeit und unseres Menschseins scheinen wie aufgehoben. Grenzen sind immer mit Frust, aber auch mit Sich-spüren verbunden.

Beim Onlinespiel wird alles Unangenehme vorübergehend vergessen und löst sich in Spielfiguren auf, welche die ersehnten Eigenschaften und Attribute aufweisen. Beim Onlinerollenspiel wie „World of Warcraft" ist man wichtiger Teil einer Gilde, einer Gemeinschaft, hat Erfolge und erhält Anerkennung. Ohne die Fähigkeiten der eigenen Spielfigur kann die Gilde die nächste Schlacht nicht gewinnen. Da kann die Schule mit ihren negativen Erfahrungen nicht wichtiger als das im Spiel Erlebte sein. Auch die geheimsten Wünsche in Bezug auf das andere Geschlecht sind nur einen Mausklick entfernt, allzeit verfügbar, und Frustration und Zurückweisung sind ausgeschlossen. Beim exzessiven Gebrauch von Gewaltspielen erlebt manch Jugendlicher einen Kick und eine kurzfristige Befriedigung.

In einer Untersuchung mittels Positronenemissionstomographie konnte gezeigt werden, dass es beim Spielen eines Gewaltvideospiels zu einer so starken Dopaminfreisetzung kommt, wie man dies bisher nur durch Psychostimulantien hervorrufen konnte (Koepp et al. 1998). Das Computerspiel und das Internet bedienen hier, was als Mangel und Defizit in Bezug auf die eigene Person und im sozialen Miteinander erlebt wird. Schnelle Bedürfnisbefriedigung, Vergessen der realen Probleme und eine Welt voller Anerkennung, Erfolg und Kontakt sind im Internet greifbar und zugänglich. Die virtuelle Welt wird als belohnungsreicher, interessanter und bedeutsamer erlebt als die reale. Sie dient der Selbstwertregulation und überdeckt die erlebten Grenzen und Unfähigkeiten. So kann die exzessive Mediennutzung auch als Selbstheilungsversuch für die zugrunde liegende psychiatrische Problematik verstanden werden (Grüsser und Thalemann 2006, Bergmann und Hüther 2006, Möller 2009).

3. Ab wann ist exzessive Mediennutzung pathologisch?

Eltern, Lehrer und Berater fragen häufig, ab wann man von einer pathologischen Mediennutzung sprechen könne. Generelle Zeitangaben sind jedoch mit Vorsicht zu betrachten. Reduziert eine Familie ihren Medienkonsum um eine Stunde täglich zu Gunsten einer anderweitigen gemeinschaftlichen Beschäftigung, ist dies positiv zu sehen, wenn ansonsten der Bildschirm der ganztägige Mittelpunk des Familienlebens ist. Dies heißt im Umkehrschluss nicht, dass andere Familien ihren Medienkonsum um eine Stunde erhöhen sollten, wenn der Medienkonsum eine eher untergeordnete Rolle spielt. Griffith (2009) beschreibt zwei Personen, die beide bis zu 14 Stunden täglich am PC spielen. Nur einen der beiden Personen stuft er als süchtig ein und verweist auf die Bedeutung der Lebensumstände, der Motivation und der Persönlichkeitsstruktur der Spieler für die Diagnose. Wenn ein Jugendlicher altertypische Aufgaben und Beschäftigungen nicht nur vorübergehend vernachlässigt, Hobbys aufgibt, Kontakte zu Gleichaltrigen einstellt, nicht mehr zur Schule geht, das soziale Familienleben verweigert und stattdessen seine Zeit mit Computer und Internet verbringt und die Nacht zum Tage macht, sollte eine Beratung aufgesucht werden. Neben dem beschreibbaren Verhalten ist es wichtig, die Lebensumstande und die Persönlichkeitsstruktur des Jugendlichen zu berücksichtigen. Exzessives Computerspielen kann ein passageres Phänomen in der Entwicklung sein, da die neuen Medien vor allem auf männliche Jugendliche eine große Faszination haben und auch die Peergroup einen Sog auswirken kann. Die Flucht in die virtuelle Welt kann Ausdruck einer vorübergehenden familiären Krise sein. Manch ein Jugendlicher findet in den Weiten des Internet jedoch Anerkennung, Bestätigung, Kontakte, Erfolge und kann abschalten und vergessen. Ist dies im realen Leben unmöglich, ist die Versuchung groß, der virtuellen Welt mehr Bedeutung beizumessen als dem realen Leben. Was im realen Leben als Mangel und Defizit erlebt und vermittelt wird, begegnet dem Jugendlichen in der virtuellen Welt als positiver Ausgleich. Die von Angehörigen erlebte Fehlentwicklung und Not wird vom Jugendlichen nicht geteilt. Dieser erlebt hier, was ihm bisher im Leben gefehlt hat. Die Umwelt sieht eine Problematik, während der Jugendliche die Zeit im Internet als positiv und belohnend erlebt. In diesem Fall ist Hilfe angezeigt.

4. Ambulantes Behandlungskonzept

Viele Jugendlich sind anfangs nicht bereit, zu einer Beratung zu gehen oder ihr Verhalten zu verändern. Sollte in der Beratung deutlich werden, dass Hilfe erforderlich ist, ist es empfehlenswert, mit den Jugendlichen und den Eltern eine Vereinbarung zu treffen, was sich in den nächsten 14 Tagen verändern muss, um eine stationäre Therapie zu vermeiden. Dazu kann gehören: der Jugendliche besucht ab sofort regelmäßig die Schule, steht dafür zeitig genug auf, er nimmt an den gemeinsamen Mahlzeiten teil, sucht sich längerfristig wieder ein Hobby, auch um Kontakt zu Gleichaltrigen aufzubauen, und nimmt sonstige altertypische Pflichten wahr, wie Schulaufgaben oder Mithilfe im Haushalt. Erst wenn dies erledigt ist, kann der Freizeitbeschäftigung Computerspiel nachgegangen werden. Bezüglich der PC-Nutzungsdauer sollte entweder ein tägliches Zeitkontingent vereinbart werden oder eines für die Woche, das sich der Jugendliche selbst einteilen kann. PC und Fernseher sollten an einem für alle zugänglichen Ort im

Hause aufgestellt werden, nicht im Zimmer des Jugendlichen. Ferner sollten Konsequenzen vereinbart werden, für den Fall, dass die Absprachen nicht eingehalten werden. Am Ende der Maßnahmen steht, dass Computer und Fernseher aus der Wohnung entfernt werden. Auch sollte abgesprochen werden, was passiert, wenn der Jugendliche aggressiv oder tätlich reagiert. Ist dies zu erwarten, so ist es hilfreich, wenn eine weitere Person als Unterstützung für die Eltern anwesend ist. Bei Gewalt ist die Polizei zu rufen. Dies sollte vorher klargestellt werden. Vereinbarungen sollten schriftlich fixiert werden. An einem festen Tag in der Woche können Vereinbarung neu besprochen werden. Ist der Jungendliche zum vereinbarten Zeitpunkt nicht anwesend, wird er über die neuen Vereinbarungen schriftlich informiert. Sein Interesse am nächsten Termin teilzunehmen wird sich erhöhen. Es sollten nur Inhalte vereinbart werden, die auch umgesetzt werden können, um die Glaubhaftigkeit nicht zu verlieren.

Jugendliche haben ein Recht auf ein Orientierung und Halt gebendes Gegenüber, an dem sie sich abarbeiten und entwickeln können. Auf einer Station wie Teen Spirit Island müssen Jugendliche einen klaren Rahmen, eine Halt und Schutz gebende Autorität und eine verbindliche Tagesstruktur akzeptieren. Was anfangs als bedrohlich oder unzumutbar wahrgenommen wird, wird im Nachhinein oft als hilfreich und wesentlich beschrieben (Möller 2009).

Eltern fühlen sich in diesen Situationen oft machtlos und hilflos. Der Jugendliche bestimmt die Interaktion und Verhaltensregeln in der Familie. Aus Angst vor Veränderungen einer unerträglichen Situation wird tatenlos zugesehen, wie der Jugendliche sich seine Entwicklung verbaut. Das Wiederherstellen von Autorität durch Beziehung ist ein notwendiger Schritt (Omer und von Schlippe 2006).

4.1.   Die Therapiestation Teen Spirit Island

Seit 1999 bietet die Therapiestation für drogenabhängige Jugendliche und Heranwachsende Teen Spirit Island (TSI) am Kinderkrankenhaus auf der Bult in Hannover erfolgreich Hilfen für abhängige junge Menschen an. In einer Katamnesestudie konnten auch im Langzeitverlauf gute Erfolge aufgezeigt werden (Wartberg et al. 2009). 2010 wurden auf Teen Spirit Island durch einen Erweiterungsbau die bundesweit ersten Therapieplätze für Jugendliche und Heranwachsende mit Mediensucht eröffnet (Möller 2010). Auch in anderen Ländern gibt es nur wenige spezialisierte Therapeuten, die Klienten mit Mediensucht behandeln (Griffiths und Meredith 2009). In Amsterdam (Holland) bietet die Smith & Jones Klinik Therapie für mediensüchtige Jugendliche und Erwachsene an, allerdings nicht im Rahmen einer psychiatrischen Behandlung (Smith & Jones 20010). In Deutschland werden Mediensüchtige vereinzelt in Psychosomatischen Kliniken mitbehandelt.

Teen Spirit Island bietet ein zweiphasiges Behandlungskonzept an:

In der *Aufnahmephase* finden ein qualifizierter Entzug und die Motivation und Vorbereitung für eine Langzeittherapie statt. Mit Beginn der Therapie stellt der Patient die Computer-, Internet und Handynutzung ein. Neben psychischen Entzugserscheinungen kommt es vereinzelt auch zu vegetativen Symptomen wie Unruhe, Herzrasen, Kaltschweißigkeit, Tachykardie und Schlaflosigkeit. Wenn notwendig wird in dieser Phase eine medikamentöse Unterstützung angeboten. Ist der Patient ausreichend motiviert und gruppenfähig, wechselt er in die Behandlungsphase.

In der *Behandlungsphase* steht die psychiatrisch, psychotherapeutische Behandlung der Grundstörung im Mittelpunkt. Zentrales Element sind gruppentherapeutische Angebote. Gegen Ende der Therapie unterstützen ein Schul- und Berufspraktikum die Reintegration in das gesellschaftliche Leben. Wenn eine Rückführung in den familiären Rahmen nicht sinnvoll erscheint, kann der Jugendliche in der Jugendhilfeeinrichtung „Stepkids" in Hannover weiter betreut werden. Hier stehen Schule und Berufsausbildung und die Integration und Verselbständigung im Fokus der Unterstützung.

Die psychiatrische, psychotherapeutische Weiterbetreuung der Patienten wird über die Ambulanz von TSI sichergestellt. Damit bietet TSI Beziehungskonstanz von der ambulanten Vorphase, über die stationäre Therapie bis zur ambulanten und stationäre Nachsorge. Auf Grund der Schwere der psychiatrischen Grundstörungen und der seelischen Fehlentwicklungen ist eine psychiatrische Langzeittherapie notwendig, um längerfristig auf das Medium im Sinne einer Selbstmedikation verzichten zu können (Wartberg et al. 2009). Ansätze, die nur die Abhängigkeit in den Fokus nehmen, greifen zu kurz (Möller 2009).

Patienten mit stoffgebundenen Süchten und solche mit Mediensucht werden auf TSI gemeinsam behandelt. Erstere neigen zu expansivem, grenzverletzendem Verhalten. Letztere sind eher sozialphobisch und ängstlich. Beiden gemeinsam ist, dass sie gelernt und erfahren haben, ihr Seelenleben und ihre Erlebniswelten mit Hilfe von Substanzen oder Medien zu steuern. Unangenehme Gefühle werden schnell und effektiv in angenehme Gefühle überführt. Die Jugendlichen können so vergessen, abschalten und sich zugehörig fühlen. Haben die Patienten diese Ähnlichkeiten im Umgang mit Stoff und Medium erfasst, profitieren sie von ihren Unterschiedlichkeiten. Die unvermeidbaren Konflikte können in den zahlreichen Gruppenangeboten gewinnbringend bearbeitet werden.

Gruppentherapeutische Angebote

Menschen mit psychischen Störungen leiden im subjektiven Erleben nicht an ihrer Genetik oder Hirnbiologie, sondern daran, dass sie im sozialen Miteinander nicht zurecht kommen. Bei Mediensüchtigen finden sich häufig soziale Ängste, Einsamkeit und häufiges Scheitern längerfristiger, Halt und Schutz gebender Beziehungen. Die Schwierigkeiten im sozialen Miteinander, wegen derer Hilfe gesucht wird, werden im Kontext des stationären Soziallebens und in der Interaktion mit Gleichaltrigen und Personal innerhalb kurzer Zeit erneut deutlich, gleichsam reinszeniert. Die Fähigkeit zur

Mentalisierung fehlt, so dass häufig inszeniert wird, was nicht in Worte gefasst werden kann. Damit ist die Problematik nicht mehr nur Geschichte und Teil der Biographie, sondern im Hier und Jetzt erlebbar und damit auch veränderbar. Durch das Erleben und Bewusstmachen des eigenen Beteiligtseins am Zustandekommen der sozialen Interaktion im Spiegel der Gruppe ist man nicht mehr nur Opfer und ausgeliefert, sondern auch Mitgestalter der sozialen Realität. Durch das Erleben der Zugehörigkeit zur Gruppe lernt der junge Mensch, sein Leben selbst zu gestalten und in die Hand zu nehmen und seinem Lebensskript eine neue, selbstbestimmte Richtung zu geben. Im Rahmen gruppentherapeutischer Angebote erfahren Mediensüchtige korrigierende soziale Erfahrungen, Ängste können bearbeitet und überwunden und die Gemeinschaft als etwas Stärkendes und Hilfreiches erfahren werden (Möller 2008).

Neben Gruppentherapie werden auf Teen Spirit Island Einzel- und Familientherapie angeboten. Hier können im Kontakt mit dem Therapeuten lebensgeschichtliche und individualpsychologische Aspekte aufgearbeitet werden.

Teen Spirit Island bietet ein multimodales jugendpsychiatrisches Angebot. Im Folgenden werden einige Angebote vorgestellt unter besonderer Berücksichtigung der Behandlung von Mediensüchtigen:

- *Tiefenpsychologisch-interaktionelle Gruppentherapie:* Durch freie Interaktion im Hier und Jetzt kann das eigene Beteiligtsein an der Interaktion im Spiegel der Gruppe erfahren und bewusst werden. Korrigierende Erfahrungen ermöglichen eine selbstbestimmtere Lebensgestaltung. Ziel ist es, im sozialen Miteinander besser zurecht zu kommen.
- *Themenzentrierte Interaktionsgruppe (TZI nach Ruth Cohen):* Spezifische Themen im Umgang mit Medien werden in der TZI angesprochen: kontrollierter Umgang mit Medien, in welchen Situationen verliere ich die Kontrolle, Gewaltspiele, Chatten, Umgang mit persönlichen Informationen im Netz.
- *Familientherapie:* In der Familientherapie geht es um die Einbindung der Problematik in den familiären und sozialen Kontext. Anfangs steht oft die Bearbeitung von Schuldgefühlen im Vordergrund. Im weiteren Verlauf werden neue Umgangsformen und Perspektiven erarbeitet.
- *Einzeltherapie:* In der Einzeltherapie werden die der Suchtproblematik zugrunde liegenden Themen und biographischen Besonderheiten bearbeitet und behandelt. Eine tragfähige therapeutische Beziehung ist Grundlage des therapeutischen Geschehens im Einzel- wie im Gruppenkontakt. In der Begegnung mit dem Therapeuten kann manches verstehbar werden. Für das eigene Leben kann ein Sinn und neue Motivation entwickelt werden, jenseits des Mediengebrauchs. Dabei ist die Haltung und die Art und Weise der Beziehungsaufnahme des Therapeuten entscheidend, nicht primär die Therapieschule (Yalom 2005, Zimmermann-Viehoff 2010).
- *Bezugspflege:* Auch in der Arbeit des Pflege- und Erziehungsdienstes ist die persönliche Beziehung zentrales Moment.
- *Kunsttherapie:* Computerspiel, Fernsehen und das Internet bieten vorgefertigte Bilder, die nur bedingt gestaltet und mit eigener Phantasie

angereichert werden können. Mediensüchtige malen oftmals Bilder, die ihrer Spielewelt gleichen. In der Kunsttherapie wird eine nonverbale, kreative Ressource gefördert. Das seelische Erleben wird reicher und differenzierter, unabhängig von medialen Vorgaben. Intermediärräume öffnen sich, welche die Entwicklung und gemeinsames Erleben fördern.

- *Klettern:* Beim Hallen- und Felsenklettern und anderen sportlichen Angeboten wird vor allem das Körpererleben gestärkt. Körperliche Betätigung als Quelle von Selbsterleben und Wohlbefinden ist Mediensüchtigen fremd. Beim Klettern ist darüber hinaus das Gemeinschaftserleben ein zentrales Element. Nur durch Kooperation und gegenseitiges Vertrauen kann ein solches Vorhaben gelingen. Aufmerksamkeit und Erleben sind auf ein gemeinsames Vorhaben gerichtet. Diese „shared attention" ist ein wichtiges Entwicklungsmoment im sozialen Miteinander. Sich abends beim Lagerfeuer über das Erlebte auszutauschen bietet Momente, die den Jugendlichen in seiner Ganzheit ansprechen, nicht nur visuell und akustisch und ohne reale soziale Bezüge in seinem dunklen Zimmer.
- *Kochgruppe:* Mediensüchtige berichten, sich überwiegend von Fast-Food zu ernähren. Für gemeinsame Mahlzeiten blieb keine Zeit. Für sich und andere eine leckere Mahlzeit zubereiten, ist eine die Sinne ansprechende Erfahrung. Beim gemeinsamen Essen kommt es zu Gesprächen, und die Jugendlichen bekommen unmittelbar Lob und Anerkennung für ihren Einsatz.
- *Garten- und Werkprojekt:* Ins Tun kommen, Gestalten und Be-greifen, schnelle Rückmeldung und Erfolgserlebnisse sind entwicklungsfördernde Elemente. Natur und Materialien werden als gestaltbares Gegenüber erlebt, die Sinne werden umfassend angesprochen. Die Jugendlichen haben Erfolgserlebnisse, in dem die Pflanzen wachsen, gedeihen und geerntet werden können. Sie übernehmen Verantwortung für ein Beet. Prozesse in der Natur und der Jahreslauf werden hautnah spürbar.
- *Schule:* Bei Mediensucht ist nicht die Abstinenz, sondern ein kontrollierter Umgang mit Medien das Ziel von Therapie. Ohne PC und Internet sind das gesellschaftliche Leben und die meisten Berufe nicht mehr denkbar. Im Rahmen des Krankenhausunterrichtes wird Jugendlichen ein gesellschaftlich erwünschter und hilfreicher Umgang mit PC und Internet vermittelt. Erstaunlich ist, dass manch ein Jugendlicher, der in den Spielewelten zu Höchstform aufläuft und erstaunliches Geschick am Computer aufweist, keine Bewerbung schreiben oder schulische Inhalte recherchieren kann. In einem Berufpraktikum wird die Neugier auf ein Leben mit Teilhabe am gesellschaftlichen Miteinander geweckt und vermittelt, wofür es sich lohnen kann, sich in der Schule zu engagieren. Die Schule baut die Brücke zu einem anderen Umgang mit PC und Internet und zu einem Leben nach der Therapie.

Salutogenetische Ressourcen

Neben der psychiatrisch-psychotherapeutischen Behandlung der Grundstörung ist ein zentrales Therapieelement, junge Menschen für das Leben und das soziale Miteinander zu begeistern. Die Patienten sind auf der Suche nach Orientierung, Halt und Sicherheit. Das Leben und Beziehungen wurden von den Heranwachsenden oftmals als verunsichernd, bedrohlich, nicht kontrollierbar, einsam und kalt erlebt. In der virtuellen Welt haben sie gefunden, was ihnen im realen Leben verwehrt geblieben ist. Während die Umwelt die exzessive Mediennutzung als bedrohlich erlebt, berichten Betroffene von positiven Erlebnissen, auf die sie nicht verzichten wollen. Gelingt es, Interesse am realen Leben zu wecken, Beziehungen positiv zu erleben, die eigene Körperlichkeit als Ressource zur Gefühlsregulation zu entdecken und dem Leben einen Sinn zu verleihen, ist es dauerhaft möglich, auf die Mediennutzung im Sinne einer Selbstmedikation zu verzichten. Verstehbarkeit, Handhabbarkeit und vor allem die Sinnhaftigkeit sind nach Antonovsky (1997) wesentliche Vorraussetzung für körperliche und seelische Gesundheit. Mediensüchtige Jugendliche haben in der Lebensgeschichte jedoch häufig erfahren, dass ihr Leben nicht handhabbar (z. B. Ausgrenzung und Abwertung in der Gruppe der Gleichaltrigen), nicht verstehbar (z. B. keine Erfolge und Anerkennung) und vor allem nicht sinnvoll war (erst die virtuelle Welt vermittelt etwas, für das es sich lohnt sich anzustrengen). Der klare Halt und Schutz gebende jugendpsychiatrische Rahmen der Station Teen Spirit Island bietet die Möglichkeit zur Nachreifung und Entwicklung. Hier können erste Erfolge, Selbstwirksamkeit und Zugehörigkeit erfahren werden. Im Gespräch mit Therapeuten und Gruppe kann die lebensgeschichtliche Problematik aufgearbeitet werden. Gestärkt mit derartigen Erfahrungen ist es möglich, dem Leben einen Sinn zu geben und es selbstbestimmt in die Hand zu nehmen (Möller 2005).

Zusammenfassung

Bei Mediensüchtigen finden sich in der Regel schwere psychiatrische Grundstörungen wie Depression, Soziale Phobien oder Ängste. Die als problematisch und defizitär erlebte Grundproblematik wird über Internet und Computerspiel kompensatorisch bedient. Der Heranwachsende erlebt hier Zugehörigkeit, kann Kontakte pflegen, hat Erfolge und kann vorübergehend vergessen und abschalten. Das Medium Internet und Computerspiel wird zur Selbstregulation oder als Selbstheilungsversuch eingesetzt. Dieses vorübergehende kompensatorische, positive Erleben führt bei anhaltendem Verhalten weiter in die Sackgasse. Bei der stationären Therapie steht die jugendpsychiatrisch-psychotherapeutische Behandlung der Grundstörung im Fokus, um längerfristig auf das Medium im Sinne von Stabilisierung und Kompensation verzichten zu können. Ein multimodales Setting mit Gruppen-, Einzel- und Familientherapie wird ergänzt durch vielfältige sozialtherapeutische Angebote, die den Selbstwert und das Körpererleben stärken. In der Krankenhausschule wird ein kontrollierter und gesellschaftlich erwünschter Umgang mit PC und Internet erlernt und vermittelt. Schul- und Berufspraktika bereiten auf ein Leben nach der stationären Therapie vor. Bei Bedarf kann die Überleitung in eine, die Verselbständigung unterstützende, und mit Teen Spirit Island kooperierende Jugendhilfeeinrichtung angebahnt werden.

Literatur

Antonovsky A. Salutogenese. Zur Entmystifizierung der Gesundheit. Deutsche Gesellschaft für Verhaltenstherapie, Tübingen, 1997.

Bergmann W, Hüther G. Computersüchtig. Kinder im Sog der modernen Medien. Walter, Düsseldorf, 2006.

Bremer J. The Internet and Children: Advantages and Disadvantages. Child Adolesc Psychiatric Clin N Am. 2005; 14: 405–428.

DZSKJ: 2009: http://www.uni-due.de/~hl0028/files/1252395344_Zwischenbericht_20Onlinesucht.pdf

van Egmond-Fröhlich A, Mößle T, Ahrens-Eipper S, Schmid-Ott G, Hüllinghorst R, Waschburger P. Risiken für die Psyche und Körper. Dtsch. Ärztebl. 2007; 104 (38): 2560–2564.

Fröhlich J, Lehmkuhl G, Döpfner M. Computerspiele im Kindes- und Jugendalter unter besonderer Betrachtung von Suchtverhalten, Aufmerksamkeitsdefizit-Störungen (ADHS) und Aggressivität. Zeitschrift für Kinder- und Jugendpsychiatrie und Psychotherapie 2009; 37: 393–404.

Griffiths M, Meredith A. Videogame Addiction and its Treatment. J Contemp Psychother 2009 Published online, Springer.

Griffith M. The Role of Context in Online Gaming Exzess and Addiction: Some Case Study Evidence. Int J Health Addiction 2009. Published online, Springer.

Grüsser S, Thalemann R. Computerspielsüchtig. Rat und Hilfe. Huber, Bern, 2006.

Koepp M, Gunn R, Lawrence A et al. Evidence for striatal dopamin release during a video game. Nature. 1998; 393: 266–268.

Mehroof M, Griffith M. Online Gaming Addiction: The Role of Sensation Seeking, self-Control, Neuriticism, Agression, state anxiety, and Trait Anxiety. Cyberpsychology & Behavior 2009, 13, 1–8.

Möller C. „Trotzdem Ja zum Leben sagen" – Salutogenese und Sucht im Jugendalter. Suchtmed 2005; 7 (4): 273–278.

Möller C. „Besonderheiten der Gruppenpsychotherapie mit Jugendlichen und jungen Erwachsenen". Jahrbuch für Gruppenanalyse 2008: 129–148.

Möller C. Drogenmissbrauch im Jugendalter. Vandenhoeck & Ruprecht, Göttingen, 2009.

Möller C. Jugend sucht. Ehemals Drogenabhängige berichten. Vandenhoeck & Ruprecht, Göttingen, 2009.

Möller C. „Internet / Computersucht – eine Problematik für den Kinder- und Jugendarzt?" Kinder- und Jugendarzt 2009; 40 (5): 312–321.

Möller C. Spezialisierte Therapieplätze für computer- und internetabhängige Jugendliche und Heranwachsende eröffnet. Kinder und Jugendarzt 2010; 3: 145.

Müller K, Wölfling K. Pathologische Computerspiel- und Internetnutzung. Der Forschungsstand zu Phänomenologie, Epidemiologie, Diagnostik und Komorbidität. Suchtmed 2010; 12 (4): 45–55.

Omer H, von Schlippe A. Autorität durch Beziehung. Die Praxis des gewaltlosen Widerstands in der Erziehung. Vandenhoeck & Ruprecht, Göttingen, 2006.

Omer H, von Schlippe A. Autorität ohne Gewalt. Coaching für Eltern von Kindern mit Verhaltensproblemen. ‚Elterliche Präsenz' als systemisches Konzept Vandenhoeck & Ruprecht, Göttingen, 2006.

Petry J. Dysfunktionaler und pathologische PC- und Internet-Gebrauch. Hogrefe, Göttingen, 2010.

Smith & Jones: Klinik in Amsterdam: http://www.smithandjones.nl/

Spitzer M. Vorsicht Bildschirm. Klett Verlag, Stuttgart, 2006.

Wartberg L, Sack P, Thoms E, Möller C, Stolle M, Thomasius, R. „Stationäre Kinder- und Jugend-
    psychiatrie sowie Psychotherapie bei substanzabhängigen Jungen und Mädchen. Ergebnisse
    einer Katamneseuntersuchung" Psychotherapeut 2009; 3: 193–198.
Yalom I. Theorie und Praxis der Gruppentherapie. Ein Lehrbuch. Klett-Cotta, Stuttgart 2005.
Zimmermann-Viehoff F. Der Arzt als Placebo. Balint 2010; 11: 39–41.

Das Erlernen eines selbstbestimmten Umgangs mit Medien in der Jugendhilfe

Emilia Hornemann und Dieter Gerdes

Einleitung

Das Erlernen eines selbstbestimmten Umgangs mit Medien in der Jugendhilfe soll exemplarisch an zwei Beispielen dargestellt werden. Das erste Beispiel beschreibt die Arbeit mit Jugendlichen, die gefährdet sind, sich in den Weiten des World Wide Web zu verlieren und durch eine weitgehend medienfreie Umgebung mit vielfältigen Angeboten Nachreifungsprozesse durchlaufen können, die später einen selbstbestimmten Umgang mit Medien ermöglichen. Das zweite Beispiel stellt die sucht- und sozialtherapeutische Arbeit mit Jugendlichen mit einer Medienproblematik in einer spezialisierten stationären Jugendhilfeeinrichtung dar. Die dort betreuten Jugendlichen haben eine Medienabhängigkeit und vor der Aufnahme bereits eine spezielle jugendpsychiatrische Therapie abgeschlossen.

1. Medienfreiheit als Weg zum selbstbestimmten Umgang mit Medien

Im Folgenden soll dargestellt werden, wie auch gefährdeten Jugendlichen durch die Vermittlung von sinnstiftender Beschäftigung eine Alternative näher gebracht werden kann, die längerfristig einen selbstbestimmten Umgang mit Medien ermöglicht.

Kommen Kinder und Jugendliche in eine Jugendhilfeeinrichtung haben, sie in ihrem bisherigen Leben meist keine förderlichen und Halt gebenden Beziehungserfahrungen gemacht. Häufig haben sie Beziehungsabbrüche und wiederholte Schulwechsel hinter sich, galten als „nicht tragbar" und haben unzureichende Struktur und Grenzen von außen erfahren. Oftmals lebten sie bei Eltern, die mit sich selbst überfordert waren und die eigenen Kinder als Last ansahen. Die soziale Integration in der Familie und der Schule war nicht gegeben. Die Welt der Medien bietet diesen Jugendlichen etwas bisher Verwehrtes. Sie finden in sogenannten „Chatrooms" „Freunde", haben Erfolge beim Online-Rollenspiel und können ihre innere Leere überspielen.

Beziehungsangebote, kreative Freiräume, Körpererleben und soziales Miteinander sind besonders für diese Kinder und Jugendlichen entwicklungsfördernd. Die Jugendhilfe hat die Chance, diesen Jugendlichen das zu geben, was sie in ihrer frühen Kindheit nicht erfahren haben. Daher kann es im Einzelfall sinnvoll sein, auch Jugendlichen eine weitgehend medienfreie Umgebung im Sinne des Schutzes und der Möglichkeit zur Nachreifung zu bieten. Erst wenn bestimmte Entwicklungsschritte vollzogen sind, ist ein selbstbestimmter und freier Umgang mit den Medien möglich. Gerade bei

der gefährdeten Gruppe an Kindern und Jugendlichen in der Jugendhilfe ist ein kritischer Umgang mit Medien besonders wichtig. Für die Mitarbeiter in der Jugendhilfe bedeutet dies, dass sie bereit sind, Beziehungsangebote und sinnstiftende, freizeitpädagogische Angebote anzubieten. Dieser Moment der Begegnung ist entwicklungsfördernd und Kristallisationspunkt der Persönlichkeitsbildung und kann durch Medien nicht ersetzt werden. Von den Mitarbeitern verlangt dies innere Präsenz und die Bereitschaft zur Auseinandersetzung. Leichter ist es, die Jugendlichen allabendlich vor dem Fernseher oder Computer sitzen zu lassen.

2. Schloss Hamborn

Am Beispiel der Kinder und Jugendhilfe Schloss Hamborn soll ein solches Angebot exemplarisch beschrieben werden (www.schloss-hamborn.net).

Die Einrichtung Schloss Hamborn ist in einer idyllischen ländlichen Umgebung gelegen. Die Schule ist auf dem Gelände integriert, sowohl für die Heimschüler als auch für externe Schüler. Es gibt Ausbildungsperspektiven in der Landwirtschaft, einer Schreinerei, einer Kfz-Werkstatt, im Reitstall oder der Hauswirtschaft. Die Gruppenstruktur ist familienähnlich gestaltet. In den Wohneinheiten der Gruppen gibt es keinen Fernseher und die Jugendlichen haben keinen eigenen Computer. Handyzeiten sind klar geregelt. Während der Schule und Gemeinschaftsaktivitäten sind die Handys abzugeben.

An den Abenden und Wochenenden findet das Leben in der sozialen Gemeinschaft der Gruppe statt. Gesellschaftsspiele, Gespräche, gemeinsame Unternehmungen wie Ausfüge, der Besuch kultureller Veranstaltungen und das Gestalten von Festen prägen den Alltag. Darüber hinaus gibt es vielfältige Angebote wie sportliche Aktivitäten (Basketball, Volleyball, Bogenschießen oder Fußball), Tanzkurse oder Theater AGs. Alle werden von Erwachsenen geleitet, die wichtige Bezugspersonen für die Jugendlichen sind.

Auf dem Gelände gibt es ein sogenanntes Jugendhaus. Hier treffen sich die Jugendlichen zum Billardspielen, zur Bandprobe, in der alkohol- und rauchfreien „Kneipe", die von den Jugendlichen selbst betrieben wird. Hier werden Feste gefeiert und es ist für die Jugendlichen neben ihren Aufgaben und Hobbys ein zentraler Treffpunkt. Einmal wöchentlich ist Kino, welches von den Jugendlichen selbst gestaltet wird. Sie suchen einen Film aus, machen Aushänge, bereiten das Popcorn vor und verwalten die Kasse.

Im Rahmen der Schule wird der Umgang mit Internet und Computer für Bewerbungsschreiben, Informationssuche und gezielte Kommunikation genutzt. Auch über die Gruppenleiter ist dies nach Absprache möglich.

Zu Beginn des Heimaufenthaltes erleben die Jugendlichen die Einschränkungen bezüglich der Medien als Verlust. Sie können sich nicht vorstellen, dass ein solches Leben Spaß bringen und erfüllt sein kann. Gerade zu Beginn ist manche Auseinandersetzung notwendig und hilfreich, bei der der Jugendliche ein Gegenüber erlebt, das sich für ihn interessiert und Zeit nimmt. Auch im Umgang mit den Gleichaltrigen kann erlebt werden, dass

Sitzungen am PC erfolgen gemeinsam mit dem Bezugsmitarbeiter. Eine gemeinsame Auswertung unter Gesichtspunkten wie

- Wie habe ich mich gefühlt, als ich das Gerät eingeschaltet habe?
- Wie ist es mir während der Nutzung ergangen?
- Habe ich den Wunsch gespürt, den abgesprochenen Weg zu verlassen?
- Konnte ich zum Ende der verabredeten Zeit das Gerät ohne Schwierigkeiten ausschalten?

sowie die Planung des jeweils nächsten Handlungsschrittes schaffen Sicherheiten, das Medium beherrschen zu lernen und nicht durch es beherrscht zu werden.

Der Umgang mit dem Medium bleibt während der gesamten Aufenthaltsdauer Gegenstand der sucht- und sozialtherapeutischen Arbeit. Ergänzend wird ein Repertoire für den Umgang bei etwaigen Verhaltensrückfällen erarbeitet, das es dem jungen Menschen ermöglicht, sich in Krisensituation zu begrenzen und sich Hilfe und Unterstützung zu holen. Derart gestärkt und stabilisiert wird der junge Mensch durchaus in die Lage versetzt, sowohl im privaten als auch im schulisch-beruflichen Zusammenhang die Medien als Instrument selbstbestimmt zu nutzen.

der gefährdeten Gruppe an Kindern und Jugendlichen in der Jugendhilfe ist ein kritischer Umgang mit Medien besonders wichtig. Für die Mitarbeiter in der Jugendhilfe bedeutet dies, dass sie bereit sind, Beziehungsangebote und sinnstiftende, freizeitpädagogische Angebote anzubieten. Dieser Moment der Begegnung ist entwicklungsfördernd und Kristallisationspunkt der Persönlichkeitsbildung und kann durch Medien nicht ersetzt werden. Von den Mitarbeitern verlangt dies innere Präsenz und die Bereitschaft zur Auseinandersetzung. Leichter ist es, die Jugendlichen allabendlich vor dem Fernseher oder Computer sitzen zu lassen.

2. Schloss Hamborn

Am Beispiel der Kinder und Jugendhilfe Schloss Hamborn soll ein solches Angebot exemplarisch beschrieben werden (www.schloss-hamborn.net).

Die Einrichtung Schloss Hamborn ist in einer idyllischen ländlichen Umgebung gelegen. Die Schule ist auf dem Gelände integriert, sowohl für die Heimschüler als auch für externe Schüler. Es gibt Ausbildungsperspektiven in der Landwirtschaft, einer Schreinerei, einer Kfz-Werkstatt, im Reitstall oder der Hauswirtschaft. Die Gruppenstruktur ist familienähnlich gestaltet. In den Wohneinheiten der Gruppen gibt es keinen Fernseher und die Jugendlichen haben keinen eigenen Computer. Handyzeiten sind klar geregelt. Während der Schule und Gemeinschaftsaktivitäten sind die Handys abzugeben.

An den Abenden und Wochenenden findet das Leben in der sozialen Gemeinschaft der Gruppe statt. Gesellschaftsspiele, Gespräche, gemeinsame Unternehmungen wie Ausfüge, der Besuch kultureller Veranstaltungen und das Gestalten von Festen prägen den Alltag. Darüber hinaus gibt es vielfältige Angebote wie sportliche Aktivitäten (Basketball, Volleyball, Bogenschießen oder Fußball), Tanzkurse oder Theater AGs. Alle werden von Erwachsenen geleitet, die wichtige Bezugspersonen für die Jugendlichen sind.

Auf dem Gelände gibt es ein sogenanntes Jugendhaus. Hier treffen sich die Jugendlichen zum Billardspielen, zur Bandprobe, in der alkohol- und rauchfreien „Kneipe", die von den Jugendlichen selbst betrieben wird. Hier werden Feste gefeiert und es ist für die Jugendlichen neben ihren Aufgaben und Hobbys ein zentraler Treffpunkt. Einmal wöchentlich ist Kino, welches von den Jugendlichen selbst gestaltet wird. Sie suchen einen Film aus, machen Aushänge, bereiten das Popcorn vor und verwalten die Kasse.

Im Rahmen der Schule wird der Umgang mit Internet und Computer für Bewerbungsschreiben, Informationssuche und gezielte Kommunikation genutzt. Auch über die Gruppenleiter ist dies nach Absprache möglich.

Zu Beginn des Heimaufenthaltes erleben die Jugendlichen die Einschränkungen bezüglich der Medien als Verlust. Sie können sich nicht vorstellen, dass ein solches Leben Spaß bringen und erfüllt sein kann. Gerade zu Beginn ist manche Auseinandersetzung notwendig und hilfreich, bei der der Jugendliche ein Gegenüber erlebt, das sich für ihn interessiert und Zeit nimmt. Auch im Umgang mit den Gleichaltrigen kann erlebt werden, dass

Sitzungen am PC erfolgen gemeinsam mit dem Bezugsmitarbeiter. Eine gemeinsame Auswertung unter Gesichtspunkten wie

- Wie habe ich mich gefühlt, als ich das Gerät eingeschaltet habe?
- Wie ist es mir während der Nutzung ergangen?
- Habe ich den Wunsch gespürt, den abgesprochenen Weg zu verlassen?
- Konnte ich zum Ende der verabredeten Zeit das Gerät ohne Schwierigkeiten ausschalten?

sowie die Planung des jeweils nächsten Handlungsschrittes schaffen Sicherheiten, das Medium beherrschen zu lernen und nicht durch es beherrscht zu werden.

Der Umgang mit dem Medium bleibt während der gesamten Aufenthaltsdauer Gegenstand der sucht- und sozialtherapeutischen Arbeit. Ergänzend wird ein Repertoire für den Umgang bei etwaigen Verhaltensrückfällen erarbeitet, das es dem jungen Menschen ermöglicht, sich in Krisensituation zu begrenzen und sich Hilfe und Unterstützung zu holen. Derart gestärkt und stabilisiert wird der junge Mensch durchaus in die Lage versetzt, sowohl im privaten als auch im schulisch-beruflichen Zusammenhang die Medien als Instrument selbstbestimmt zu nutzen.

der gefährdeten Gruppe an Kindern und Jugendlichen in der Jugendhilfe ist ein kritischer Umgang mit Medien besonders wichtig. Für die Mitarbeiter in der Jugendhilfe bedeutet dies, dass sie bereit sind, Beziehungsangebote und sinnstiftende, freizeitpädagogische Angebote anzubieten. Dieser Moment der Begegnung ist entwicklungsfördernd und Kristallisationspunkt der Persönlichkeitsbildung und kann durch Medien nicht ersetzt werden. Von den Mitarbeitern verlangt dies innere Präsenz und die Bereitschaft zur Auseinandersetzung. Leichter ist es, die Jugendlichen allabendlich vor dem Fernseher oder Computer sitzen zu lassen.

2.   Schloss Hamborn

Am Beispiel der Kinder und Jugendhilfe Schloss Hamborn soll ein solches Angebot exemplarisch beschrieben werden (www.schloss-hamborn.net).

Die Einrichtung Schloss Hamborn ist in einer idyllischen ländlichen Umgebung gelegen. Die Schule ist auf dem Gelände integriert, sowohl für die Heimschüler als auch für externe Schüler. Es gibt Ausbildungsperspektiven in der Landwirtschaft, einer Schreinerei, einer Kfz-Werkstatt, im Reitstall oder der Hauswirtschaft. Die Gruppenstruktur ist familienähnlich gestaltet. In den Wohneinheiten der Gruppen gibt es keinen Fernseher und die Jugendlichen haben keinen eigenen Computer. Handyzeiten sind klar geregelt. Während der Schule und Gemeinschaftsaktivitäten sind die Handys abzugeben.

An den Abenden und Wochenenden findet das Leben in der sozialen Gemeinschaft der Gruppe statt. Gesellschaftsspiele, Gespräche, gemeinsame Unternehmungen wie Ausfüge, der Besuch kultureller Veranstaltungen und das Gestalten von Festen prägen den Alltag. Darüber hinaus gibt es vielfältige Angebote wie sportliche Aktivitäten (Basketball, Volleyball, Bogenschießen oder Fußball), Tanzkurse oder Theater AGs. Alle werden von Erwachsenen geleitet, die wichtige Bezugspersonen für die Jugendlichen sind.

Auf dem Gelände gibt es ein sogenanntes Jugendhaus. Hier treffen sich die Jugendlichen zum Billardspielen, zur Bandprobe, in der alkohol- und rauchfreien „Kneipe", die von den Jugendlichen selbst betrieben wird. Hier werden Feste gefeiert und es ist für die Jugendlichen neben ihren Aufgaben und Hobbys ein zentraler Treffpunkt. Einmal wöchentlich ist Kino, welches von den Jugendlichen selbst gestaltet wird. Sie suchen einen Film aus, machen Aushänge, bereiten das Popcorn vor und verwalten die Kasse.

Im Rahmen der Schule wird der Umgang mit Internet und Computer für Bewerbungsschreiben, Informationssuche und gezielte Kommunikation genutzt. Auch über die Gruppenleiter ist dies nach Absprache möglich.

Zu Beginn des Heimaufenthaltes erleben die Jugendlichen die Einschränkungen bezüglich der Medien als Verlust. Sie können sich nicht vorstellen, dass ein solches Leben Spaß bringen und erfüllt sein kann. Gerade zu Beginn ist manche Auseinandersetzung notwendig und hilfreich, bei der der Jugendliche ein Gegenüber erlebt, das sich für ihn interessiert und Zeit nimmt. Auch im Umgang mit den Gleichaltrigen kann erlebt werden, dass

Aktivitäten jenseits des Mediengebrauchs erfüllend und sinnstiftend sein können. Die Kinder und Jugendlichen sollen lernen, ihre innere Leere nicht durch den freien Umgang mit Medien zu füllen, sondern durch vielfältigste Angebote ihre Freizeit sinnvoll zu gestalten. Damit sollen sie in ihrer selbstbestimmten Persönlichkeitsentwicklung gefördert werden.

3. STEPKIDS

In der stationären Jugendhilfeeinrichtung STEPKIDS (www.step-hannover.de) wird der Umgang mit Medien (PC, Handy, Konsolen, Fernsehen) neben dem Hauptaugenmerk des spezifischen Umgangs mit stoffgebundenen Süchten besondere Aufmerksamkeit geschenkt. Die therapeutische Grundlage ist ein gruppenspezifischer Beziehungsansatz des sucht- und sozialtherapeutischen Handelns und ein Ziel dabei ist, eine Suchtverlagerung zu verhindern. Seit der Aufnahme von Jugendlichen, die eine reine Medienproblematik als Hintergrund ihres Aufenthaltes zeigen, wurde der Umgang mit diesem Abhängigkeitsphänomen weiter differenziert.

Bei Jugendlichen mit einer Abhängigkeitsproblematik wird während des stationären Aufenthaltes das Abstinenzgebot praktiziert, bei Jugendlichen mit einer Medienproblematik kann dieser Ansatz nicht dauerhaft aufrechterhalten werden. Vielmehr muss in einer abgestuften Herangehensweise die Möglichkeit erarbeitet werden, einen kontrollierten Umgang mit dem individuell gefährdenden Medium zu erlernen.

Der spezifische Ansatz der inhaltlichen Arbeit kann nach folgenden Gesichtspunkten beschrieben werden:
- bedingte Abstinenz
- individueller Ansatz
- kontrollierter Umgang

In der spezialisierten Jugendhilfeeinrichtung STEPKIDS sind die Jugendlichen damit konfrontiert, keine eigenen Mobiltelefone, Spielkonsolen, Computer oder Fernseher zur Verfügung zu haben. Private Telefonate werden über das mobile Haustelefon erledigt und in der Einrichtung stehen für die bis zu zehn Jugendlichen zwei Computer zur Verfügung. Es gibt einen Fernseher im Gruppenraum, der in den Abendstunden in Absprache mit dem Team und der Gruppe genutzt werden kann. Oftmals erscheinen den jungen Menschen, die sich für eine Aufnahme bewerben, diese Einschränkungen der Mediennutzung kaum vorstellbar. Doch nachdem sie sich eingelebt haben, stellt sich bei den meisten heraus, dass sie auch ohne die ständige Präsenz und Nutzbarkeit dieser Medien ihre Zeit gestalten können, wenn an die Stelle des ständigen Umgangs mit den elektronischen Geräten etwas anderes tritt.

Der gruppenspezifische Ansatz und die Beziehungsangebote von Seiten der Mitarbeiter, die von den Jugendlichen fordern, sich über ihr Verhalten, ihre Gefühle und ihre Vorhaben auszutauschen, schaffen einen Rahmen, der es den jungen Menschen erst (wieder) möglich macht, sich mit ihren

Mitmenschen zu befassen, einen adäquaten Umgang miteinander zu lernen und diesen zu verfeinern. Erst in der wiederkehrenden Auseinandersetzung mit ihren Mitmenschen, denen sie im Alltag immer wieder begegnen und mit denen sie sich auseinandersetzen müssen, lernen sie, auch ihre eigenen Wünsche und Bedürfnisse wahrzunehmen und zu artikulieren.

Bei jungen Menschen mit einer Medienproblematik finden sich häufig Defizite in der Beziehungsfähigkeit und der Wahrnehmung und Mitteilung ihrer Bedürfnisse, sie haben oft Schwierigkeiten mit der zwischenmenschlichen Kommunikation und Auseinandersetzung. Ihre bisherige Lebenserfahrung hat dazu beigetragen, sich verstärkt in medialen Welten aufzuhalten und sich über digitale Charaktere zu definieren. Es gelingt ihnen zwar, sich in Chatrooms mit anderen Menschen auszutauschen, in realen zwischenmenschlichen Begegnungen zeigten sie oft eine große Scheu in der Beziehungsgestaltung.

Der Umgang mit der medialen Welt gibt ihnen eine relative Sicherheit, führt jedoch zu einer starken Vereinsamung. Wenn ihnen die Sicherheit des Mediums, das bisher den größten Anteil an der Tagesstruktur gesichert hat, genommen wird, müssen ihnen Alternativen aufgezeigt werden. Diese Alternativen finden sich in einer zugewandten Bezugsbetreuung, in einer Vermittlung von anders gestalteten Möglichkeiten der Freizeitgestaltung und in der Förderung von zwischenmenschlichem Nähe- und Distanzverhalten und individuellen Auseinandersetzungsfähigkeiten. Hier stellen tägliche Gespräche, wöchentliche Gruppensitzungen, Einüben von Streitfähigkeit über das Wahrnehmen von Verantwortungsbereichen, gemeinsame Freizeitgestaltung und die Vermittlung von sportlicher Betätigung, um das Körpergefühl (wieder) zu entdecken, wesentliche Faktoren dar.

Dennoch müssen junge Menschen mit einer Medienproblematik in der modernen Gesellschaft einen kontrollierten Umgang mit dem für sie weiterhin gefährdenden Medium erlernen. Hier hilft eine detaillierte Analyse des bisher praktizierten Umgangs: welches Gerät wurde vornehmlich genutzt, in welchen Zusammenhängen wurde es eingesetzt, welche Bedeutung hat es?

Hat der junge Mensch sich zunehmend in digitalen Charakteren verloren, in denen er sich selbst eine Identität schaffen konnte und er sich, anders als in seiner erlebten Realität, als jemand definiert, der von anderen geachtet, respektiert und mitunter auch gefürchtet wird, so wird die sozialtherapeutische Arbeit in der Stärkung der Persönlichkeit stattfinden müssen. Der Jugendliche muss darüber hinaus lernen, bei der Nutzung des Computers der Versuchung zu widerstehen, die früher genutzten Angebote erneut aufzusuchen.

Nach einer ersten Phase der Abstinenz ohne die Möglichkeit, sich alleinverantwortlich an einen Computer zu setzen, und nachdem die spezielle Problematik der individuellen Gefährdung herausgearbeitet worden ist, wird mit dem Jugendlichen ein individueller Plan erarbeitet. In diesem Plan werden die Herangehensweisen definiert. So kann eine kurze Zeitspanne von 15–30 Minuten für die PC-Nutzung vereinbart werden. Oder die ersten

Sitzungen am PC erfolgen gemeinsam mit dem Bezugsmitarbeiter. Eine gemeinsame Auswertung unter Gesichtspunkten wie
- Wie habe ich mich gefühlt, als ich das Gerät eingeschaltet habe?
- Wie ist es mir während der Nutzung ergangen?
- Habe ich den Wunsch gespürt, den abgesprochenen Weg zu verlassen?
- Konnte ich zum Ende der verabredeten Zeit das Gerät ohne Schwierigkeiten ausschalten?

sowie die Planung des jeweils nächsten Handlungsschrittes schaffen Sicherheiten, das Medium beherrschen zu lernen und nicht durch es beherrscht zu werden.

Der Umgang mit dem Medium bleibt während der gesamten Aufenthaltsdauer Gegenstand der sucht- und sozialtherapeutischen Arbeit. Ergänzend wird ein Repertoire für den Umgang bei etwaigen Verhaltensrückfällen erarbeitet, das es dem jungen Menschen ermöglicht, sich in Krisensituation zu begrenzen und sich Hilfe und Unterstützung zu holen. Derart gestärkt und stabilisiert wird der junge Mensch durchaus in die Lage versetzt, sowohl im privaten als auch im schulisch-beruflichen Zusammenhang die Medien als Instrument selbstbestimmt zu nutzen.

Selbsthilfearbeit – Mediensucht aus Elternsicht

Christine Hirte und Christoph Hirte[1]

1. Wir hatten unseren Sohn ans Internet, an „World of Warcraft", verloren

Was sich mittlerweile zu einer umfangreichen Selbsthilfearbeit entwickelt hat, nahm seinen Anfang im Februar 2007. Bis zu diesem Zeitpunkt war uns der Begriff „Online-Sucht" bzw. „Onlinerollenspiel-Sucht" unbekannt. Wir erfuhren, dass unser erwachsener Sohn, Informatikstudent und 600 km von uns entfernt lebend, dem Onlinerollenspiel „World of Warcraft" verfallen war. Er hatte Schritt für Schritt sämtliche sozialen Kontakte verloren, zog sich immer mehr zurück, war telefonisch nicht mehr erreichbar, vernachlässigte sein Studium und ließ seine Wohnung verwahrlosen. Er hatte die Kontrolle über seinen PC-Konsum und schließlich auch über sein Leben verloren.

Wir waren zutiefst geschockt. Den Begriff „Sucht" kannten wir nur im Zusammenhang mit Drogen und Alkohol und das hatte mit unserem Leben nichts zu tun. Wir beschlossen, alle nur erdenklichen Informationen über Onlinerollenspiel-Sucht zusammenzutragen, um herauszufinden, wie wir unserem Sohn helfen könnten.

Nachdem wir uns vier Wochen lang umfassend informiert haben, Suchtberatungsstellen aufgesucht, Ärzte konsultiert und Kliniken (sowie einen freien Klinikplatz) ausfindig gemacht haben, gelang es uns tatsächlich, unseren Sohn für zwei Tage zu uns zu holen, mit der naiven Vorstellung: „Jetzt kann er eine Therapie machen und dann wird alles gut." Wir erfuhren, dass er, kurz bevor World of Warcraft (WoW) auf den Markt gekommen war, als Beta-Tester die Aufgabe bekommen hatte, das Spiel bis in die Tiefen hinein nach eventuellen Fehlerquellen abzusuchen. In weniger als acht Wochen musste WoW ihn so in seinen Bann gezogen haben, dass er sein Studium gänzlich vernachlässigt hatte. Trotzdem konnte er sich eine Therapie nicht vorstellen, da er sich außerstande sah, auf WoW zu verzichten. Wie ferngesteuert stand er schließlich auf, packte seine Sachen und ging.

2. Eine Initiative betroffener Eltern

Wie gelähmt und vollkommen hilflos dachten wir: Wir haben versagt! Wir haben es nicht geschafft, unserem Sohn ins Leben zu helfen. Wir erzählten niemandem, was passiert war, wir schämten uns und suchten für uns allein nach Erklärungen und nach weiteren Informationen. Uns wurde klar,

---

[1] Die beiden Autoren sind Initiatoren der Elterninitiative „rollenspielsucht.de" und Gründer des Vereins „Aktiv gegen Mediensucht e.V.".

dass unser Sohn kein Einzelfall war, sondern dass damals in Deutschland geschätzte 1,5 Millionen Menschen von dieser Sucht betroffen waren.

Wir fassten den mutigen Entschluss, mit unserer Geschichte an die Öffentlichkeit zu gehen und haben die Internetplattform www.rollenspielsucht.de erstellt, auf der Informationen aller Art zu finden sind. Wir wollten mit unserer Elterninitiative auf dieses Thema aufmerksam machen, andere informieren und umfassend aufklären, um ein Problembewusstsein in den Familien zu schaffen. Unser Motto: Wissen schützt. Bis Juni 2011 gab es über 790.000 Erstzugriffe auf unserer Seite. Es gab zahlreiche Radio- und Fernsehauftritte, viele Presseberichte und im August 2008 die ARD-Dokumentation zur Online-Sucht „Spielen, spielen, spielen, wenn der Computer süchtig macht" von Anja Reschke mit einem Bericht über unsere Arbeit.

Seit vier Jahren erreichen uns tagtäglich verzweifelte Anfragen von Angehörigen und Betroffenen, denen wir im Rahmen unserer Möglichkeiten und aufgrund der von uns gesammelten praktischen Erfahrung Hilfestellung, meist in Form von Hilfe zur Selbsthilfe, geben. Wir betreuen diejenigen, die uns um Hilfe bitten, indem wir ihnen zuhören, ihnen das Gefühl geben, mit ihrem Problem nicht allein zu sein und ihnen beratend, von Eltern zu Eltern, zur Seite stehen. Wir werden zu Referaten eingeladen, halten Vorträge an Schulen und vermitteln Angehörige und Betroffene an die entsprechenden Beratungsstellen. Noch heute lernen wir tagtäglich dazu. Immer mehr Menschen verweigern jegliche Aktivitäten außerhalb der virtuellen Welt und die Betroffenen werden immer jünger. Verlorene Lebenszeit, die an Michael Endes „Momo" und die grauen Zeitdiebe erinnert.

3.   Auf der Suche nach Lösungswegen

Für Betroffene und für Angehörige haben wir in München eine Selbsthilfegruppe ins Leben gerufen. Das Thema Online-Sucht wird von den betroffenen Familien kaum angesprochen. Zu groß ist die Scham, in der Erziehung versagt zu haben, zu groß das Unverständnis, das einem von nicht Betroffenen und in der Öffentlichkeit entgegengebracht wird. Umso befreiender ist es, in der Gruppe Menschen zu finden, die in der gleichen Situation sind, endlich frei sprechen zu können – sozusagen im Schutz Gleichgesinnter – und gemeinsam im Austausch nach Lösungswegen zu suchen.

In dem, was jeder Einzelne von sich schildert, können die anderen sich wiedererkennen. Das Bewusstsein, mit diesem Problem nicht allein zu sein, verleiht Zuversicht. Sätze wie „Das, was ich momentan mit meinem onlinesüchtigen Kind erlebe, zeigt, was Ihnen bevorsteht, wenn Sie jetzt nicht eingreifen", bauen Kräfte für einschneidende Veränderungen auf.

Immer wieder fällt insbesondere bei den Müttern das Wort Schuld. Viele zermartern sich das Hirn, was sie falsch gemacht haben könnten und an welcher Stelle die Weichen anders hätten gestellt werden müssen. Viele fühlen sich alleinverantwortlich für das Problem des Kindes, suchen die Ursachen der Erkrankung ausschließlich in eigenem Fehlverhalten. Die

Verantwortung für das körperliche, geistige und seelische Wohl des Kindes scheint einzig auf ihren Schultern zu ruhen, und läuft etwas schief, sind sie diejenigen, die zu wenig, zu viel oder das Falsche gegeben haben. Eine junge Medienpädagogin in verantwortlicher Position, brachte bei einer Anhörung der Grünen im Landtag im Juli 2010 zum Thema Mediensucht die gesamte Problematik erschreckenderweise auf einen höchst einfachen Nenner: „Wenn ein Kind genug Liebe und Halt bekommt, kann es nicht mediensüchtig werden" – ein Schlag ins Gesicht einer jeden betroffenen Mutter. Diese Einstellung ist unter anderem dafür verantwortlich, dass die betroffenen Familien mit ihrem Problem nicht nach draußen gehen. Zu groß ist die Angst, in der Erziehung als Versager abgestempelt zu werden. In den Gruppentreffen taucht immer wieder die Frage auf: „Wo sind und waren die Väter?" In den meisten Fällen sind es die Mütter, die spüren, dass mit dem Kind etwas „schief läuft". Doch viel zu oft wiegeln die Väter – wenn sie überhaupt da sind – kategorisch ab und nehmen die besorgniserregenden Beobachtungen der Mütter nicht ernst. So kämpfen die Mütter nicht selten an zwei Fronten, und bis sie genug Selbstbewusstsein entwickelt haben, sich auch ohne die Unterstützung des Partners nach Hilfe umzusehen, vergeht weitere kostbare Zeit. Bis dahin ist das Kind für Gespräche oft nicht mehr zugänglich und die Situation festgefahren. „Mich macht das Ganze psychisch kaputt", schrieb uns eine betroffene Mutter, und eine andere: „Mein Mann wirft mir vor, bei der Erziehung versagt zu haben." – Offenbar frei nach dem Motto: „An mir kann es nicht liegen, ich war ja nie da"…?

4.   Das Leben zumuten

Im gemeinsamen Gespräch wird deutlich, dass wir Eltern unseren Kindern meist zu viel abnehmen, sie überversorgen und verwöhnen, ihnen alles Unangenehme ersparen wollen und meist keine Grenzen setzen. Wir dürfen uns trauen, unseren Kindern „das Leben zuzumuten". Wenn unsere Kinder nicht frühzeitig an altersgemäße Aufgaben und Pflichten, besonders im Haushalt und in der Familie als Gemeinschaft, herangeführt werden, um „das Leben zu trainieren", werden sie später nicht in der Lage sein, dieses eigenständig zu bestreiten. In der virtuellen Gemeinschaft werden die an den Spieler gestellten Aufgaben sehr gewissenhaft ausgeführt, die Pflichten im wirklichen Leben dagegen bleiben auf der Strecke.

Ein Problem in vielen Familien ist das konsequente Durchhalten der besprochenen Regeln. Wird die vereinbarte Mediennutzungszeit überschritten, sollte dies zu vorher festgelegten Konsequenzen führen. Oft bleibt den Kindern zu viel Verhandlungsspielraum. Ein Vater berichtete: „Mein Sohn hatte für eine Woche Computerverbot, weil er seine vereinbarte Zeit grenzenlos überschritten hat. Meine Frau ließ sich erweichen, dieses Verbot nicht sofort in Kraft treten zu lassen, sondern zu warten, bis die Ferien vorüber sind. Bei Schulbeginn war diese noch ausstehende Maßnahme natürlich längst in Vergessenheit geraten."

Besonders schwierig ist die Situation bei volljährigen Spielsüchtigen, die noch zu Hause wohnen und sich weder um einen Ausbildungs- oder Studienplatz noch um eine Arbeitsstelle bemühen. Viele Eltern halten aus lauter Angst, ihr Kind zu verlieren, diese Ist-Situation lieber aus, statt den Mut aufzubringen, das volljährige Kind vor die Tür zu setzen. Die Angst vor dem damit verbundenen möglichen Absturz macht sie in allen Belangen erpressbar und handlungsunfähig.

Roland Preuß verarbeitete in einem Bericht in der Süddeutschen Zeitung vom 16. Juli 2009 („Verloren in Zeit und Raum") viele Informationen über unsere Arbeit. Dort heißt es am Ende: „Erik hat die Kurve zurück ins echte Leben gekriegt, doch mit seiner Mutter findet er nicht mehr zusammen, auch wenn sie sich noch die Wohnung teilen. Erik hat zwar eine neue Lehrstelle gefunden, doch er bezeichnet sein Leben als ‚bitter'. Drei verlorene Jahre, das verpasste Abitur, Erik nimmt es sich übel – und seiner Mutter. ‚Du hast es nicht verhindert, du warst nicht streng genug', sagt er."

5.   Es fehlt die Vorstellungskraft

Vor allem durch die Selbsthilfegruppen, aber auch durch die vielen Telefonate mit Angehörigen und durch unzählige Briefe an uns, haben wir enorm viel Erfahrung gesammelt. Wir haben unermüdlich recherchiert, viel zum Thema gelesen, uns mit Fachleuten auseinandergesetzt und die diversesten Foren aufmerksam verfolgt. Was dort zu lesen ist, spiegelt sich nur ungenügend in den Statistiken wider, da die Familien meist nicht darüber Auskunft geben. In unseren Foren wird darüber berichtet, was sich *wirklich* in den Familien abspielt.

Nach dem, was wir mittlerweile wissen, sind die Auswirkungen der Onlinerollenspiel-Sucht sowohl für die Betroffenen als auch für deren Familien verheerend, und Nicht-Betroffene können sich dies kaum vorstellen. Uns wird geschildert, dass Heranwachsende den Ägyptenurlaub mit den Eltern ausschließlich im Hotelzimmer mit Internetanschluss verbringen – Türen werden eingetreten, um an den PC heran zu kommen, die Tochter fällt den Mitarbeiter des Vaters mit dem Messer an, weil ihr der PC gesperrt worden ist, der Sohn tritt in den Hungerstreik, um die Rückgabe des PC`s zu erpressen.

Besonders problematisch ist die Situation bei alleinerziehenden Müttern, deren heranwachsende Söhne ihnen körperlich überlegen sind. Ein Beispiel: „Mein Sohn (15 Jahre) ist computerspielsüchtig. Er geht nicht mehr zur Schule. Darauf habe ich das Internet für ihn gesperrt. Keine Schule – kein Internet. Er ist jetzt zu seinem Vater gezogen, dort kann er spielen bis zum Umfallen. Ich weiß einfach nicht, was ich machen soll. Ich habe totale Angst, dass mein Sohn jetzt endgültig abrutscht. Was kann ich tun?"

Die Mütter werden nicht selten körperlich attackiert, z. B. in den Schwitzkasten genommen, um den Zugang zum PC zu erzwingen. Häufig führt die Online-Sucht zur körperlichen Verwahrlosung. Eine Mutter teilte mit, dass ihr mittlerweile 27-jähriger Sohn die elterliche Wohnung drei Jahre lang nicht mehr verlassen hatte …

Diese Problematik zieht sich durch alle sozialen Schichten.

6. Briefauszüge von Aussteigern

„10 Stunden am Tag vor dem Computer zu sitzen, gehörte zu meinem Tagesablauf. Spielen war keine Nebensache mehr, es war meine Bestimmung. Während dieser drei Jahre verlor ich meine Existenz. DAS SPIEL NAHM MIR MEIN LEBEN! …"

„Ich rate, mit diesem Spiel (WOW) gar nicht erst anzufangen. Es macht einen krank. Andere werden erwachsen, doch man selbst entwickelt sich zurück."

„Jetzt im Nachhinein weiß ich, dass mein Leben mit dem WOW-Start am 11.02.2005 endete und erst durch meinen Ausstieg am 05.04.2008 wieder begann."

„Ich habe in den kläglichen Versuchen, mit WoW aufzuhören, nach diesen Spielen gegriffen, wie ein Mensch auf Heroinentzug nach Methadon. Es ist wie mit dem Rauchen. Am Anfang glaubt man, man hat alles unter Kontrolle. Aber die Gehirnwäsche dieser Spiele ist so genial und effektiv, dass man gar nicht anders kann, als abhängig davon zu werden."

„Es fiel mir deutlich schwerer, mich zu konzentrieren, da in meinem Kopf immer dieses verdammte Spiel war und mich fast rund um die Uhr, auch ohne dass ich vor meinem PC saß, in Anspruch nahm."

„ … ab und zu weine ich …, aber es ist gut, dass meine Eltern mich da rausgeholt haben."

7. Briefauszüge von Familien

„Ich habe keine Kraft mehr weiterzukämpfen. Ich habe es versucht und bin gescheitert."

„Ich bin die Mutter eines 16-jährigen Sohnes. Er spielt World of Warcraft, Stunden, und in den Ferien die ganze Nacht. Ich komme nicht an ihn ran, er wird aggressiv."

„Wir wissen nicht mehr weiter – unsere Verzweiflung ist grenzenlos. Wie sollen wir damit leben, tatenlos zusehen zu müssen. Wir wollen helfen. Unser Sohn müsste in eine Klinik, wir wissen aber auch, dass sein Wille entscheidet. Ich bin verzweifelt und am Ende, mein Leben ist mir egal, ich möchte, dass der Junge wieder gesund wird."

„Unser Sohn hatte schon seit einem Jahr an keinem Unterricht mehr teilgenommen, die Prüfungen der letzten drei Semester nicht abgelegt, auf keinen Brief reagiert und wurde zum 30. September exmatrikuliert. Seine einzige Aktivität war die Verlängerung des Wohnheimplatzes, wahrscheinlich um weiter ungestört spielen zu können."

In vielen Briefen von Familien wird uns geschildert, dass deren erwachsene Kinder (meist junge Männer) sich im Alter von 18–25 Jahren wieder zuhause einnisten, das Zimmer nicht mehr verlassen und nur noch am PC spielen. Auch Familienväter verfallen immer häufiger der Faszination von Onlinerollenspielen. Sie verlieren ihre Arbeit, den Bezug zu ihren Kindern, die Ehen scheitern und die Familie zerbricht.

8. Wut der Eltern – Mut für Eltern

Bei unseren Elterninformationsabenden und der anschließenden Diskussion wird bei den Eltern oft Wut spürbar. Häufig haben sie den Rat von Medienpädagogen befolgt, eher freizügig mit den PC-Zeiten ihrer Kinder umzugehen, um ihnen nicht den erfolgreichen Weg in die berufliche Zukunft zu verbauen. Der Punkt, an dem die Schwelle zur Sucht überschritten wird, ist aber schleichend. Obwohl die exzessive Mediennutzung in vielen Familien ein hohes Maß an Kommunikationslosigkeit mit sich gebracht und der PC längst gemeinsame Familienunternehmungen verdrängt hat und die Schulnoten dramatisch abfallen, trauen sich viele Eltern nicht, klare Regeln einzuführen und verbindliche Absprachen einzufordern. Werden betroffene Eltern gefragt, was sie getan hätten, wenn sie früher gewusst hätten, wohin die exzessive Mediennutzung führt, ist die übereinstimmende Antwort: „Wir hätten ganz klar eingegriffen und die Mediennutzungszeiten radikal reduziert." Viele Kinderzimmer sind bestens mit modernster Technik ausgestattet. Diese ist ständig verfügbar und kann jederzeit ohne großen Aufwand genutzt werden – „Wie Heroin aus der Steckdose". Die Heranwachsenden wechseln vom PC zur Playstation, von der PSP zur Wii und von dort zur X-Box, ganz zu schweigen vom MP3-Player und I-Pod, die pausenlos im Einsatz sind. Eine wahre Flucht vor der Ruhe, vor der Begegnung mit sich selbst. Vielfach trauen sich die zutiefst verunsicherten Eltern nicht, dem ungehemmten Medienkonsum ihrer Kinder Einhalt zu gebieten, aus Angst, dass diese später beruflich den Anschluss verpassen könnten. Wir spüren Wut auf die Tatsache, dass wieder einmal den Eltern der Schwarze Peter zugeschoben wird und niemand wahrhaben will, wie schwierig die Situation in den Familien wirklich ist, Wut auf sog. „Medienpädagogen". Wie Medienkompetenz aussehen soll im Angesicht des ungeheuren Sogs, den die neuen Medien auf die Heranwachsenden ausüben, bleibt unbeantwortet. Meist wird vergessen, dass nicht derjenige medienkompetent ist, der die unterschiedlichsten elektronischen Medien auf vielfältigste Weise und zeitintensiv zu nutzen weiß, sondern der, der die Medien zielgerichtet nutzt und frühzeitig und selbstbestimmt den Aus-Knopf findet.
Wer sich kritisch zur „neuen Jugendkultur" äußert, wird gerne als ewiggestrig abgetan. Kritische und nicht verharmlosende Aufklärungsarbeit an Schulen zu leisten, ist unpopulär und wird als „Verteufelung" der neuen Medien gebrandmarkt. Doch wer sollte sich gegen den PC als äußerst sinnvolles und nützliches „Werkzeug" aussprechen? Oft wird er jedoch von klein auf als „Spielzeug" „missbraucht" und verdrängt in den Familien alternative und entwicklungsfördernde Freizeitbeschäftigungen. Wir wollen

den Eltern Mut machen, wieder mehr auf ihr Bauchgefühl zu vertrauen und klar und selbstbewusst einzugreifen, wenn die Mediennutzungszeiten ihrer Kinder überhand nehmen.

Ein Aussteiger (nach vier Jahren intensivstem WoW-Spielen) hat uns geschildert, dass er noch heute, zwei Jahre nach seinem Ausstieg, die Glücksmomente und Belohnungen von WoW vermisst. Bis heute hat er kein Interesse an „normalen" Hobbies gefunden, und die Realität erscheint ihm farblos, wie ausgebleicht. Während seiner aktiven WoW-Zeit hat er stets behauptet, dass sein Beruf durch sein exzessives Spielen nicht beeinträchtigt würde. Heute weiß er, dass er während der Arbeit fast ausschließlich damit beschäftigt gewesen ist, über die Strategien für den nächsten Kampf nachzudenken.

Ein anderer Aussteiger schrieb uns:

„Ich selbst werde bald 40 Jahre alt und bin in dem wichtigen Lebensabschnitt der Adoleszenz zwischen 13. und 19. Lebensjahr in eine Mediensucht geraten. Das war in den 1980er-Jahren, als Mediensucht leider noch gar kein Thema war (sondern nur Drogen-, Alkohol-, Zigarettensucht), ich mich aber als Jugendlicher selbst schon manchmal fragte, ob mein exzessiver Medienkonsum noch ‚normal' ist, mich dann aber fälschlicherweise damit beruhigte, dass ja nur Drogen, Alkohol und Nikotin zu Süchten führen. Im nachhinein betrachtet haben mich damals diese Medien durch exzessiven Konsum regelrecht „verblendet/hypnotisiert", was dazu führte, dass ich den Schulalltag nur noch als ‚langweilig und stressig' empfand, oft ängstlich und gereizt war, und mich zurückzog und dadurch auch kaum Interesse an neuen Aktivitäten/Bekanntschaften entwickelte.

Heute merke ich die Folgen vor allem darin, dass ich mich ‚um wichtige Lebenszeit betrogen' vorkomme und ich jetzt als fast 40-Jähriger einen Weg über Psychologie-Gespräche etc. finden muss, um diese Zeit für mich selbst aufzuarbeiten und um neue Lebenswege, mehr Eigenständigkeit und Initiative zu entwickeln. Denn ohne Frage haben mich viele dieser ständigen elektronischen Reize als Heranwachsenden stark irritiert und gereizt und auf nahezu ‚heimliche Weise' den positiven Sinn für andere Möglichkeiten und Erfahrungen fernab von den Medien verblendet, sprich: mich in die totale Passivität gedrängt."

9. AKTIV GEGEN MEDIENSUCHT e.V.

Im September 2008 haben wir das Selbsthilfeportal „Aktiv gegen Mediensucht", eine „Initiative zur Verhinderung von Mediensucht durch aktives Handeln" mit dem Motto begründet: „Der Missbrauch von elektronischen Medien soll so unpopulär wie Alkohol- und Drogenmissbrauch werden." Wir wünschen uns generationsübergreifend eine Bewusstseinsveränderung. „Aktiv" bedeutet, sich aktiv und umfassend mit diesem wichtigen Thema auseinander zu setzen. Die Problematik Mediensucht kann nicht diagonal gelesen verstanden werden, auch nicht in der Politik.

Bei unserer Suche nach Hilfsmöglichkeiten, die wir an die Ratsuchenden vermitteln können, wird deutlich, wie schwierig und enorm zeitaufwendig dieser Vorgang ist. Betroffene Familien haben nicht die Kraft und Energie, diese Vielzahl an Telefonaten, dieses Durchfragen von Stelle zu Stelle, das sich mitunter über Tage hinzieht, zu leisten. So reifte die Idee, sämtliche für Mediensucht zuständigen Stellen in einer umfangreichen, für alle zugänglichen Datenbank zu sammeln. Deshalb befindet sich auf der Internetseite www.aktiv-gegen-mediensucht.de ein Netzwerk für Ratsuchende, um schneller Rat und Hilfe zu finden. Mittlerweile gibt es über 350 Selbsteinträge (Stand Juni 2011) von Suchtberatungsstellen, Kliniken, Ambulanzen, Therapeuten, Ärzten und Psychologen. Sowohl Angehörige als auch Betroffene haben Zugriff und in den Foren findet ein reger Austausch statt. Wir hoffen auf aktive Mitarbeit bei unseren Projekten, besonders von Angehörigen und ehemals Betroffenen, die dieses Problem aus leidvoller eigener Erfahrung bis in die Tiefe verstehen. Über das Netzwerk für Ratsuchende besteht für Betroffene und Angehörige die Möglichkeit, die Gründung einer Selbsthilfegruppe einzuleiten oder nach bestehenden Gruppen zu suchen.

Wir wünschen uns, dass das Suchtpotenzial etlicher Spiele (allen voran World of Warcraft), endlich als schwerwiegendes Problem erkannt wird, durch das vor allem die junge Generation Schaden nimmt. Warum muss es Onlinerollenspiele für Grundschulkinder geben? Über die Probleme der sog. sozialen Netzwerke, über den Umgang mit den neuen Superhandys, die millionenfache Nutzung der Browsergames, wird im Zusammenhang mit Sucht bis jetzt noch gar nicht gesprochen. Was bislang sichtbar wird, ist die Spitze des Eisbergs. Wir fordern die Anerkennung der Online-Sucht als Krankheit und eine Höherstufung der Altersgrenzen.

10.   Schlusswort

Unser Sohn hatte das Glück, nach mehr als zwei Jahren aus eigener Kraft aus seiner schwierigen Situation herauszufinden. Wir sind dankbar dafür. Eltern, die frühzeitig darüber aufgeklärt werden, was passieren kann, wenn das Kind die Kontrolle über seinen PC-Konsum verliert, können aufmerksamer beobachten, sich rechtzeitig einschalten und bei Bedarf konsequent handeln. Wir wissen von vielen ehemaligen Spielern, dass der Ausstieg aus der virtuellen Welt wie eine Erlösung war. Eine Aussteigerin in einem Brief: „Ich hieß für lange Zeit Scampi und war eine Blutelfe. Jetzt heiße ich wieder Carola, bin 16 Jahre alt, und ich bin froh, wieder leben zu dürfen."

Teil VI – Prävention und Ausblick

Prävention der Medien- und Computersucht

Dorothee Mücken

1. Einleitung

Die Medien des 21. Jahrhunderts scheinen bezüglich ihrer Faszinationskraft kaum noch mit den herkömmlichen Medien vergleichbar zu sein. Ob es das Spielen über einen Internetbrowser in komplexen Spielwelt ist, die Verzahnung von Kommunikationsangeboten auf virtuellen Plattformen oder die Omnipräsenz des Internets durch mobile Endgeräte wie die Smartphones, die Angebote werden immer intensiver, realistischer und interaktiver.

Insbesondere Jugendliche und junge Heranwachsende sind online (Hahn und Jerusalem 2001). Ob beim chatten, gamen, bloggen oder twittern, die virtuellen Welten sind fester Bestandteil ihrer Freizeitbeschäftigung.

Die aktuellsten Zahlen der sog. JIM-Studie des Medienpädagogischen Forschungsverbunds Südwest (2010) zeigen, dass 80 % der Jungen und 77 % der Mädchen im Alter von 12 bis 19 Jahren einen eigenen Computer zur Verfügung haben. Darüber hinaus hat etwa die Hälfte der deutschen Jugendlichen einen eigenen Internetzugang (53 % Mädchen, 51 % Jungen). 91 % der Jugendlichen gaben an, das Internet täglich zu nutzen.

Angesichts der weiten Verbreitung des Mediums scheint eine Beschäftigung mit der Nutzung und der Wirkung der Internetangebote unabdingbar. Computerspielen zum Beispiel werden eine Vielzahl an Effekten zugesprochen, die bisher jedoch nicht ausreichend empirisch belegt werden konnten. So wird davon ausgegangen, dass anhand von Computerspielen beispielsweise Konfliktlösestrategien, Reaktionsschnelligkeit sowie Problemlösefähigkeiten gelernt werden können (Mikos und Eichner 2008; Witting 2008). Demgegenüber werden Hypothesen formuliert, dass Computerspiele die Emotionsregulation negativ beeinflussen, die Aggressionsbereitschaft fördern, zur Isolation der Individuen beitragen und nicht zuletzt zu süchtigem Verhalten führen (Grüsser und Thalemann 2006; Schmidt, Dreyer und Lampert 2008).

Eltern berichten von Kindern, die zugunsten des Computerspielens freiwillig auf ihr Lieblingsessen verzichten. Lehrer und Lehrerinnen sind immer häufiger mit übermüdeten, abwesend wirkenden Schülerinnen und Schülern konfrontiert, die sich leidenschaftlich und mit glänzenden Augen in einer Fachsprache über „*ihre letzte Quest*" austauschen. In Presseberichten und auf Fachtagungen wird zunehmend von Cybermobbing, Gewaltverherrlichung im Internet, Internet-Sucht oder Online-Sucht berichtet.

Immer mehr Betroffene und ratsuchende Angehörige wenden sich an Suchtberatungsstellen. Die Praxis steht unter Handlungsdruck. Neben spezialisierten Beratungs- und Behandlungsangeboten bedarf es spezifischer und flächendeckender Präventionsangebote, die der Entwicklung von süchtigen Gebrauchsmustern entgegenwirken.

Der folgende Beitrag schildert aus der Perspektive der Suchtprävention mögliche Ansätze und Angebote zur Prävention von Medien- und Computersucht. Zunächst werden unter Punkt 2 Begrifflichkeiten und Aufgaben der allgemeinen Suchtprävention geklärt, um auf deren Grundlage spezifische Angebote der Prävention von Medien- und Computersucht abzuleiten. Die konkreten Angebote werden unter Punkt 3 beschrieben. Sie umfassen Ansätze der Primär- und Sekundärprävention sowie der Verhältnisprävention von Computersucht.

2. Suchtprävention – Begrifflichkeiten und deren Aufgabe

Bevor sich der konkreten Prävention von Medien- und Computersucht gewidmet werden kann, ist die Auseinandersetzung mit einigen Grundlagen der Fachdisziplin Suchtprävention notwenig. Darauf aufbauend kann anschließend die Spezifizierung und Konkretisierung erfolgen.

Die Ansätze der Suchtprävention basieren auf aktuellen Forschungsergebnissen zur Ätiologie einer Abhängigkeitserkrankung. Die Entstehung einer Abhängigkeitserkrankung wird als multifaktorielles Geschehen betrachtet, bei dem sowohl individuelle, soziale als auch suchtmittelspezifische Faktoren beteiligt sind. Eine effektive Suchtprävention setzt daher mit vielfältigen Methoden auf unterschiedlichsten Zielebenen an. Die individuenorientierte Suchtprävention – sogenannte *Verhaltensprävention* – richtet sich an das Individuum und sein Verhalten. Sie verfolgt die Zielsetzung, eine gesunde Entwicklung des Individuums zu fördern, indem allgemeine Schutzfaktoren, adäquate Konfliktkompetenzen sowie aktive Stressbewältigungsstrategien gestärkt werden. Bei der *Verhältnisprävention* stehen hingegen die sozialen Umgebungsfaktoren im Mittelpunkt. Ansätze der Verhältnisprävention sind meist strukturell verankert und zielen darauf ab, suchtfördernde Strukturen, Systeme und Lebensbedingungen zu erkennen und zu verändern. Für eine effektive und effiziente Suchtprävention gilt es beide Ansätze zu kombinieren und sowohl zielgruppen- und ursachen- als auch erlebnisorientiert vorzugehen (Uhl 2005).

Zur Unterscheidung der verschiedenen Zielgruppen und Zielsetzungen untergliedert die Weltgesundheitsorganisation (WHO) in *Primär-, Sekundär- und Tertiärprävention* (Küfner und Kröger 2009; Uhl 2005).

Der Schwerpunkt der *Primärprävention* liegt auf psychosozialen Maßnahmen, die im Allgemeinen die Entstehung von Krankheit verhindern. Primärpräventionsangebote richten sich an die allgemeine Bevölkerung und versuchen der Entwicklung einer Abhängigkeitserkrankung vorzubeugen, in dem sie allgemeine Schutzfaktoren des Individuums stärken, die allgemeine Lebenskompetenz fördern sowie substanzspezifisches und substanzunspezifisches Wissen vermitteln (Bühler und Heppekausen 2009).

Die *Sekundärprävention* wird als Frühintervention verstanden und wendet sich einerseits an Personen, die ein erhöhtes Abhängigkeitsrisiko aufweisen, und anderseits an Personen mit manifestem Risikoverhalten.

Tertiärpräventionsangebote richten sich an Personen mit einer manifesten Suchterkrankung und beugen einer Verschlechterung dieser im Sinne von Schadensbegrenzung, Rückfallprophylaxe und Behandlung vor (Rühling et al. 2004; Uhl 2005).

3. Präventionsangebote der Medien- und Computersucht

Die Aufgabe der Suchtprävention besteht nun darin, spezifische Angebote zur Prävention von Medien- und Computersucht zu entwickeln und zu etablieren. Ziel ist es, einer kompensatorischen Nutzung von Medien und damit einer potenziellen Abhängigkeitsentwicklung entgegenwirken. Ein umfassendes Präventionskonzept umfasst sowohl Angebote der Verhaltens- als auch der Verhältnisprävention.

3.1 Ansätze der Primärprävention

Da der Kontakt mit Medien wie zum Beispiel Spielkonsole, Fernseher und Computer meist bereits im Grundschulalter beginnt, ist dies der Zeitpunkt, um mit Maßnahmen der Primärprävention anzusetzen und die Entwicklung des Individuums zu begleiten. Wichtigste Zielgruppe sind hier die Kinder und Jugendlichen selbst sowie deren Eltern bzw. Erziehungsberechtigten. Darüber hinaus ist die Sensibilisierung von Pädagoginnen und Pädagogen wichtig.

3.1.1. Lebenskompetenzprogramm zur Stärkung der Schutzfaktoren der Kinder und Jugendlichen

Es wird davon ausgegangen, dass die Risiko- und Schutzfaktoren von Computersucht weitestgehend mit denen der substanzgebundenen Abhängigkeitserkrankungen übereinstimmen (Grüsser et al. 2006). Daraus kann geschlussfolgert werden, dass bereits bewährte Angebote der Primärprävention ebenfalls wirksam für die Prävention von Computersucht sind. Um dies zu belegen, bedarf es jedoch umfangreicher Evaluationsstudien.

Etablierte Lebenskompetenzprogramme und Life-Skills-Programme, wie zum Beispiel das *ALF – Allgemeine Lebenskompetenzen und Fertigkeiten* (Walden et al. 2000), *Klasse 2000* (www.klasse2000.de) oder *Eigenständig werden* (Institut für Therapie- und Gesundheitsforschung, www.eigenstaendig-werden.de) bieten sich für Primärprävention von Computersucht an. Diese Programme vermitteln neben substanzspezifischen Inhalten generelle Fähigkeiten und Fertigkeiten zur Bewältigung von spezifischen Entwicklungsaufgaben und Problemsituationen. Dabei werden im Training Selbsthilfemanagement-Skills sowie Entscheidungs-, Problemlöse- und Stressmanagementfähigkeiten vorgestellt und erlernt (Leppin 2009). Die

Betroffenen von Computersucht zeigen meist ein Defizit an adäquaten Coping- und Emotionsregulationsstrategien (Grüsser et al. 2005). Hier setzen die Programm an. Die substanzspezifischen Informationen müssten bezüglich virtueller Welten erweitert werden. Hier reicht es nicht aus, nur über Substanzen zu informieren. Verhaltensweisen und deren Suchtdynamiken müssten integriert werden.

3.1.2. Förderung von Medienkompetenz

Neben der Stärkung der allgemeinen Schutzfaktoren spielt die Förderung von Medienkompetenz bei Kindern und Jugendlichen zur Verhinderung von Computersucht eine zentrale Rolle. Im medialen Zeitalter besteht eine Entwicklungsaufgabe für Kinder und Jugendlichen unter anderem darin, einen eigenverantwortlichen, selbstkontrollierten Umgang mit dem Computer und den Medien zu entwickeln (vgl. Berger 2008, Grünbichler 2008). Da dies nicht zu den originären Aufgaben der Suchtprävention zählt, bieten sich hier Kooperationen mit regionalen Medienpädagogen und Jugendmedienschutzbeauftragten an. Zuständigkeiten und Verantwortungsbereiche sind zu definieren und mögliche Kooperationen zu forcieren.

3.1.3. Sensibilisierung und Stärkung der Erziehungskompetenz der Eltern

Eltern beziehungsweise Erziehungsberechtigte (im Folgenden wird der Begriff Eltern für beides verwendet) sind Hauptbezugspersonen und Verhaltensmodelle, die Werte und Normen vermitteln – auch in Bezug auf Mediennutzungsverhalten. Sie prägen den Umgang mit Medien in der Familie. Neben der Endzielgruppe der Kinder und Jugendlichen sind Eltern daher in der Primärprävention von Computersucht eine wichtige Zielgruppe.

Eine Herausforderung für Eltern besteht meist darin, sich mit den Lebenswelten ihrer Kinder auseinanderzusetzen. Lebenswelten sind im stetigen Wandel. Insbesondere die technologische Entwicklung scheint so rasant voran zu schreiten, wie keine andere. Hier gilt es, die Eltern zu unterstützen, sich mit dem Themenkomplex auseinanderzusetzen. Eltern benötigen eine Haltung gegenüber den medialen Angeboten, um ihre Kinder bei der Entwicklung eines verantwortungsvollen Umgangs mit Medien adäquat begleiten zu können.

Da der Umgang mit dem Computer ein weites Spektrum an Themenbereichen aufwirft, bieten sich auch hier Kooperationen mit den Fachdisziplinen Jugendmedienschutz und Medienpädagogik an. Eltern beschäftigen sich beispielsweise sorgenvoll mit der Verletzung der Privatsphäre im Internet, mit dessen Suchtgefahren oder mit gewaltverherrlichenden Inhalten.

Diese Themenbreite kann in Kooperation mit Vertretern der jeweiligen Fachdisziplinen gemeinsam angegangen werden.

Erste Elternangebote zur Prävention von Computersucht werden derzeit in Deutschland bereits durchgeführt. Insgesamt setzen sie sich zum Ziel, über die medialen Lebenswelten der Kinder und Jugendliche zu informieren sowie für deren Chancen und Risiken zu sensibilisieren. Darüber hinaus werden Handlungsstrategien vermittelt. Die Angebote weisen nicht nur auf das Gefahrenpotenzial hin, sondern vermitteln fundierte Informationen, damit sich die Eltern auf dieser Grundlage eine eigene Haltung entwickeln können.

Eltern werden befähigt, ihre eigenen Rückschlüsse zu ziehen.

Auszugsweise werden im Folgenden drei Ansätzen vorgestellt: *Eltern-Lan*, *Elterninformationsabend* und *Elternseminar*.

Die *Eltern-Lan* ermöglicht in erster Linie Bildschirmspiele erlebnis-orientiert kennenzulernen. Sie kann einen Einblick in die Faszination und Bindungsfähigkeit von Bildschirmspielen geben. Eine längere Spielphase mit umfassender Einführung in die entsprechenden Spiele (Steuerungselement, Ziel, Inhalt) wird benötigt, damit die Eltern die entsprechenden Effekte erleben. Im Anschluss bietet es sich an, eine umfassende Reflektion des Erlebten zu nutzen, um Handlungsstrategien und Konsequenzen für den familiären Alltag aufzuzeigen. Indem Eltern die Faszination der Bildschirmspiele selbst erfahren, vergrößert sich das Verständnis für die Leidenschaft ihrer Kinder. Dies wiederum stellt eine Basiskompetenz für die Gespräche mit ihren Kindern dar. Hat ein Computerspieler das Gefühl, dass seine Eltern ernsthaft Interesse an dem Computerspiel haben, erfährt er Wertschätzung und ist eher zu einer zielführenden Auseinandersetzung mit seinen Eltern bereit (siehe auch Jäger et al. 2008).

Ein *Elterninformationsabend* kann in erster Linie umfassende Information zur virtuellen Lebenswelt von Jugendlichen und deren Trends vermitteln. Eltern wünschen sich erfahrungsgemäß in diesem Zusammenhang Antworten auf die Fragen wie zum Beispiel „Woran erkenne ich, ob mein Kind computerspielsüchtig ist?" „Wann spricht man bereits von einem Suchtverhalten?", „Wie kann man unterscheiden, ob es ein leidenschaft-liches Hobby oder bereits ein pathologisches Verhalten ist?"

Als hilfreich hat es sich herausgestellt konkrete Einblicke in die virtuelle Welt zu geben. So kann ein Spieltrailer oder ein Filmausschnitt gezeigt werden. Bilder sagen meist mehr als tausend Worte. Zudem erscheint es sinnvoll konkrete Handlungsstrategien und Empfehlungen auszusprechen. Fachkräfte formulieren sehr homogene Empfehlungen: „Informiert sein", „Interesse zeigen", „Grenzen setzen" und „Alternativen bieten". Diese vier Basisempfehlungen gelten sowohl in der Primärprävention als auch für Angehörige von Betroffenen. „Informiert sein" heißt in diesem Zusammenhang, dass Eltern sich über die mediale Lebenswelt ihrer Kinder differenziert hinsichtlich der Inhalte, Suchtpotenzial und Alterskennzeichnung informieren. Dies schafft ihnen für die Diskussion mit ihren Kindern eine gute Grundlage. Hier knüpft die zweite Empfehlung „Interesse zeigen" an. Sie geht über das reine Informiertsein hinaus und bezieht sich auf die Interaktion zwischen Eltern und Kindern. Eltern werden aufgefordert, sich der Leidenschaft ihrer Kinder zuzuwenden und mit ihnen über Spielmotive,

Vorlieben und Spielverhalten unvoreingenommen in den Austausch zu gehen. Dies stärkt die Eltern-Kind-Beziehung und vermittelt den Kindern, dass ihnen ihre Eltern als Ansprechpartner bei diesem Thema zur Verfügung stehen. Neben der empathischen Verständigung sind Grenzen und Regeln, die konsequent vertreten werden sollten, ein wichtiger Baustein der Medienerziehung (dritte Empfehlung: „Grenzen setzen"). Regelungen sollten dabei beinhalten, wann, wo und was genutzt werden darf. Als vierte Empfehlung für Eltern heißt es „Alternativen anbieten". Eltern sollen ermutigt werden, immer wieder alternative Freizeitgestaltung anzubieten und den Jugendlichen bei der Umsetzung zu unterstützen. Dabei ist zu beachten, dass die Angebote angenehme und attraktive Beschäftigungen darstellen. Eine ausgewogene Freizeitgestaltung mit positiven Erlebnissen und der Möglichkeit zur aktiven Stressbewältigung wirkt stabilisierend und schützt vor der Pathogenese einer Abhängigkeitserkrankung.

Ein *Elternseminar* zur Unterstützung bei Fragen rund um den Computer wurde von der Fachstelle für Suchtprävention der Drogenhilfe Köln konzipiert und als Handreichung für Multiplikatoren verschriftlicht. Die vierteilige Seminarreihe bietet Eltern die Möglichkeit, sich vertiefend mit dem Thema auseinanderzusetzen und mit Gleichgesinnten den Erfahrungsaustausch zu suchen. Neben der Informationsvermittlung im Rahmen von Impulsreferaten und Diskussionsrunden zu Online-Spielen, Sozialen Netzwerken und Online-Sucht beinhaltet das Seminar Rollenspiele, in denen vorher erarbeitete Handlungsstrategien ausprobiert werden können. Eine halbstündig ritualisierte Pause dient dem Erfahrungsaustausch der Teilnehmenden. Im letzten Treffen wird die Schnittstelle zum Jugendmedienschutz aufgegriffen, zu dem ein Experte eingeladen wird, der den Eltern Rede und Antwort steht (mehr hier zu unter www.websucht.info).

Die beschriebenen Angebote der Elternarbeit sind eher als sich ergänzende statt sich konkurrierende Konzepte zu verstehen, deren flächendeckende Umsetzung sowie Weiterentwicklung ist erstrebenswert.

3.1.4. Sensibilisierung der Multiplikatoren

Eine weitere Aufgabe der primären Suchtprävention besteht darin, über das Abhängigkeitspotenzial zu informieren und für die Thematik zu sensibilisieren. Bezogen auf das Phänomen Medien- und Computersucht kommt dieser Aufgabe ein besonderes Gewicht zu, da es sich um ein recht junges Phänomen handelt und der Kenntnisstand diesbezüglich in der allgemeinen Bevölkerung noch sehr gering ist. Um also das Ziel einer möglichst flächendeckende Sensibilisierung und Aufklärung zu erreichen, sind die Fachkräfte für die Suchtprävention neben Eltern und Jugendliche die wichtigste Zielgruppe, da sie sowohl Informationen weitervermitteln als auch für ihr eigenes Arbeitsgebiet benötigen. Fortbildungsangebote sollten daher dort ansetzen und sowohl inhaltliche als auch fachliche Orientierung in der virtuellen Welt bieten.

3.2.   Ansätze der Sekundärprävention

Angebote der sekundären Suchtprävention richten sich an potenzielle Risikogruppen sowie an Personen mit bereits manifestem Risikoverhalten. Erfahrungen aus der Praxis und bisherige Forschungsergebnisse zeigen, dass deutliche geschlechtsspezifische Unterschiede bei der Mediennutzung bestehen (Griffiths et al. 2004; Jansz und Martens 2005; mpfs 2010). Es bedarf daher geschlechtsspezifischer Präventionsangebote, die Besonderheiten der jeweiligen Sozialisation aufgreifen. Während Jungen und heranwachsende Männer als Risikogruppe der Computerspielabhängigkeit gelten, sind Mädchen und junge Frauen potenziell eher gefährdet, von Kommunikationsportalen und -angeboten abhängig zu werden.

Geschlechtsspezifische Angebote der Sekundärprävention existieren in Deutschland bislang nur vereinzelt. Gruppenangebote und Einzelfallhilfen werden demgegenüber insbesondere in deutschen Ballungszentren bereits angeboten. Evaluierte Konzepte liegen dennoch bislang nicht vor. Daher wurde nun das Bundesmodellprojekt *ESCapade* ins Leben gerufen, das vom Bundesministerium für Gesundheit finanziert und von der Drogenhilfe Köln koordiniert wird. ESCapade ist ein familienorientiertes Interventionsprogramm bei Computersucht und richtet sich an Familien mit Kindern im Alter von 12 bis 18 Jahren. Das Programm umfasst vier individuelle Familienberatungen und einen Familienseminartag. Die Evaluation des Angebots wird voraussichtlich in Herbst 2012 vorliegen. Die Ergebnisse könnten wegweisende Kenntnisse für die Prävention von Medien- und Computersucht liefern (www.escapade-projekt.de).

3.3.   Verhältnisprävention der Computersucht

Wie eingangs dargstellt umschließt eine effektive Suchtprävention sowohl die Verhaltens- als auch die Verhältnisprävention. Während sich Verhaltensprävention an das einzelne Individuum und sein Verhalten richtet, beschäftigt sich die Verhältnisprävention mit suchtfördernden Lebensbedingungen, Systemen und Strukturen.

Die gesetzlichen Bestimmungen zum Gebrauch von psychotropen Substanzen in Deutschland sind ein erfolgreiches Beispiel der Verhältnisprävention bezogen auf den Substanzkonsum.

Ein Beispiel einer Verhältnispräventionsmaßnahme bei Computersucht ist die Altersfreigabe von Bildschirmmedien. Die „Unterhaltssoftware Selbstkontrolle" (USK) prüft Bildschirmmedien und stuft diese in verschiedene Altersfreigaben ein. Bislang besteht kein Auftrag, die Bildschirmmedien hinsichtlich des Suchtpotenzials zu prüfen. Dies ist sicherlich u. a. darin begründet, dass für ein solches Prüfverfahren der Kenntnisstand über suchtfördernden Faktoren sehr ausgereift sein müsste. Studien beschäftigen sich derzeit mit der Zielsetzung, diese Faktoren genauer zu definieren. Wenn eindeutige Ergebnisse vorliegen, bleibt abzuwarten, ob die Erkenntnisse in die Begutachtung von Bildschirmmedien einfließen werden.

Neben repressiven Maßnahmen zur Regulierung der Verfügbarkeit gilt es Konzepte zur Förderung von Medienkompetenz strukturell in Bildungseinrichtungen zu verankern.

4. Zusammenfassung

Zusammenfassend kann zur Prävention der Medien- und Computersucht festgehalten werden, dass es eines umfassenden Konzepts bedarf, das sowohl die Verhaltens- als auch die Verhältnisprävention berücksichtigt. Die Angebote sollten bereits im Vorschulalter ansetzen und sich sowohl an Kinder, Jugendliche, Eltern als auch an Multiplikatoren richten. Ziel ist es, die Selbstreflektionsfähigkeit bezogen auf das Mediennutzungsverhalten zu fördern sowie für Risiken und Gefahren zu sensibilisieren. Es gilt weiterhin, geschlechtsspezifische und spezialisierte Angebote für Risikogruppen zu entwickeln. Es bedarf Evaluationsstudien, um die Effektivität und Effizienz von Angeboten zu überprüfen. Darüber hinaus benötigen die Konzepte zur inhaltlichen Ausrichtung Längsschnittstudien, die spezifische Risiko- und Schutzfaktoren der Computersucht bestimmen.

Literatur

Berger C (2008) Abhängigkeit online: Magazin der Fachstelle für Suchtprävention des Kantons Zürich, 1, 5-7. (http://www.suchtpraevention-zh.ch/pdf/lautleise2008_1.pdf, Zugriff am 01.10.2009).

Bühler A, Heppekausen K (2009) Projekt ALF. In: Thomasius R, Schulte-Markwort M, Küstner U, Riedesser P (Hrsg.) Suchtstörungen im Kindes- und Jugendalter. Stuttgart: Schauttauer. S. 386–389

Griffiths M, Davies M, Chappell D (2004) Online computer gaming. a comparison of adolescent and adult gamers. Journal of Adolescence 27, 87–96.

Grünbichler B (2008) Online-Rollenspiele als Herausforderung für die soziale Arbeit. proJugend 2, 23–26.

Grüsser S, Thalemann R, Albrecht U, Thalemann C (2005) Exzessive Computernutzung im Kindesalter – Ergebnisse einer psychometrischen Erhebung. Wiener Klinische Wochenschrift 117 (5–6), 188–195.

Grüsser S, Thalemann R (2006) Computerspielsüchtig? Rat und Hilfe. Bern: Huber.

Hahn A, Jerusalem M (2001) Internetsucht: Jugendliche gefangen im Netz. (http://www.internetsucht. de/publikationen/internetsucht_2001a.pdf, Zugriff am 10.11.2008).

Jäger R, Moormann N, Fluck L (2008) Merkmale pathologischer Computerspielnutzung im Kinder- und Jugendalter. Landau: Zepf.

Jansz J, Martens L (2005) Gaming at a LAN event: the social context of playing video games. (http://users.fmg.uva.nl/jjansz/janszmartens.pdf, Zugriff am 05.09.2008).

Küfner H, Kröger C (2009) Unterschiedliche Ansätze in der Primärprävention. In: Thomasius R, Schulte-Markwort M, Küstner U, Riedesser P (Hrsg.) Suchtstörungen im Kindes- und Jugendalter. Stuttgart: Schattauer. (S. 347–365)

Leppin A (2009) Lebenskompetenzansatz. In: Thomasius R, Schulte-Markwort M, Küstner U, Riedesser P (Hrsg.) Suchtstörungen im Kindes- und Jugendalter. Stuttgart: Schattauer.

Mikos L, Eichner S (2008) Und ewig lockt die Gewalt – folgenlos im Computerspiel? Gewalt im Computerspiel und in der Realität im Sozialisationskontext und die Rolle des Jugendschutzes. In: Fritz J (Hrsg.) Computerspiele(r) verstehen. Zugänge zu virtuellen Spielwelten für Eltern und Pädagogen. Bonn: bpb.

Medienpädagogischer Forschungsversbund Südwest (mpfs) (2010) JIM-Studie 2010. Stuttgart: Medienpädagogischer Forschungsverbund Südwest.

Rühling E, Stich M, Hartwig C (2004) Frühintervention bei Suchtgefährdung – Ein Überblick. Suchttherapie 5, 60–69.

Schmidt J, Dreyer S, Lampert C (2008) Spielen im Netz. Zur Systematisierung des Phänomens „Online-Games". Hamburg: Hans-Bredow-Institut für Medienforschung an der Universität Hamburg.

Uhl A (2005) Präventionsansätze und -theorien. Wiener Zeitschrift für Suchtforschung 3/4, 39–45.

Walden K, Kröger C, Kirmes J, Reese A, Kutza R (2000) ALF – Allgemeine Lebenskompetenz und Fertigkeiten. Hohengehren: Schneider.

Witting T (2008) Wie das Computerspielen Denken und Handeln prägen kann – Erkenntnisse zu Transferprozessen. In: Fritz J (Hrsg.) Computerspiele(r) verstehen. Zugänge zu virtuellen Spielwelten für Eltern und Pädagogen. Bonn: bpb.

Wölfling K (2008) Online-/Computerspielsucht – Aspekte von Phänomenologie, Operationalisierung und Forschung. SuchtAktuell 15(1), 31–33.

Erziehung zur Medienkompetenz

Uwe Buermann

1.   Was ist eigentlich Medienkompetenz?

Der Begriff Medienkompetenz wird in den letzten Jahren geradezu infla-
tionär genutzt. Überall wird davon gesprochen und sie gilt als eine der
wesentlichen Schlüsselqualifikationen der Gegenwart. Aber was verstehen
wir darunter? Wer mit dieser Frage die verschiedenen Publikationen zu
diesem Thema verfolgt, wird schnell erleben können, dass nicht immer das
gleiche gemeint wird. Dieser Begriff hat in den letzten Jahren viele Facetten
bekommen und alleine das erklärt, warum bei diesem Thema so häufig
aneinander vorbei geredet wird. Vertreter der Computer- und Software-
Industrie, des Bildungswesens und der sonstigen Wirtschaft verstehen
häufig sehr unterschiedliche Dinge unter dieser Bezeichnung. Bevor wir
uns also der Frage nach sinnvollen Erziehungsmethoden zuwenden können, müssen wir zunächst klären, welcher Begriff von Medienkompetenz
hier gemeint ist.

1.1.   Wann sprechen wir von einer Kompetenz?

Nach Weinert versteht man Kompetenz als „die bei Individuen verfügbaren
oder durch sie erkennbaren kognitiven Fähigkeiten und Fertigkeiten, um
bestimmte Probleme zu lösen, sowie die damit verbundenen motivationalen,
volitionalen und sozialen Bereitschaften und Fähigkeiten, um die Problemlö-
sungen in variablen Situationen erfolgreich und verantwortungsvoll nutzen
zu können."[1] Anders ausgedrückt können wir immer dann von Kompetenz
bzw. kompetenten Verhalten sprechen, wenn ein Mensch unterschiedliche
Fertigkeiten und Fähigkeiten in einer originären, in dieser Form nie vorher erlebten Situation adäquat zur Anwendung bringt. Dies soll an einem
konkreten Beispiel anschaulich gemacht werden.

Zur aktiven Teilnahme am Straßenverkehr mit einem PKW bedarf es
einer Fülle von Fertigkeiten und Fähigkeiten. Zum einen muss der Fahrer die
entsprechenden Koordinationsfähigkeiten besitzen, um im rechten Moment
den richtigen Hebel zu betätigen, und dies sowohl mit beiden Händen (ab-
wechselnd oder synchron) als auch mit beiden Füßen. Des Weiteren müssen
ihm die Verkehrszeichen und Regeln bekannt sein, damit er auf die Zeichen
am Wegesrand entsprechend reagieren kann. Da man meistens nicht alleine
auf der Straße unterwegs ist, muss er auch auf das Verhalten der anderen
Verkehrsteilnehmer achten und dies im Idealfall nicht nur reaktiv, sondern

---

[1]   Nach Treumann u.a. „Medienhandeln Jugendlicher", S. 32.

auch interpretierend vorausschauend. Jeder, der den Führerschein erworben hat, mag sich erinnern, dass dies alles ein sehr komplexer Lernprozess ist, der noch lange nicht mit der bestandenen Fahrprüfung abgeschlossen ist. Der Führerscheinneuling ist eben noch nicht unbedingt ein kompetenter Verkehrsteilnehmer. Auch der routinierte Autofahrer, der problemlos mit Standardsituationen zurecht kommt und sogar bei der Autofahrt mit dem Beifahrer sprechen und auf die Landschaft achten kann oder ähnliches mehr, ist nicht zwangsläufig ein kompetenter Autofahrer. Letztendlich zeigt sich die Kompetenz in dem Moment, in dem einem Autofahrer zum ersten Mal ein Reh vor das Auto läuft. Wenn er in dieser nie vorher da gewesenen Situation in der Lage ist, adäquat zu reagieren, so dass es für alle Beteiligten den geringstmöglichen Schaden gibt, kann man ihm kompetentes Verhalten bescheinigen.

Bevor wir uns nun wieder der Medienkompetenz zuwenden, können wir aus dem obigen Beispiel folgende Punkte abstrahieren:

- Kompetenz setzt sich immer aus der Anwendung verschiedener Fertigkeiten und / oder Fähigkeiten zusammen
- Anders als Wissenserwerb lässt sich Kompetenz nur sehr bedingt abprüfen
- Letztlich kann kompetentes Verhalten nur im Nachhinein bescheinigt werden

1.2. Was heißt das für die Medienkompetenz?

Wenn wir also von einer gelungenen Medienkompetenz sprechen, meinen wir auch hier die situationsadäquate Anwendung verschiedener Fertigkeiten und/oder Fähigkeiten. Des Weiteren, dass es sich um einen langwierigen Lernprozess handelt und eine Überprüfbarkeit des „Lernergebnisses" schwierig bis unmöglich ist und eine solche eigentlich erst im Nachhinein erfolgen kann.

Wann immer wir also auf Darstellungen treffen, in denen lediglich eine Fertigkeit oder Fähigkeit mit dem Begriff Medienkompetenz in Zusammenhang gebracht wird, ist anzunehmen, dass es sich hierbei um eine fehlerhafte, unvollständige Auslegung des Begriffs handelt. Ähnliches gilt, wenn irgendjemand verspricht, er könne die Medienkompetenz eines anderen unmittelbar abprüfen und/oder dauerhaft bescheinigen. Schließlich geht es bei Medienkompetenz nicht nur darum, dass ein Mensch mit einem besonderen Medium oder Medienangebot adäquat umgehen kann, sondern ebenso darum, dass er auch mit den Medien und Medienangeboten, die erst die Zukunft bringt, wird adäquat umgehen können. Dieser Punkt ist vor allem für die Erziehung von Kindern von allergrößter Bedeutung, denn je jünger diese sind, um so mehr müssen sich Eltern und Erzieher darüber im Klaren sein, dass sie die Kinder nicht nur für all das „fit" machen sollen, was es gegenwärtig an medialen Angeboten gibt, sondern grundsätzlich auch für all das, was in fünf, zehn oder zwanzig Jahren entwickelt wird.

Werfen wir nun einen Blick auf die einzelnen Fertigkeiten und Fähigkeiten, die in jedem Fall zu einer genügenden Medienkompetenz gehören, ehe wir uns der Frage zuwenden, wie wir den Kindern die entsprechenden Fähigkeiten vermitteln können.

2.   Komponenten der Medienkompetenz

2.1.   Handhabungsfertigkeit

Die Grundlage einer ausreichend guten Medienkompetenz ist die konkrete Handhabungsfertigkeit. Ein kompetenter Mediennutzer muss die jeweiligen Geräte und, im Falle computergestützter Geräte, ihre jeweiligen Menüs und Programme beherrschen können. Der Erwerb dieser Fertigkeit gliedert sich in theoretische und praktische Koordinationsfähigkeiten, die sehr komplex sein können (wie die Koordination der Maus, das Zehnfingerschreiben auf der Tastatur etc.). Ein kreativer Mensch, der nicht über die notwendige Handhabungsfertigkeit verfügt, wird nicht in der Lage sein, im Umgang mit Computeranwendungen in angemessener Zeit zu befriedigenden Ergebnissen zu gelangen. Es ist also berechtigt, im Rahmen der Beschreibung von Medienkompetenz das Kriterium der Handhabungsfertigkeit an erste Stelle zu setzen.

Wenn man die vielerorts zu findenden Äußerungen zur Medienkompetenz kritisch untersucht, lässt sich der Eindruck gewinnen, dass Medienkompetenz auf die Fertigkeit der Handhabung reduziert wird. Wer seinen neuen Festplattenrekorder programmieren kann, so dass dieser die gewünschte Sendung aufzeichnen und zu einem gewählten Zeitpunkt abspielen kann, gilt als medienkompetent. Eine solche verkürzende Sichtweise von Medienkompetenz ist unzulänglich und hat bereits in der Vergangenheit zahlreiche Konsequenzen nach sich gezogen. Zum einen leitete sich aus dieser der Gedanke ab, man müsse Kinder bereits in jungen Jahren an die Medien heranführen, um ihnen so früh wie möglich den Erwerb der notwendigen Handhabungsfertigkeiten zu ermöglichen. Als man diesen Gedanken in die Tat umsetzte, war zu beobachten, dass die Kinder schnell und spielerisch die Handhabung der unterschiedlichsten Geräte erwerben, während Eltern und Erzieher sich mit der Nutzung neuer Geräte und Anwendungen schwer tun. Diese Beobachtung gipfelte Ende der 1990er-Jahre in einem Postulat, das seinerzeit in vielen Varianten verbreitet wurde und bis heute seine Nachwirkungen zeigt: „Liebe Eltern und Erzieher, wenn Ihr die neuen Techniken und Medien nicht versteht, dann macht das nichts, denn Eure Kinder lernen das von alleine und wenn Ihr Probleme habt, fragt einfach Eure Kinder".

Die Umsetzung dieses Postulats ist in vielen Familien heute bittere Erziehungsrealität. Bitter insofern, als dass die Kinder in ihrer Medienentwicklung von ihren Eltern alleine gelassen werden. Alle Erziehungsratgeber erklären heute, dass Kinder und junge Jugendliche keinen „Administratoren-Account", sondern nur ein „eingeschränktes Benutzerkonto" für den

Computer besitzen sollten. Nur unter dieser Bedingung können die Kinder nicht selbstständig Spiele und andere Programme installieren, so dass die Eltern tatsächlich eine Kontrolle ausüben können, welche Spiele ihre Kinder spielen. Da aber in den meisten Familien die Kinder die einzigen sind, die wissen, worin der Unterschied zwischen einem „Administratoren-Account" und einem „eingeschränkten Benutzerkonto" besteht und wie man das eine und andere einrichtet, sind viele der Ratgeber das Papier nicht wert, auf dem sie gedruckt sind. Hier gibt es dringend Nachholbedarf, Erwachsene zu schulen, um die zunehmende Medienverwahrlosung ganzer Kindergenerationen zu stoppen.

2.2. Selbst- und Situationseinschätzung

Neben dem Wissen, wo und wie ich ein Gerät ein- und ausschalte, stellt sich die Frage, ob ich weiß, wann ich ein Medium benutzen sollte und wann nicht. Auch dies ist eine zentrale Komponente echter Medienkompetenz. Häufig erlebt man, dass diese Fähigkeit bei Kindern, Jugendlichen und Erwachsenen in der Realität nicht (vollständig) vorhanden ist. Vor Theateraufführungen und im Kino muss beispielsweise darauf hingewiesen werden, dass Handys während der Vorstellung auszuschalten sind. Und trotz expliziter Hinweise werden Verbote in einigen Bereichen (Krankenhäuser, Saunen, manche Restaurants) oft nicht befolgt. Dies spricht nicht für wirkliche Medienkompetenz.

Wenn man sich fragt, welche Fähigkeiten hierfür von Nöten sind, geht es letztendlich um eine gesunde Selbst- und Situationseinschätzung. Die zahlreichen Verbote und Gesetze sprechen in diesem Zusammenhang eher dafür, dass diese Fähigkeiten quer durch alle Altersgruppen mangelhaft ausgebildet sind. Diese Fähigkeiten stehen in Zusammenhang mit gesellschaftlichen Normen und moralischen Werten. Es mag ja in den meisten Fällen berechtigt sein, eine Mitteilung über eine verspätete Ankunft per SMS zu schicken, bei einer Nachricht mit schwerwiegendem Inhalt wie z. B. einer Beileidsbekundung oder gar der Mitteilung über den Tod eines Angehörigen ist dies jedoch fraglich.

2.3. Urteilsfähigkeit

Im heutigen Informationszeitalter werden wir tagtäglich mit einer Fülle von Informationen überflutet. Permanent erhalten wir Antworten auf Fragen, die wir noch gar nicht gestellt haben. Und es liegt zunehmend am Einzelnen, die für ihn relevanten Informationen herauszufiltern und zu bewerten. Wir reden ja zu Recht von einer „Informationsgesellschaft" und sind noch weit entfernt von einer „Wissensgesellschaft". Anders als Informationen lässt sich Wissen nicht vermitteln. Wissen entsteht durch die sachgemäße Verknüpfung von mindestens zwei Informationen, diese Leistung kann nur jeder Mensch für sich selber vollbringen.

In der Vergangenheit haben wir die Bewertung der einzelnen Informationen nur allzu gerne delegiert. Wir haben es den jeweiligen Experten (Wissenschaftler, Redakteure, Verleger etc.) überlassen, die Informationen zu sortieren und zu bewerten. Im Internetzeitalter ist dies nicht mehr möglich. Jeder Einzelne kann heute Informationen in der Weltöffentlichkeit verbreiten und auch Redakteure können bei vielen Meldungen nur noch entscheiden, ob sie sie weitergeben, ohne zuvor prüfen zu können, ob sie stimmen. Ein Beispiel hierfür ist „Wikipedia", das mehr oder weniger offene Lexikon im Internet. Hier kann im Prinzip jeder Beiträge einstellen und andere Beiträge bearbeiten[2], wobei in vielen Fällen die Autoren nicht bekannt sind, da nur der Benutzername erscheint, der nicht mit dem echten Namen übereinstimmen muss. Zwar versucht die Wikipedia-Community im Rahmen ihrer Möglichkeiten den Missbrauch auszuschließen, aber bei vorsätzlichem Handeln sind die Möglichkeiten der Community beschränkt. Es liegt am Einzelnen die Informationen zu bewerten und in den richtigen Kontext zu stellen. Die Fähigkeit, die es hierfür bedarf, ist eine gesunde Urteilsfähigkeit.

2.4. Kreativität

Als letzte Komponente sei in diesem Zusammenhang die Kreativität genannt. Gerade im Umgang mit dem Computer wollen wir ja nicht nur den reinen Rezipienten, der lediglich in einem mehr oder weniger starren Reiz-Reaktionsschema Knöpfe betätigt, sondern wir wünschen uns den kreativen Nutzer, der mit Hilfe des Computers und seiner Anwendungen schöpferisch und gestalterisch tätig wird. Insofern muss Kreativität ein fester Bestandteil der Medienkompetenz sein.

3. Wie können diese Fertigkeiten und Fähigkeiten vermittelt bzw. ausgebildet werden?

Nachdem die wesentlichen Komponenten der Medienkompetenz dargestellt wurden, geht es im Folgenden um die Frage, wie die nachfolgenden Generationen diese Fähigkeiten ausbilden können.

---

[2] Mittlerweile gilt dies allerdings nicht mehr für alle Beiträge, einige sind gesperrt und können nicht mehr direkt bearbeitet werden, vor allem Beiträge zu Religionen und ähnlichen Themen, die permanent von Fanatikern vorsätzlich einseitig bearbeitet wurden.

3.1.   Entwicklung der Handhabungsfertigkeit

Die Handhabung einzelner Geräte und Anwendungen kann nur in der Praxis erworben werden. Kinder lernen den Umgang mit Computern viel schneller als Erwachsene. Erwachsenen fällt es schwer, eingeübte Denk- und Handlungsmuster zu durchbrechen und sich mit Neuem auseinanderzusetzen. Des Weiteren haben sie Angst, Fehler zu machen und dadurch die teuren Geräte zu beschädigen bzw. Daten zu verlieren. Jeder, der angstfrei und lernwillig an neue Geräte und Medien herantritt, kann innerhalb kurzer Zeit die notwendige Handhabungsfertigkeit erwerben, zumal die Bedienung vieler Geräte immer einfacher wird.

3.2.   Entwicklung einer gesunden Selbsteinschätzung

Jedes Kind erlebt sich als Mittelpunkt der Welt und seines alltäglichen Lebens und fordert von den Menschen in seiner Umgebung die volle Aufmerksamkeit ein. Jeder, der mit der Erziehung von Kindern zu tun hat, weiß aus Erfahrung, dass wir bei Kindern nicht eine gesunde Selbsteinschätzung voraussetzen können. Auch bei Jugendlichen ist sie noch nicht konstant vorhanden. Jeder kennt aus seiner eigenen Biografie und aus der Arbeit mit Jugendlichen deren Schwankungen zwischen Selbstüberschätzung und tiefen Selbstzweifeln. Wie entwickelt sich eine gesunde Selbsteinschätzung? Was es in der Kindheit und Jugend braucht, ist ein liebevolles authentisches Spiegeln und in Beziehung sein. Wir alle wissen, was mit Kindern geschieht, die nur zu hören kriegen, dass sie nichts taugen, zu nichts wert sind und nur stören. Diese Kinder entwickeln kein gesundes Selbstwertgefühl, sondern Neurosen und andere Störungen. Auch Kinder, die für alles gelobt werden, selbst wenn sie offenkundiges Fehlverhalten an den Tag legen, haben kaum eine Chance, eine gesunde Selbsteinschätzung zu entwickeln. Die Spiegelung, zunächst der Eltern und Erzieher, im Jugendalter auch von Freunden, sollte liebevoll und authentisch sein. Dann kann man darauf bauen, dass die Spieglungen internalisiert werden und durch selbstkritische Beobachtungen ergänzt werden, was letztendlich zu einer gesunden Selbsteinschätzung im späteren Leben führt.

Im Jugendalter sind für diesen Prozess gleichaltrige Freunde bedeutend, da eine gewisse Distanzierung zu den Erwachsenen unumgänglich ist. In diesem Zusammenhang kann die übermäßige Teilnahme an Chatforen und Socialnetworks zu einer echten Gefahr werden. Im Internet lässt sich von außen kommende Kritik wunderbar ausblenden. Egal wie abwegig die Anschauungen auch sein mögen, die man dort äußert, man wird immer jemanden finden, der einem zustimmt. Der Jugendliche braucht heute und auch in der Zukunft echte Freunde, die einem nicht nur hofieren, sondern einem durch liebevolle authentische Rückmeldung helfen, zu einer gesunden Selbsteinschätzung zu gelangen.

3.3.   Entwicklung einer gesunden Urteilskraft

Je jünger die Kinder sind, desto mehr übernehmen sie die Urteile ihrer Umgebung und geben diese letztlich ungefiltert weiter – eine gesunde Urteilsfähigkeit ist noch nicht entwickelt. Wie entwickelt sich eine gesunde Urteilsfähigkeit? Nicht zuletzt hierfür gibt es die schulische und später die berufliche oder universitäre Bildung. Den Heranwachsenden soll der Zusammenhang zwischen Ursache und Wirkung vermittelt werden, um auf dieser Grundlage eigenständiges Urteilen entwickeln zu können. Dies gilt nicht nur auf der intellektuellen Ebene, sondern in allen Lebensbereichen. Wer die Kausalitäten durchschaut, kann die jeweiligen übernommenen Vorurteile entweder verifizieren oder korrigieren. Dieser Prozess endet nie: Auch Erwachsene stecken voller Vorurteile, da auch sie nicht alle Gedanken und Schlussfolgerungen, die sie von anderen Menschen (nicht zuletzt durch die Medien) aufnehmen, überprüfen und zu eigenständigen Urteilen umwandeln können. So ist es auch ein wichtiger Faktor für eine gesunde Urteilsfähigkeit, sich dessen bewusst zu sein und klar zwischen eigenen und angeeigneten Urteilen zu unterscheiden.

In diesem Zusammenhang kann die übermäßige Nutzung von Computerspielen zu einem Verlust an Realität führen. Bei Computerprogrammen im Allgemeinen und Computerspielen im Besonderen sind die Kausalitäten zwischen Ursache und Wirkung verzerrt (was in der professionellen Nutzung der Computer einer der größten Vorteile dieser Technologie ist). Letztlich gibt es immer nur eine Konsequenz, nämlich Zeitverlust. Bei Computerspielen ist dies für die kindliche Entwicklung bedenklich. Der virtuelle Unfall oder sogar Tod im Computerspiel hat keine weiteren Konsequenzen, als dass der jeweilige Level wiederholt werden muss und dementsprechend reale Zeit verloren wird, die sodann für andere, wichtige Aktivitäten fehlt. Des Weiteren stehen die konkreten Handlungen (das Drücken von Tasten und Knöpfen und das Bewegen der Maus oder von Joysticks) in keinem Verhältnis zu den auf dem Bildschirm dargestellten Konsequenzen.

Hier kommen wir zu einem wichtigen Grundgesetz der Medien: Wann immer Medien eine Ergänzung, eine Unterstützung menschlicher Aktivitäten darstellen, bedeuten sie eine Erweiterung der menschlichen Fähigkeiten, wann immer sie zum vollständigen Ersatz, zum ausschließlichen Selbstzweck werden, bedeuten sie eine Verkümmerung der menschlichen Fähigkeiten. Wenn ein Mensch ein gesundes Verhältnis zur Wirklichkeit entwickelt hat und dementsprechend mit den realen Zusammenhängen von Ursache und Wirkung vertraut ist, kommt er auch mit den virtuellen Verhältnissen zurecht. Im umgekehrten Fall ist eine Rückanbindung an die Wirklichkeit fraglich.

3.4. Entwicklung der Kreativität

Erziehung zur Kreativität ist eine große Herausforderung. Niemand wird dadurch kreativ, dass wir ihm ein „Kreativset" schenken, aber ein kreativer Mensch wird damit schöpferisch tätig sein können. Der beste Weg, Menschen Kreativität entwickeln zu lassen, ist Langeweile. Es braucht den individuellen Nullpunkt, an dem ich zunächst nicht weiß, was ich tun soll, dann kann die eigene Fantasie erwachen und damit Kreativität entstehen. Menschen, die permanent von außen vorgegeben bekommen, was sie tun sollen, gleichsam von außen beschäftigt werden, werden keine Kreativität entwickeln können.

In diesem Zusammenhang ist der übermäßige Einsatz der Medien in der kindlichen Entwicklung ein zentraler „Kreativitätserziehungskiller". Wenn auf die Frage der Kinder „was soll ich jetzt machen" immer sofort mit Medienangeboten (Fernsehen, Filme, Computerspiele etc.) reagiert wird, haben sie keine Chance, eigene Fantasie und Kreativität zu entwickeln. Unsere Gesellschaft ist voll von Computeranwendern und Medienrezipienten, aber es gibt nur wenige, die wirklich kreativ und gestalterisch mit den Medien umgehen. Wir brauchen in der Kindheit, gerade bei zunehmendem Medienangebot, physische und zeitliche Räume kultivierter Langeweile.

In diesem Zusammenhang gilt es auch einen Blick auf die Entwicklung und Förderung der inneren Fantasiekräfte zu werfen. Wenn wir etwas erzählt bekommen oder lesen, sind wir darauf angewiesen, uns innere Vorstellungen zu bilden. In all diesen Fällen wird also die innere Vorstellungskraft und damit Fantasie angeregt und gefördert. Wenn wir mit fertigen Bildern konfrontiert werden, nimmt unsere eigene innere Aktivität in dem Maße ab, in dem die äußeren Bilder an Perfektion gewinnen. Im Vergleich zu moderner Computeranimation in Filmen und Computerspielen, die die Bilder immer perfekter und bereits vorgefertigt präsentiert, ist für Kinder das Erzählen und Vorlesen von unschätzbarem Wert: Hier können die inneren Fantasiekräfte geschult werden, welche die Grundlage für Fantasie und Kreativität im weiteren Leben bilden (Spitzer 2005, Patzlaff 2000).

4. Zusammenfassung

Interessanterweise kann nur die Handhabungsfertigkeit am Medium, und wirklich nur dort, ausgebildet werden. Alle anderen hier genannten Fähigkeiten bilden eine Voraussetzung für eine gesunde Medienkompetenz, können aber nicht an den Medien selber ausgebildet werden, sondern nur im Umgang mit ihnen zur Anwendung kommen. Insofern sie Voraussetzungen sind, ist schon deutlich, dass wir es mit einer logischen zeitlichen Abfolge zu tun haben, die nicht willkürlich geändert werden kann. Von daher gilt heute wie in Zukunft für eine gesunde umfassende Medienkompetenzerziehung ein wesentlicher Grundsatz: Medienkompetenz beginnt mit Medienabstinenz.

Wie aktuelle Studien belegen, allen voran die Studie von Malamud und Pop-Eleches[3], ist die lange Zeit weithin verbreitete Auffassung, man müsse die Kinder so früh wie möglich an die Medien (und v.a. den Computer) heranführen, kontraproduktiv. Mehr noch, ein zu früher und zu häufiger Umgang mit Medien kann dazu führen, dass sich bei Kindern und Jugendlichen die schulischen und beruflichen Leistungen verschlechtern und das Risiko einer Computer- oder sonstigen Mediensucht steigt. Im Sinne einer wirklichen Medienkompetenz im späteren Leben müssen wir die Kinder vor dem übermäßigen Einfluss der Medien schützen und die Heranwachsenden gleichzeitig konsequent behutsam an die Medien heranführen. Dies bedeutet, ihnen nicht nur die Handhabung der Technik zu vermitteln, sondern vor allem auch den objektiv kritischen und selbstkritischen Umgang mit Medien und deren Inhalten zu üben.

4.1. Alles zu seiner Zeit

Wie schon angedeutet können wir die Reihenfolge in Lernprozessen nicht beliebig variieren. Je breiter das Spektrum der Fertigkeiten und Fähigkeiten ist, desto größer sind die Kompetenzen. Dies sei hier noch an einem konkreten Beispiel verdeutlicht.

Wer eine Handschrift besitzt, die nicht nur er, sondern auch andere Menschen lesen können, wer face to face-Gespräche führen kann und weiß, wie man ein Telefon bedient, SMS schreiben und am Computer Texte verfassen kann, die er wahlweise ausdruckt oder per E-Mail versendet, dem stehen sämtliche Kommunikationswege der Gegenwart zur Verfügung. Dementsprechend kann er in allen Lebenssituationen (geschäftliche Mitteilungen, private Mitteilungen, Liebeserklärungen, Trauerbekundungen etc.) adäquat reagieren. Wer nicht mehr in der Lage ist, leserliche handschriftliche Mitteilungen zu verfassen oder anderen Menschen bei Gesprächen in die Augen zu schauen, ist im Sozialen Miteinander nur eingeschränkt handlungsfähig. Es stimmt zwar, dass wir alle immer seltener handschriftliche Briefe verfassen, aber wie eigene Untersuchungen zeigen (Buermann 2007), gibt es immer noch einen gesellschaftlichen Konsens, dass dies in bestimmten Situationen der angemessenste Weg der Kommunikation ist.

Wir alle wissen aus Erfahrung, das sowohl das Schreiben auf der Tastatur als auch der Umgang mit den Tasten der Mobiltelefone auch in fortgeschrittenem Alter in relativ kurzer Zeit noch erlernt werden können, wohingegen die Entwicklung einer leserlichen Handschrift selbst bei Kindern, die sonst alles relativ schnell erlernen, sehr lange dauert. Wer Schreiben und Lesen nur am Computer lernt, wie es bei einigen Kindern der Fall war und ist, die an entsprechenden Modellschulen unterrichtet wurden und werden, wird sehr große Schwierigkeiten haben, in fortgeschrittenem Alter noch eine leserliche Handschrift auszubilden. Umgekehrt ist es, wie die meisten Erwachsenen aus eigener Erfahrung wissen, kein Problem.

---

[3] Siehe Literaturliste, hier finden sich auch Hinweise auf weitere Studien.

5.   Ist das Internet kindertauglich?

Eine sinnvolle Nutzung des Internets ist an verschieden Fertigkeiten und Fähigkeiten gebunden. So ist das Internet für die sinnvolle Nutzung ein primäres Lesemedium, bedarf also sowohl der Lesekompetenz als auch der Lesewilligkeit. Erwachsene sollten nicht von ihrer eigenen sinnvollen Nutzung des Internets darauf schließen, dass Kinder es in gleicher Weise nutzen. Wer als Kind an das Internet herangeführt wird und dieses altersentsprechend hauptsächlich bildhaft nutzt (Kinderseiten, youtube, Kino etc.) wird nicht von alleine plötzlich ernsthafte Recherchen im Internet durchführen.

Des Weiteren bedarf es für die sinnvolle Nutzung des Internets echter privater oder beruflicher Interessen. Welcher 14-Jährige hat 365 Tage im Jahr ein gleichbleibendes aufrichtiges Interesse, an welchem Thema auch immer, abgesehen von Computerspielen bei einer sich zunehmend manifestierenden Computerspielsucht?

Jeder, der mit dem Internet zu tun hat, weiß, dass es dort nicht nur viel Sinnvolles und Wissenswertes gibt, sondern auch alles Zweifelhafte, zu dem Menschen in der Lage sind. Auch mit moderner Filtersoftware kann man Kinder wirksam weder vor pornografischen noch vor gewalthaltigen Inhalten schützen. Je nach Suchbegriff, falsch eingegebenen Adressen oder Spammails (trotz Spamfilter) ist die Konfrontation mit pornografischen Inhalten unvermeidlich. Um angemessen damit umgehen zu können – nämlich die entsprechenden Seiten umgehend zu verlassen bzw. die Mails direkt zu löschen – bedarf es einer gewissen seelisch-moralischen Reife, die wir bei keinem Kind und bei kaum einem Jugendlichen entwicklungspsychologisch erwarten und voraussetzen können. Wir müssen begreifen, dass das Internet für Kinder und Jugendliche eine Überforderung ist, ähnlich wie eigenständiges Autofahren. Keiner wird seinem 16- oder gar 12-jährigen Kind die Autoschlüssel aushändigen und ihn alleine losfahren lassen. Dass wir Kinder und Jugendliche im Auto als Beifahrer mitnehmen, ist etwas ganz anderes. Insofern brauchen wir zum Schutz und zur Förderung der nachfolgenden Generationen ein gesellschaftliches Umdenken, damit sie eine wirklich gesunde Medienkompetenz entwickeln können.

Literatur

Buermann U (2007) Aufrecht durch die Medien. Chancen und Gefahren des Informationszeitalters und die neuen Aufgaben der Pädagogik. Flensburg: Flensburger Hefte Verlag.
Hübner E (2005) Anthropologische Medienerziehung. Frankfurt am Main: Peter Lang Verlag.
Patzlaff R (2000) Der gefrorene Blick. Stuttgart: Verlag Freies Geistesleben.
Spitzer M (2005) Vorsicht Bildschirm. Stuttgart: Klett Verlag.
Treumann K u. a. (2007) Medienhandeln Jugendlicher. Mediennutzung und Medienkompetenz. Bielefelder Medienkompetenzmodell. Wiesbaden: VS Verlag
Weirauch W (Hrsg.) (2010) Leere Seelen, Was treibt sie in den Amok? Flensburg: Flensburger Hefte Verlag.

Internetquellen

Buhse M. (2010) Karrierebremse: Computer machen Schüler dumm. (http://www.wiwo.de/politik-weltwirtschaft/computer-machen-schueler-dumm-445442/, Zugriff am 14.12.2010)

Stoss R. (2010) Computers at Home: Educational Hope vs. Teenage Reality. (http://www.nytimes.com/2010/07/11/business/11digi.html?_r=1, Zugriff am 14.12.2010)

Malamud und Pop-Eleches: Home Computer Use and the Development of Human Capital (http://harrisschool.uchicago.edu/faculty/pdf/malamud-wp0812revised.pdf, Zugriff am 14.12.2010)

Texas Center for Educational Research: Evaluation of the Texas Technology Immersion Pilot. (http://www.tcer.org/research/etxtip/documents/y4_etxtip_final.pdf, Zugriff am 14.12.2010)

Lesen – Prävention der Medien- und Computersucht

Eckhard Schiffer

Zwei ineinander verwobenen Fragestellungen soll in diesem Beitrag nachgegangen werden:

1. Welche gesundheitsförderlichen (salutogenen) Momente gegen Medien- und Computersucht sind speziell mit dem Lesen verknüpft?
2. Wie kann das Lesen bzw. das Leseinteresse zu einem Selbstläufer werden?[1]

1. Am Anfang des Leseinteresses stehen Erzählen und Zuhören

Sie erinnern sich? Wohlig räkelnd im Bett liegend, aller Pflichten ledig, einschließlich der Hausaufgaben. Von Mutter umsorgt. Zwieback, Lindenblütentee mit Honig und zusätzlich etwas vorgelesen bekommen. Ganz schön gemütlich so eine Grippe: viele *salutogene* Kräfte in uns und um uns

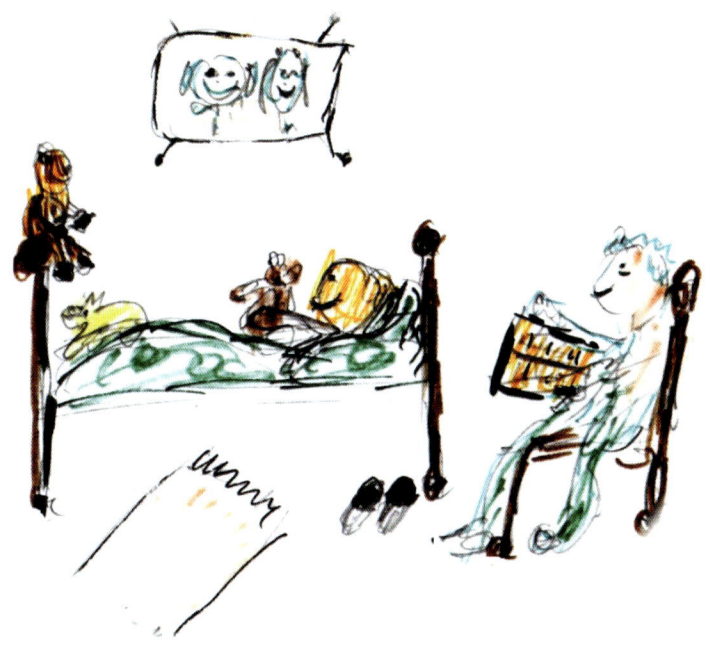

Abb. 1: Erinnerung, dass uns etwas vorgelesen worden ist

---

[1] Der Beantwortung dieser Frage ist der Autor in Zusammenarbeit mit Heidrun Schiffer nachgegangen.

herum, die uns sicher sein lassen, der Krankheit nicht allein hilflos ausgeliefert zu sein. Es ist für das *Kohärenzgefühl* und dem davon abhängigen Gesundungsprozess wichtig, sich umsorgt zu wissen, sich nicht allein zu fühlen. Entlang der vorgelesenen Geschichte bewegen wir uns in unserer Fantasie, gehen auf Reisen, auch wenn unsere Beine noch zu schwach sind, längere Strecken allein zu laufen. Über die Reise in der Fantasie bewegen wir uns auf die Traumdämmerung zu, um dann nach Stunden zwar noch matt und verschwitzt, aber ein Stückchen näher an der Gesundheit zu erwachen. Später erinnern wir uns als erstes an die Geborgenheit und dass uns etwas vorgelesen worden ist (Schiffer 2001a).

Allerdings – heute dürfte so etwas kaum noch in breiterem Umfange zur kindlichen Lebenswelt gehören. Zwar gibt es „Erzähler", permanente Erzähler sogar, in Kinder- wie in Krankenzimmern. Fatal ist an diesen Erzählern – sprich: „Marktschreier" – Radio, DVD oder Fernsehen jedoch, dass uns deren problematische Seite zumeist schon gar nicht mehr auffällt, nämlich, dass sie keine Pause machen und zwangsläufig auch gar nicht zuhören und antworten können. Es entsteht auf diese Weise keine *dialogische* Beziehung, denn zu dieser gehört notwendigerweise auch der Wechsel zwischen Erzählen und gutem Zuhören sowie das gemeinsame Nachsinnen. Bei einem *gut zuhörenden* Dialogpartner entstehen *eigene* innere Bilder zu dem, was ihm eben erzählt worden ist. Er bewegt sich mit seinen eigenen Bildern als *innerer Antwort* in die Welt der oder des Erzählenden hinein.

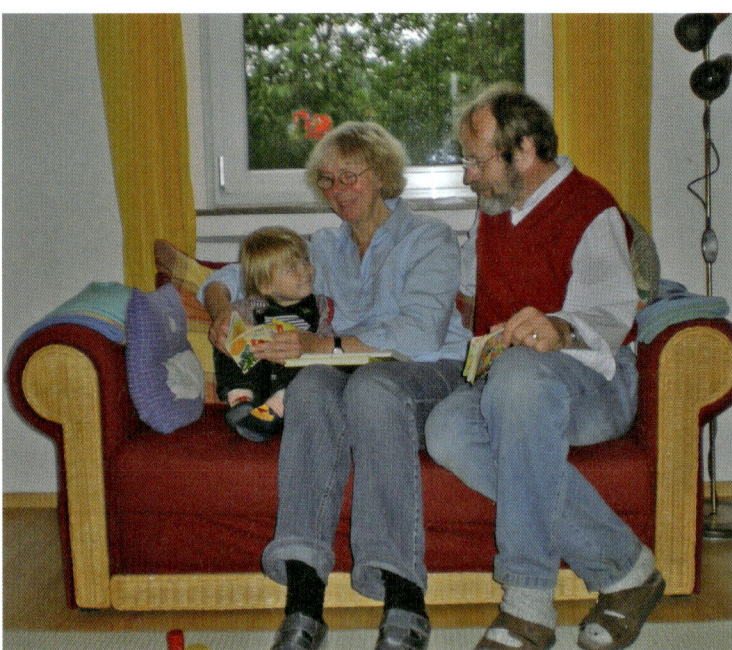

Abb. 2: Verzauberung beim Erzählen

Im gemeinsamen, meist beiläufigen Nachsinnen begegnen sich Zuhörer und Erzähler in der Welt ihrer inneren Bilder und den damit verknüpften Stimmungen. Da beide zugleich dieselbe Geschichte hören, werden sie zumindest streckenweise einander ähnelnde Bilder und Stimmungen haben – d.h. darin übereinstimmen und damit sich nahe sein. Dies vollzieht sich oft nur in Bruchteilen von Sekunden, ist aber für den Dialog im Sinne einer *Begegnung* von entscheidender Bedeutung.

Erzählen- und Zuhörenkönnen sind wesentliche Elemente einer – nicht nur elterlichen – salutogenetischen Pädagogik. Dies ist auch mit Bruno Bettelheims „*The Uses of Enchantment*" gemeint. Wörtlich übersetzt: Der Sinn von Verzauberung (der deutsche Titel dieses Buches von Bruno Bettelheim ist bekannter, nämlicher: Kinder brauchen Märchen, 1977). Verzauberung in diesem Kontext hat vorrangig zwei Begründungen: Die erste ist mit dem ich-stabilisierenden Inhalt der Geschichten gegeben, die zweite mit dem Getragenwerden in der Übereinstimmung der inneren Bilder.

Wiederholen sich diese Erfahrungen ausreichend oft in den ersten zehn bis zwölf Lebensjahren, so können sie auf Dauer als verinnerlichte Ressourcen ein stabiles Kohärenzgefühl mit ermöglichen. Und eben dieses benötigen wir, um uns späterhin auch an Lektüre heranzutrauen, durch die wir zunächst verunsichert werden, weil wir den Text nicht sofort verstehen oder weil er unserem Wissen oder unserer Überzeugung widerspricht.

Ansonsten gilt aber auch, dass verinnerlichte Begegnungen, wie sie um die Gutenachtgeschichte herum möglich sind, die damit verbundene Geborgenheit und „Gemütlichkeit" untrennbar mit dem Lesen verknüpfen. Diese purzeln gewissermaßen aus jedem Buch, mit dem sich das Kind späterhin zurückzieht – sei's aufs Sofa, vor den Kamin oder mit der Taschenlampe unter die Bettdecke …

2. Eigene innere Bilder und Identität

In der Praxis eben skizzierter dialogischer Begegnungen etabliert sich auf Dauer über die jeweilige aktuelle Erzählung hinaus eine innere Bilderwelt, deren Reichtum und Lebendigkeit sich der autonomen *produktiven Einbildungskraft*[2] und nicht einer vorfabrizierten medialen Prothesen-Bilderwelt verdankt. Nur über erstere kann sich das ursprünglich Eigene uns selbst wie auch einem Gegenüber vermitteln.

Vor diesem Hintergrund entwickelt sich unsere Identität als Antwort auf die Frage: „Wer bin ich?" Identität hat einerseits mit unserer erzählbaren Lebensgeschichte und den dazugehörigen Bildern zu tun, andererseits aber auch mit dem implizit-prozeduralen Gedächtnis unserer affektusensomotorischen Selbst- und Welterfahrung, das sich in seiner Sprachferne über innere Bilder vermittelt. Und unsere Lebensgeschichte können wir entlang der Geschichten, die wir gehört oder selber gelesen haben, und entlang

---

[2] Ein nur scheinbar veralteter und entwerteter, aber nach wie vor aussagekräftiger Begriff der Aufklärung.

der dazugehörigen Antworten aus unserer produktiven Einbildungskraft heraus gestalten. Sehr schön wird dieser Prozess von der Jugendbuchautorin Mirjam Pressler (2002, S. 22–23) beschrieben:

„… ich brauchte Bücher auch, um überhaupt eine für mich selbst wahrnehmbare Form zu bekommen, um eine eigene Gestalt anzunehmen und zu behalten. […] Worte waren so nötig wie Brot, sie waren die Nahrung, die es mir ermöglichte, meine Identität aufzubauen und mich nach außen hin abzugrenzen […] Das Wort war es, das mir Schutz gegen die Umwelt gab, das mich davor bewahrte, so zu werden wie die anderen.

Ich weiß nicht, was aus meinem Leben ohne Bücher geworden wäre.

Und wie hätte ich jemals die Sehnsucht kennen lernen können, ohne die Träume, die mir aus den Buchseiten entgegenwuchsen?"[3]

Die Vorleseerfahrung und das selbständige Lesen wandeln sich bei ausreichender Wiederholung von zunächst äußeren Ressourcen zu verinnerlichten salutogenetischen Widerstandsquellen, die uns helfen, Krisen und Krankheit besser durchzustehen. In unserer inneren Bilderwelt sind wir unendlich frei. So finden wir spontan immer mehr Freude am Lesen, lassen dabei innere Bilder und Welten entstehen, in denen wir uns auch jenseits von Logik und Schwerkraft bewegen können.

Diese inneren Bilderwelten unterscheiden sich von den virtuellen Bilderwelten in einigen entscheidenden Punkten. Sie entstammen nämlich unseren *eigenen* mentalen Archiven und Ateliers. Mit der Ausnahme von traumatischen Bildern sind sie Ausdruck unserer Produktivität und nicht Ergebnis passiver Rezeption meist flüchtiger virtueller Bilder.

Die Polarität von eigenen inneren und äußeren virtuellen Bilderwelten kann sich als anregend erweisen, setzt aber schon vitale innere Welten voraus, die nicht von den virtuellen überwuchert werden. Und nur erstere vermögen die innere Leere zu verhindern, die sich anderenfalls beim Ausschalten des Bildschirmes als mehr oder weniger aversiv empfunden einstellen kann. Eben dieses aversive Erleben zeitgleich zum Ausschalten z. B. des Computers kann auf Dauer in einen Teufelskreis mit zunehmender Abstinenzunfähigkeit und nachfolgendem Kontrollverlust einmünden. „Ich fühle mich beim Runterfahren meines PC immer wieder wie ein ausgenommener Hering", beschrieb mein jugendlicher Patient Sven drastisch seinen Zustand nach seinen täglichen mindestens fünf Stunden Surfen, Chatten und Spielen. Zu oft schon hatte er dann dem Impuls nachgegeben, einfach weiterzumachen – ohne Rücksicht auf die Anforderungen, die ihn gleich morgens in der Schule erwarteten. „Unser eigenes inneres Programm geht

---

[3] Vortrag am 29. Juni 2001 auf Einladung des Instituts für Jugendbuchforschung der Goethe-Universität Frankfurt/Main. Erschienen im Beltz Verlag unter dem Titel *Eine Orchidee blüht im Continen-Tal.* Auch als Broschüre im Institut für Jugendbuchforschung erschienen. – Ähnlich auch der Weg von Susan Sonntag, der Preisträgerin des Friedenspreises des Deutschen Buchhandels 2003, zur Literatur und zum Schreiben, so in ihrer Eigendarstellung zur Verleihung des Friedenspreises in der Frankfurter Paulskirche.

weiter, auch wenn der äußere Bildschirm abgeschaltet wird" konnte als Motto einer Familientherapie zunächst von den Eltern und späterhin auch von Sven akzeptiert werden. Das gelang aber nur, weil Sven noch über einige – verschüttete – Ressourcen verfügte und auch die Eltern bereit waren, nicht nur ihren Fernsehkonsum drastisch zu reduzieren, sondern auch ihren Interaktionsstil kreativer zu gestalten. Zum Entzücken ihrer Kinder lasen sie sich sogar einmal in der Woche wechselseitig Geschichten vor.

3. Mit dem Lesen ist es in mancherlei Hinsicht wie mit dem Laufen

Wir lernen das Lesen mit Spaß und Energie, indem uns die Erwachsenen vorleben, was man damit anfangen kann. Wie mühselig erscheint es zunächst für ein Kind, das Laufen zu erlernen, wie oft fällt es auf die Nase, erlebt seine Unzulänglichkeit. Trotzdem hat bislang kein Kind die intrinsische Motivation darüber verloren, das Laufen dennoch zu erlernen. Der Triumph, eigenständig zu laufen, ist ungeheuer, die neu gewonnene Freiheit für das Kind schier unermesslich. Ähnlich verhält es sich mit der inneren Motivation, das Lesen zu erlernen. Denken wir nur an den Stolz der Kinder, wenn sie ihre ersten Buchstaben, Worte und Sätze lesen und dann sogar selber schreiben können. Die Erwachsenen müssen uns nur früh genug durch ihr eigenes Handeln vermitteln, welche Freiheiten und welcher Reichtum dadurch gewonnen werden. Es sind die Freiheiten in unseren eigenen inneren und äußeren Welten, und es ist zugleich der Reichtum unserer inneren Bilder, die sich erst aus vorgelesenen oder frei erzählten Geschichten und dann aus dem eigenen Lesen heraus entfalten (Schiffer 2001b).

Das Gehirn des Menschen ist allerdings nicht *von vornherein* für das Lesenlernen eingerichtet. Hier ist ein Unterschied zum Laufenlernen gegeben. Eine entscheidende Voraussetzung, locker lesen zu können, ist eine ausreichende Entwicklung des Sprachzentrums. Die erfolgt aber nur, indem wir oft genug dialogisch von Angesicht zu Angesicht freundlich mit unseren Kindern sprechen. Beruhigend ist, dass Kinder eine unglaubliche Lust haben, sich sprachlich mitzuteilen. Denken Sie nur an das unentwegte fröhliche Plappern eines drei- oder vierjährigen Kindes, wenn Sie mit ihm einen Spaziergang in seiner vertrauten Umgebung machen, oder an das Mitteilungsbedürfnis der Kinder, wenn diese zum Morgenkreis im Kindergarten oder in der Grundschule zusammenkommen.

Diese Mitteilungslust kann auf das Lesen „abfärben". Wenn in einer ganzen Schulklasse jeweils die Eltern oder Großeltern sich von ihren Kindern bzw. Enkeln gern etwas vorlesen lassen und insbesondere schwierige Passagen freundlich – ohne zu meckern oder zu entwerten – selber lesen, dann kann sich in der gesamten Klasse eine bemerkenswerte Lesekultur und Lese-/Zuhörfreude einstellen.

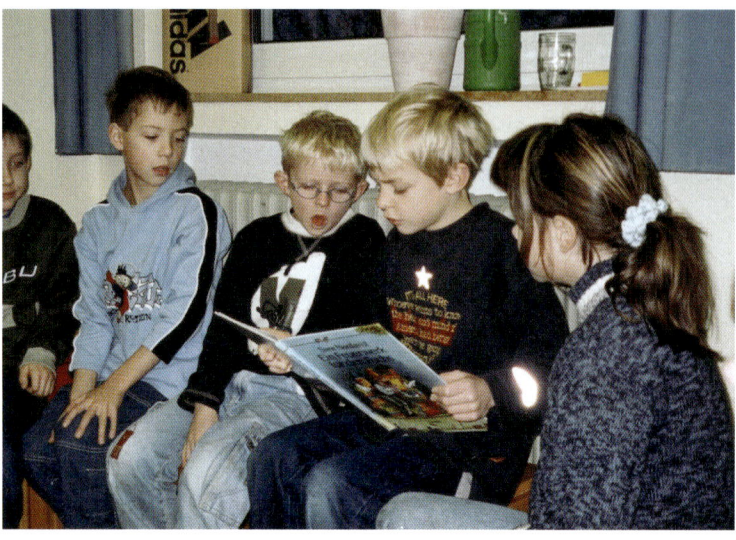

Abb. 3: Mitte des zweiten Schuljahres: Paul liest über 20 Minuten einen anspruchsvollen Text vor und 25 Kinder hören gebannt und gespannt zu. Der rechte Nachbar von Paul ist in der Geschichte regelrecht versunken.

Die Motivation der Eltern mitzumachen kann noch gefördert werden, wenn sie auf einem Elternabend über die Bedeutung des wechselseitigen Vorlesens informiert werden und Kinder persönlich gestaltete Lesekärtchen bekommen, die sie sich von den Eltern nach jedem Vorlesen abzeichnen lassen können.

4. Kindliches Kausalitätsbedürfnis, Kreativität und überdauerndes Interesse an der realen Welt

Über die schon frühe dialogische Begegnung im Geschichtenerzählen wird das angeborene Bedürfnis, die Welt und die Menschen darin in ihrem Verhalten erklärbar und verstehbar werden zu lassen (*„Warum?"*-Frage), bedient. Bereits drei- bis vierjährige Kinder suchen nach Erklärungen, wenn sie etwas Widersprüchliches oder Ungewöhnliches erlebt oder davon gehört haben. Und als (vorläufige) Erklärungen reichen dann oft (selbst) erfundene Geschichten aus. Auch dieses Moment wird späterhin mit dem eigenen Lesen verknüpft und ermöglicht, dass „ein Text mich anspricht".

Kinder haben zwar von Kultur und Gesellschaft keinen expliziten Begriff, aber „sie sind höchst begierig auf Geschichten, die das Abweichende in ihrem Umfeld erklären helfen" (Bruner 1997, S. 95). Diese Art der Spannungslösung ist ausgesprochen produktiv. Sie ermutigt auch späterhin, bei Bedarf nachfragen und zuhören zu können. Und das heißt, auch späterhin an diese widerständige *reale* Welt und ihre Menschen Fragen haben zu

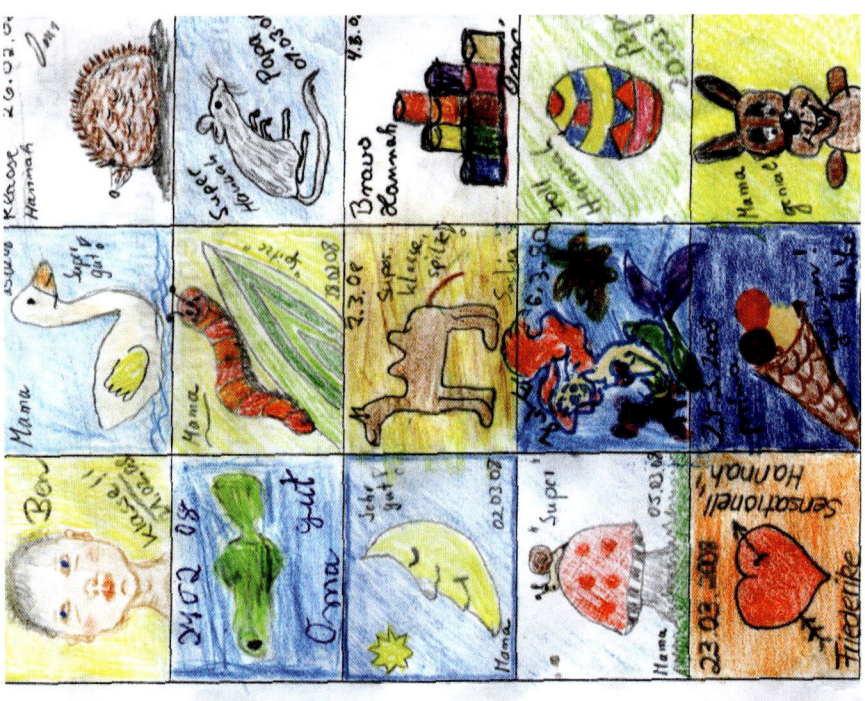

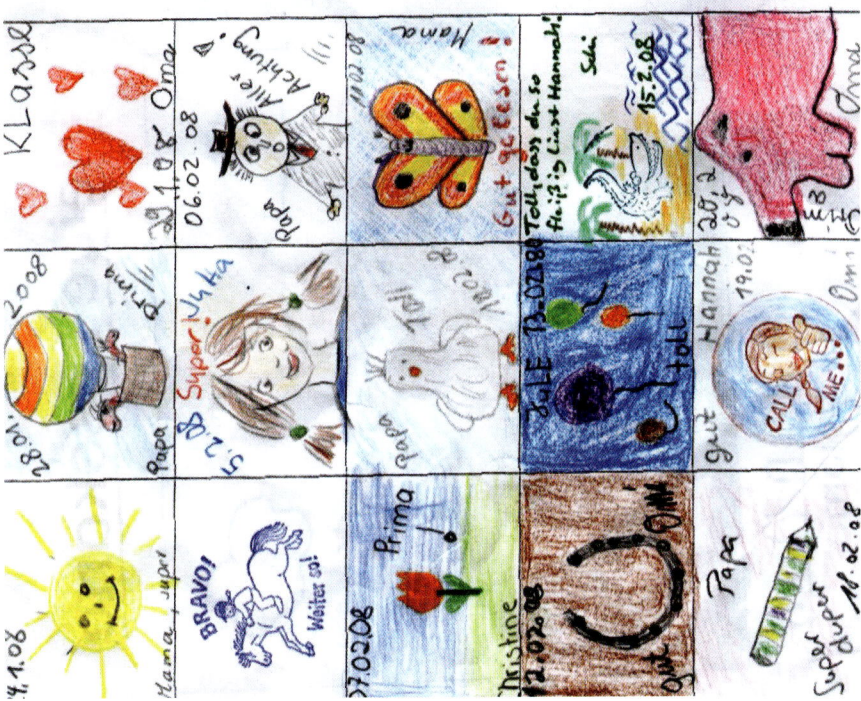

Abb. 4: Lesekärtchen

können, ohne darüber zu resignieren. Das Interesse an der realen Welt geht nicht verloren. Und wenn spätestens in der (meist männlichen) Vorpubertät Faszination und Spaß an virtuellen Welten zu explodieren scheinen, kann dieses Doppelinteresse an sensomotorisch spontan erfahrbarer realer Welt einerseits sowie virtueller Welt andererseits zu schöpferisch-produktiven Ergebnissen führen. *Eine maligne Regression,* an deren Ende ein aus eigener Kraft unüberwindbares aversives Differenzerleben von realer und virtueller Welt steht, könnte so vermieden werden.

Die Faszination an virtuellen Welten mag mit einem vorpubertätsimmanenten Aufflammen von Omnipotenzfantasien einhergehen, zugleich aber auch eine visuelle Variante von Erkundungslust bedienen, die an „bewegten äußeren Objekten" interessiert ist.

D. B. Linke (2001, S. 111) notiert unter Verweis auf die Reihenfolge zerebraler Markreifungsprozesse ein „besonderes Interesse" des Säuglings für Bewegungen und folgert: „Die gegenwärtige Akzentuierung der Bewegungswahrnehmung, im Fernsehen zum Beispiel, könnte in diesem Sinne ‚neuropsychologisch' als Regression charakterisiert werden."

So gesehen würde ein gesellschaftlicher Trend synergistisch mit entwicklungsgebundenen regressiven Tendenzen wirken. Umso wichtiger erscheinen daher die positiv erlebten salutogenen Momente des dialogischen Verweilens und der Realitätserkundung sowie der inneren Bildproduktion.

Das Verweilenkönnen an einem Einzelbild aus einer erzählten oder gelesenen Geschichte kann noch weiter gefördert werden, indem Kinder aktiv ihre inneren Produktionen äußerlich bildnerisch darstellen. Dies ermöglicht auch eine lebendige Kreativität, solange der gestalterische *Prozess,* d. h. das Tun selbst – und nicht ein bewertetes Produkt – im Vordergrund steht.

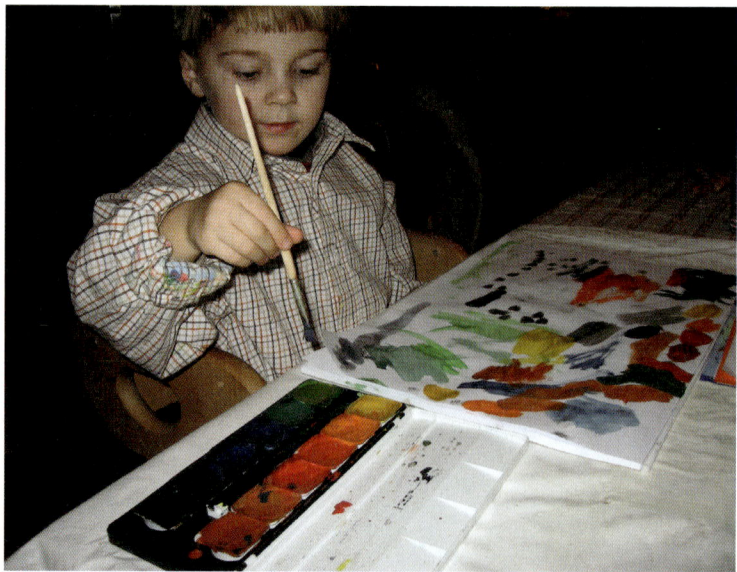

Abb. 5: Freude am gestalterischen Prozess

Mit Freude erzählen Kinder ebenso gern auch kleine erlebte oder erfundene Geschichten. Und mit den ersten Buchstaben und Worten, die die Kinder unverdrossen in anrührender Weise – vielfach noch spiegelverkehrt – reproduzieren können, werden kleine Geschichten und Briefe komponiert.

Kinder sind dann in ihrer Weise Künstler und Poeten. Und als solche verarbeiten sie auch erlittene Kränkungen immer wieder in der Wandlung vom erleidenden Objekt zum selbstgestaltenden Subjekt – in ihrer eigenen *realen* Welt.

Und sofern die Erwachsenen auch wissen, dass alle diese wunderbaren Prozesse nicht mit Erwachsenenaugen und -ohren bewertet oder zensiert werden dürfen, sondern wohlwollender Wahrnehmung bedürfen, eröffnen sich *Intermediärräume* mit ihren salutogenen Wechselpassagen zwischen produktiver Einbildung und sinnlich-motorisch realer Außenwelt (Schiffer 1993/2010).

5. Dialogfähigkeit und Dialoginteresse ermöglich, dass mich ein Text anspricht

Mit den eigenen inneren Bildern werden unsere implizit-prozeduralen (d. h. unsere nicht bewussten und beiläufig aus unserem Handeln und Erleben gespeisten) Erfahrungen verknüpft. Dies ermöglicht, unser dialogisches Gegenüber auch intuitiv besser zu verstehen. Wir können an dessen Lebenswelt umfassend teilhaben. Der Dialog als persönliche Begegnung von Angesicht zu Angesicht wird als bereichernd erlebt und verdorrt nicht so schnell. Es entfalten sich *Dialoginteresse* und *Dialogfähigkeit*. Der Dialog kann dann immer noch sehr lebendig sein, auch wenn wir unser Gegenüber schon lange nicht mehr gesehen haben.

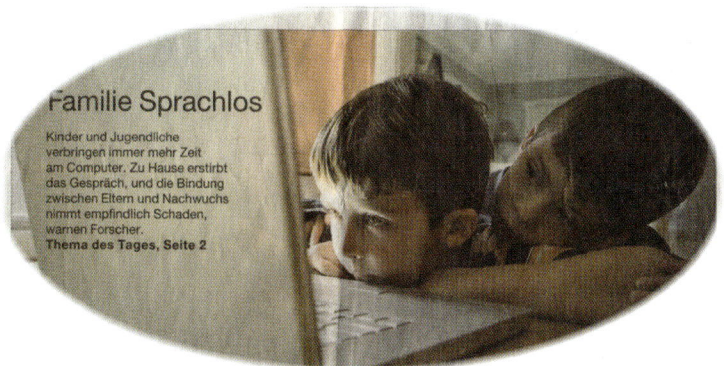

Abb. 6: Wenn das Beziehungsmuster einer Familie Sprachlos für immer mehr Kinder und Jugendliche prägend ist – wie die Süddeutsche Zeitung in ihrer Ausgabe vom 6./7. 3.2010 berichtete –, verkümmern deren Dialogfähigkeit und Dialoginteresse. Dies ist auch eine Frage der Fähigkeit der Eltern und ihres Interesses am Dialog.

261

Der Dialog als persönliche Begegnung kann aber auch brieflich erfolgen, sofern wir den Brief in Ruhe aufmerksam lesen können.[4]

Dialogische Befähigung kann sich Hans-Georg Gadamer (Wahrheit und Methode 1975) folgend ebenso in der aufmerksamen Lektüre eines fremden Textes eines mir nicht persönlich bekannten Autors zeigen. *Der Text kann mich ansprechen. Und ich antworte mit meinen Gedanken und Bildern.* Meine Antwort beeinflusst dann wiederum mein weiteres Verstehen der Ansprache durch den Text – und so fort.

Allerdings bezieht sich dieser Gedanke Gadamers auf einen Umgang mit Texten, wie er gewöhnlich eben nicht durch elektronische Medien ermöglicht wird:

„In Deutschland, ebenso wie in den USA, hat das Simsen, Chatten, Surfen und Emailen das Bücherlesen von der Liste der Lieblingsbeschäftigungen verdrängt. Insgesamt wird dabei heute wohl so viel gelesen und geschrieben wie nie zuvor. Gewandelt hat sich aber das *Wie* – so ein wichtiges Ergebnis (einer) Studie der Stiftung Lesen: Denn zunehmend werden Texte nicht mehr eingehend studiert, sondern nur noch überflogen und häppchenweise konsumiert" (Wolf 2010, S. 18–19).

Dies könne sich, so Wolf (ebd.), negativ auf den präfrontalen Cortex auswirken, der mit der Kontrolle von Aufmerksamkeit in Verbindung gebracht wird.

Das aufmerksame Lesen aktiviert nahezu zeitgleich zahlreiche Hirnbezirke. Es stellt so gesehen ein Zirkeltraining für das Gehirn dar. Zugleich werden – möglicherweise in Analogie zu den Spiegelneuronen – via innerer Bilder über den Lesetext vermittelte Bewegungsabsichten und räumliche Veränderungen so verarbeitet, als würden Sie *real* erlebt (vgl. ebd.) Die Leseratte ist also keine Stubenhockerin, sondern bewegt sich kreativ, unternehmungslustig und intelligent in der Welt, sofern sie diese sensomotorisch ausreichend durch spielerisch-schöpferische Entfaltung in Intermediärräumen erschlossen und verinnerlicht hat.

Damit soll kein bürgerliches Bildungsideal beschworen werden und ebensowenig eine an OECD-Interessen orientierte Lese-„Kompetenz". Vielmehr sollen eine salutogene Lebens- und Gestaltungsfreude sowie Identitätsfindung aufgezeigt werden, die durch frühe und kontinuierliche Leseaktivitäten ermöglicht werden und protektiv gegen Medien- und Computersucht wirken können.

---

[4] Das Telefonat hingegen verkommt im Zeitalter des Mobilfons immer mehr zu einer Veranstaltung öffentlicher Selbstdarstellung. Die Selbstverständlichkeit eines geschützten Raumes für die dialogische Begegnung droht dabei mit der Zeit verloren zu gehen.

Literatur

Bettelheim B (1977) Kinder brauchen Märchen. Stuttgart: dva.

Bruner J (1997) Sinn, Kultur und Ich-Identität. Zur Kulturpsychologie des Sinns. Heidelberg: Auer.

Gadamer H-G (1960) Wahrheit und Methode. Tübingen: Mohr.

Linke D B (2001) Kunst und Gehirn. Die Eroberung des Unsichtbaren. Reinbek: Rowohlt.

Pressler M (2000) Lesen lernen heißt leben lernen. Weinheim: Beltz.

Schiffer E (1993/2010) Warum Huckleberry Finn nicht süchtig wurde. Anstiftung gegen Sucht und Selbstzerstörung bei Kindern und Jugendlichen. Weinheim: Beltz.

Schiffer E (2001a) Wie Gesundheit entsteht. Salutogenese: Schatzsuche statt Fehlerfahndung. Weinheim: Beltz.

Schiffer E (2001b) Lesen ist wie Laufen. Bücher eröffnen interaktive Abenteuer und wirken so auf Gedächtnis, Fantasie und Identität. JuLit 3/01: 37–44.

Schiffer E, Schiffer H (2004): LernGesundheit. Lebensfreude und Lernfreude in der Schule und anderswo. Weinheim: Beltz.

Wolf C (2010) Lob des Lesens. Gehirn & Geist 10/2010: 14–20.

Entwicklungsfördernde Elemente – Überlegungen aus psychologisch-ärztlicher und pädagogischer Sicht und konkrete Anregungen bei Mediensucht

Christoph Möller und Emilia Hornemann

1.   Einführung

Viel wird darüber geforscht und geschrieben, welche Auswirkungen Bildschirmmedien auf die Entwicklung von Kindern und Jugendlichen haben (Spitzer 2006). Manches wissen wir über den Zusammenhang zwischen medialer und realer Gewalt (Grossman und DeGaetano 2003). Die Vermittlung von Medienkompetenz wird allerorts gefordert (Groeben und Hurrelmann 2002, Feibel 2009). Untersucht wird, ob sich die Mediennutzung förderlich oder schädlich auf die Entwicklung von Kindern und Jugendlichen auswirkt. Immer wieder wird ein früher, das Lernen unterstützender Einsatz von Computern bereits im Vorschulalter propagiert (Haugland 2000). Ohne Zweifel sind Internet und Computer wichtiger Teil unseres Lebens geworden. Junge Menschen müssen lernen, mit diesen Medien umzugehen, und über deren Nutzen und Gefahren aufgeklärt werden. Bei der Diskussion um Pro und Kontra zum Thema TV, Internet und Computer wird selten die Frage diskutiert, was Kinder und Jugendliche für eine gesunde seelische Entwicklung benötigen. Im Folgenden werden Überlegungen zu dieser Frage mit Blick auf die Thematik des vorliegenden Buches – natürlich ohne den Anspruch auf Vollständigkeit – erörtert.

2.   Hirnbiologische Entwicklung und Lernen

Das menschliche Gehirn ist ein plastisches, bis ins Alter veränderbares Organ. Das kindliche Gehirn weist unzählige Nervenzellen mit einer Fülle möglicher Verknüpfungen auf. Erst die wiederholte Nutzung führt zu bleibenden, gut und schnell funktionierenden Verknüpfungen und Ausdifferenzierungen. Das zentrale Nervensystem ist ein nutzungsabhängiges Organ. Alles was wir tun, erfahren und erleben, hinterlässt Spuren. Durch Wiederholung und Üben verbessern wir Wissen und Können und erlangen Fähigkeiten bis hin zu extremen Spezialisierungen. Die wichtigsten und grundlegendsten Lernerfahrungen machen wir in der frühen Kindheit. Basale Sinnes-, Körper- und Beziehungserfahrungen und Schutz, Halt und Geborgenheit sind dabei zentrale Elemente. Das kindliche Spiel hat hierbei eine zentrale Bedeutung. Durch Sinneseindrücke und Bewegung wird der Informationsfluss und die Verknüpfung von Nervenzellen im Gehirn angeregt und dadurch die Konzentration- und Lernfähigkeit des Kindes verbessert. Unser Gehirn ist auf Lösen von Problemen optimiert und nicht auf Auswendiglernen und reinen Wissenserwerb. Die Verankerung von Wissen ist mit emotionalen Erfahrungen gekoppelt. Wissenserwerb gelingt immer dann besonders gut, wenn zu lernende Inhalte als bedeutsam erlebt werden und mit Emotionen verknüpft sind. Das Laufen lernen (Imitation), der Spracherwerb, das Erlernen einer Fremdsprache, sind nicht nur das Ergebnis von Wiederholung, Übung und Fleiß, sondern finden vor allem im Kleinkindalter immer auch in der Beziehung mit den primären Bezugspersonen statt. Die entsprechenden Repräsentanzen im Gehirn, die für die jeweilige Tätigkeit benötigt werden, differenzieren und verknüpfen sich entsprechend den Erfahrungen aus. Das Gehirn passt sich an die Erfordernisse der Lebensrealität an (Hüther 2009, 2010).

Jugendliche können z. B. beim Schreiben von SMS mit dem Handy erstaunliche Fähigkeiten entwickeln. Dies gelingt fast blind mit ungeheurer Geschwindigkeit. Die Repräsentanz für den Daumen auf dem sog. umgekehrten Homunkulus (die motorische Repräsentanz im Gehirn) ist entsprechend groß, ähnlich der Repräsentanz für die Hand bei einem Pianisten. Erlangen Jugendliche durch ausdauerndes Computerspielen enorme Fähigkeiten, so sind die für diese Tätigkeit benötigten visuellen und akustischen Repräsentanzen im Gehirn entsprechend ausgeprägt und differenziert – eine nutzungsabhängige Differenzierung und Ausgestaltung (Spitzer 2006, Bermann und Hüther 2007). Kinder benötigen für eine gesunde Entwicklung zur selbstbestimmten Persönlichkeit jedoch mehr als visuelle und akustische Reize und Input. Welche Erfahrungen machen kleine Kinder, die vor dem Bildschirm sitzen?

3. Kleinkinder vor dem Bildschirm

Wenn kleine Kinder vor dem Bildschirm sitzen, erkennen sie nicht wie wir Erwachsenen in den dort sichtbaren Bildern Perspektive und bedeutungshafte Gestaltung. Was sie wahrnehmen, sind vielmehr bunte eindimensionale Pixel. Erst die Erfahrung von Perspektive ermöglicht uns Menschen jedoch, Figuratives auch dort zu sehen, wo wir eigentlich einen Bildschirm mit bunten Pixeln vor uns haben. Die Synchronisation zwischen Mundbewegung und gesprochenem Wort ist beim Film manchmal um Millisekunden verschoben. Erwachsene wissen, was sie im Film sehen und hören sollen. Die kleinen Differenzen fallen ihnen nicht auf, da sie auf entsprechende Erfahrungen zurückgreifen können. Kleine Kinder können das nicht. Bei wiederholtem Bildschirmkonsum werden unscharfe Erfahrungen bezüglich Perspektive und Synchronizität von Mundbewegung und Gehörtem gemacht und im Gehirn abgespeichert. Auf diese Erfahrungen der Kleinkinder bauen sodann ihre weiteren auf (Spitzer 2005). Inwieweit vor diesem Hintergrund zwischen Fernsehkonsum im frühen Kindesalter und dem Bildungsgrad im Erwachsenenalter ein Zusammenhang besteht, hat die wissenschaftliche Forschung evaluiert.

3.1. Fernsehen im Vorschulalter und Bildungsgrad

Hancox et al. (2005) haben in den 1970er-Jahren in Neuseeland eine aufschlussreiche Untersuchung zum Fernsehkonsum im Kindergartenalter durchgeführt. Unselektiert wurden ca. 1000 Geburten eines Jahrganges in eine prospektive Studie aufgenommen. Diese Menschen wurden regelmäßig bis zum Alter von 26 Jahren untersucht. Es wurden u. a. der Bildungsgrad im Alter von 26 Jahren und der Fernsehkonsum im Kindergartenalter verglichen. Das Ergebnis war: Je mehr Fernsehen im Kindergartenalter geschaut wurde, desto häufiger ist die Schule ohne Abschluss beendet worden, desto geringer qualifiziert waren die Ausbildungen und desto weniger Probanden besuchten eine Universität. Die Variablen Intelligenz und Bildungsgrad der Eltern waren bekannt. Auch wenn diese Variablen hinausgerechnet wurden, blieb der Zusammenhang zwischen TV-Konsum im Kindergartenalter und dem schlechteren Bildungsgrad im Erwachsenenalter bestehen.

4. Schule und Lernen

Schule, die auch erzieherische Aspekte hat, droht heute auf Wissensvermittlung und gesellschaftliche Anpassung und Zweckrationalität reduziert zu werden. Bildung findet jedoch auch im Dialog statt, ist Beziehungsgeschehen. Saint Exupery sagte: „Wollt ihr, dass die Menschen Schiffe bauen, lehret sie die Sehnsucht nach dem Meer". Das Interesse, die Sehnsucht, wird zuvorderst durch einen begeisterungsfähigen Erwachsenen vermittelt. Wenn der Funke überspringt, werden schöpferische Kräfte im Kind freigesetzt. Werden die Zusammenhänge in der Natur erlebbar und begreifbar, kann die Welt als handhabbar, verstehbar und sinnvoll erfahren werden. Ein Grundvertrauen in Welt und Mitmenschen kann wachsen und zur Grundlage für Selbstvertrauen und Ich-Stärke werden. Die Einsicht, dass man für sich selber und fürs Leben lernt, entwickelt sich im heranwachsenden Menschen erst langsam mit der Zeit. Anfangs lernen die Kinder für die Eltern und Lehrer, besonders gerne und erfolgreich, wenn Begeisterung vom Erwachsenen zum Kind überspringt.

Wenn man davon ausgeht, dass Schule nicht nur Wissen vermitteln möchte, sondern die Heranwachsenden in ihrer Entwicklung zu selbstbestimmten, gesunden Persönlichkeiten unterstützen will, sind nicht Lehrpläne und Schulkonzepte (primär) entscheidend, sondern vielmehr die menschliche Kompetenz des Lehrers. Kinder werden gestärkt, indem Erwachsene das Selbstvertrauen des Kindes stärken, durch eine Erziehungsorientierung mit klaren Strukturen und Regeln, und dem gelebten und erlebbaren Gefühl, dass das Leben einen Sinn hat. So finden sich bei Kindern, deren Eltern dem Leben auch eine spirituelle oder religiöse Bedeutung beimessen, deutlich weniger psychosomatische oder allergische Beschwerden. Schulisches scheint sich insbesondere dann positiv auf die

Gesundheit der Kinder auszuwirken, wenn das Gefühl bestärkt wird, etwas zu wissen oder zu können. Das Gefühl der Selbstwirksamkeit wird in diesem Fall bei den Heranwachsenden positiv verstärkt (Marti und Heuser 2009).

Computer und Internet können im Schulalter durchaus Teil des Prozesses sein, sich die Welt anzueignen. Es gilt Kindern zu vermitteln, die Technik als nutzbringendes, das Leben erleichterndes und bereicherndes Werkzeug (und auch in Maßen als Spielzeug) einzusetzen, aber nicht als das Leben beherrschendes Medium. Lernprogramme, das Internet oder gute Sendungen im Fernsehen können die Wissensvermittlung und das Lernen unterstützen, sollten aber in einen Lehrplan eingebettet sein und von Erwachsenen begleitet werden. In unserer schnelllebigen Welt ist Fachwissen rasch überholt. Die Vermittlung von Prozessen und der Fähigkeit der Problemlösung, auch durch kurzfristige Aneignung von Wissen und Fertigkeiten, ist wichtiger denn je. Schule ist heute angehalten, neben Bindung auch das Sozialverhalten der Kinder zu stärken. Freude am Leben und Lernen sowie Interesse an der Welt zu vermitteln, Neugier und Interesse zu wecken, sind die Grundlage für lebenslanges Weiterentwickeln und die Bereitschaft zu lebenslangem Lernen. Hierbei ist ein gelingender Dialog, eine tragfähige Beziehung, die begeistert, motiviert, aber auch Halt, Orientierung und Lob vermittelt, ein wesentliches Element einer gelingenden Schüler-Lehrer-Beziehung. Diese Beziehung ist die Basis für ein gesundes Lernen (Schiffer 2004, Bauer 2008).

5. Erziehung ist Beziehung

Dem Menschen wohnen zwei gegensätzliche Grundbedürfnisse inne: Sehnsucht nach Geborgenheit und Zugehörigkeit sowie der Wunsch nach Autonomie und Selbständigkeit. Eine sichere und tragfähige Beziehung zu den primären Bezugspersonen ist die Grundlage für das weitere Leben und eine gelingende Exploration und Autonomie. Der Aufbau einer sicheren Bindung hängt entscheidend von der Empathiefähigkeit der Bezugsperson ab, ob die Bedürfnisse des Kindes wahrgenommen und einfühlsam auf diese reagiert werden. Das Kind hat ein Recht darauf, sich selbst zu entfalten und zu entwickeln. Ein mit zunehmendem Alter des Kindes wechselseitiges Wahrnehmen und Reagieren auf Wünsche und Bedürfnisse ist ein dialogisches, entwicklungförderndes Geschehen. Eigene Kinder können sinnstiftend für die Eltern sein. Wenn Kinder jedoch die Verantwortung für die Eltern übernehmen müssen oder für deren unerfüllte Beziehungswünsche einstehen, ist dies eine erhebliche Grenzverletzung. Das Kind lernt im Dialog seine Eigenständigkeit zu erleben und Nähe und Distanz in Beziehungen zu regulieren. Diese frühen Bindungserfahrungen werden als sog. Bindungsrepräsentanzen verinnerlicht und bestimmen das spätere Beziehungsverhalten der Menschen (Bowlby 2010, Brisch 2010).

5.1. In der Beziehung entwickelt sich die Persönlichkeit

Bei Mediensüchtigen finden sich oft frühe Bindungsstörungen. Man kann vermuten, dass manch ein Betroffener via Internet und Onlinespiel versucht, Kontakt und Nähe herzustellen, die ihm im realen Leben verwehrt sind. Andererseits kann aus der sicheren Distanz und Anonymität das Beziehungsgeschehen kontrolliert und bestimmt werden (Schuhler 2010). Kinder brauchen eine Bezugsperson, von der sie liebevoll und einfühlsam begleitet werden, die ihre Individualität schätzen und ihre Bedürfnisse erkennen und lieben kann. Die innere Präsenz, nicht das Bespielen und Verwöhnen ist die Grundlage für sichere und freie Erkundung der Welt (Hornemann 2010).

In der Begegnung mit einem anderen Menschen entwickelt sich die Individualität (Buber Martin). Begegnung und Beziehung sind gleichsam der Kristallisationspunkt der Individuation. Der Mensch ist ein von Natur aus auf Beziehung ausgerichtetes Wesen. Die frühen Beziehungserfahrungen sind das Fundament für die Persönlichkeitsentwicklung, späteres Selbstbewusstsein und Selbstwert. Das Wichtigste für den Menschen ist der Mensch (Bauer 2008).

Bildschirmmedien binden zwar die Aufmerksamkeit der Kinder, unterstützen den Bindungsprozess aber nicht. Nur im Dialog entwickeln Kinder ein Gespür für Werte, bilden eine moralische Instanz, die Orientierung und Sicherheit vermittelt. Auf dem Bildschirm werden Handlungen oft losgelöst von Beziehungen und der Realität dargestellt, wie Gewalt, die keine Folgen hat, die Spielfigur, die gleich wieder aufsteht (Spitzer 2006, Grossman und DeGaetano 2005). Andererseits findet mancher Jugendliche beim Onlinespiel eindeutige Regeln oder einen Verhaltenskodex, die begrenzt Sicherheit und Orientierung geben, im realen Leben aber nicht vermittelt werden.

5.2. Das Bild von Elternschaft

Das heute vielfach medial durch das Fernsehen (Sendungen wie „Die Supernany") und Zeitschriften beeinflusste Bild von Elternschaft verunsichert viele junge Eltern. Natürliche Vorbilder und die Entwicklung sicherer Instinkte, Spontaneität und Authentizität drohen bei Müttern und Vätern zunehmend verloren zu gehen. Dem steht eine Tendenz zur Professionalisierung und Pädagogisierung des Elternseins gegenüber. Zu jedem Thema finden sich im Internet ein (angeblicher) Expertenkommentar oder ein Ratgeber in Buchform. Elterliche Authentizität und das Vertrauen auf die eigene Wahrnehmung und Intuition können dadurch beschädigt werden (Omer und v. Schlippe 2006).

Eltern und Bezugspersonen stellen in der Erziehung von Kindern einen Rahmen zur Verfügung, der Entwicklung, Selbstorganisation und „Selbsterziehung" ermöglicht (Rotthaus 2007). Eltern, die von Zweifeln und Schuldgefühlen geplagt werden, nicht alles richtig zu machen, werden nur schwer einen klaren verlässlichen Rahmen zur Verfügung stellen und das notwendige Vertrauen in ihre Kinder aufbringen können. Manch ein Kind findet heute am Computer und im Internet die Gemeinschaft und Zugehörigkeit, die früher die (Groß-)Familie geboten hat.

Jugendliche benötigen ein klares, halt- und schutzgebendes Gegenüber, einen Menschen, der sich für sie interessiert und sie mit ihren Wünschen und Nöten wahrnimmt. Gemeinsames Erleben, die Aufmerksamkeit gemeinsam auf eine Tätigkeit, einen Gedanken oder ein Vorhaben zu richten (shared attention), vermittelt dem Jugendlichen das Gefühl der Zugehörigkeit und Orientierung. Andererseits brauchen und suchen Jugendliche ein Gegenüber, an dem sie sich reiben und mit dem sie sich messen können. Jugendliche suchen nach Idealen und Vorbildern und finden in Idolen scheinbar, was sie im Zwischenmenschlichen entbehren. Gerade in Zeiten der Krise und Orientierungslosigkeit sind Jugendliche am ehesten noch durch Verbindlichkeit und Präsenz zu erreichen. Eine klare Haltung zu Grenzen und Zielen mit dem Angebot, sich gerade an den Reibungspunkten der Beziehung zu stellen, ist erfolgversprechender als bloße Strafe. Verantwortung übernehmen, für etwas einstehen und erleben, dass unser Handeln Konsequenzen hat, ist Beziehungsgeschehen (Omer und v. Schlippe 2006, 2010).

5.3.   Computer und Internet können authentische Bezugspersonen nicht ersetzen

Zahlreiche Jugendliche finden in den Weiten des Internet Kontakte, Erfolge und Anerkennung, die ihnen im realen Leben verwehrt sind. Viele dieser Jugendlichen begeben sich jedoch dabei in die Gefahr, sich im Internet zu verlieren. Um sich von den daraus ergebenen Abhängigkeitsrisiken und -gefahren befreien zu können, benötigt ein Jugendlicher immer auch ein reales Gegenüber, einen Menschen, der ihm Grenzen aufzeigt und die Konsequenzen des Handelns spürbar macht.

Jugendliche suchen Grenzen und Authentizität. Auf der Therapiestation „Teen Spirit Island" (der Kinder- und Jugendpsychiatrie des Krankenhauses auf der Bult in Hannover) schimpfen die Jugendlichen anfangs über die vorgegebenen klaren Strukturen. Zunächst versuchen sie zumeist, diese aufzuweichen. Im Nachhinein werden gerade diese Elemente jedoch von den selben Jugendlichen rückblickend als hilfreich und unterstützend wahrgenommen (Möller 2009). Ein Bildschirm ist für einen Jugendlichen kein adäquates Gegenüber, mit dem er sich auseinandersetzen kann. Hat ein Jugendlicher sichere Bindungen, Selbstwirksamkeit und Selbstsicherheit entwickelt, ist es wahrscheinlich, dass er auch einen selbstbestimmten Umgang mit den Medien erlernt. Diese können dann nutzbringend eingesetzt werden, seine Kommunikationsmöglichkeiten erweitern und auch als eine Spielart von Freizeitbeschäftigung und Wettkampf erlebt werden.

6. Lernen auf der Grundlage von Bindungen und Beziehungsfähigkeit

6.1. Geborgenheit und In-Beziehung-Sein

Kinder haben ein Grundbedürfnis nach Sicherheit und Geborgenheit. Wärme, Sicherheit und Halt gebende Beziehungserfahrungen in der frühen Kindheit sind die Grundlage für eine stabile seelische Entwicklung. Schon im Mutterleib nimmt das Kind wahr, was um es herum geschieht. Die Stimme der Mutter und des Vaters wird nach der Geburt wieder erkannt. Zuwendung, Zärtlichkeit und Wärme von Mutter und Vater fördern eine sichere Bindung. Diese wiederum ist Grundlage für Entwicklung und Lernen (siehe auch Largo 2010). In der Interaktion mit den primären Bezugspersonen wird die Welt Stück für Stück erobert. Lernen findet dabei in Beziehung und durch Nachahmung statt.

Kleine Kinder lernen schnell die Laute ihrer Muttersprache zu differenzieren. In den USA hat man in einem Versuch etwa sechsmonate alte Kinder über einige Wochen hinweg täglich für eine halbe Stunde mit einem chinesischen Kindermädchen zusammengebracht, das sich mit ihnen beschäftigte. Die Kinder lernten schnell, die Laute dieser ganz anders klingenden Sprache zu unterscheiden. Einer anderen Gruppe hat man täglich eine halbe Stunde lang ein Video einer chinesischen Nanny vorgespielt und einer weiteren Gruppe nur das gesprochen Wort mittels Tonband. In den letzten beiden Gruppen lag die Lautdifferenzierung nicht wesentlich über der Zufallsrate. Das In-Beziehung-Sein, so das zentrale Ergebnis dieser Studie, schien ein wesentliches Element beim Erlernen der Lautdifferenzierung zu sein (Spitzer 2005). Auch im späteren Leben lernt man deutlich schneller und anhaltender, wenn ein Lehrer begeistern kann und Sinnhaftigkeit vermittelt (Hüther 2009).

Moderne Technik kann die frühe Interaktion von Mutter und Kind beeinträchtigen. Vor allem in den ersten Lebensmonaten benötigen Kinder Zuwendung, Ruhe, Geborgenheit und Halt. Ein laufender Fernseher zieht die Aufmerksamkeit der Mutter unmittelbar auf sich. Die ständige Erreichbarkeit über Handy kann eine mögliche, manchmal ständige Unterbrechung und Irritation bedeuten. In London wurden 1466 nicht berufstätige Mütter befragt. Circa ein Viertel der Befragten gab an, täglich mehr Zeit im Internet als mit ihren Kindern zu verbringen. Viele der Befragten surften mehr als fünf Stunden am Tag im Internet. So haben Internet und Computerspiele nicht nur einen direkten Einfluss auf die Heranwachsenden, sondern können auch die frühe Interaktion zwischen Mutter und Kind nachhaltig beeinflussen, wenn die Mütter viel Zeit mit den Medien verbringen (Nüesch 2010).

6.2.   Autonomie und Eigenständigkeit

Ausgehend von einer sicheren Bindung folgt das Kind einem weiteren Grundbedürfnis: Es strebt nach Autonomie. Mit dem Alter wird dieser Radius zunehmend größer, in dem das Kind die Welt nun allein erkundet, sich immer wieder vergewissernd, ob die Bezugsperson als sicherer Ankerpunkt noch vorhanden ist. Auch in der Pubertät sind diese beiden Grundbedürfnisse zentral: der Wunsch nach Eigenständigkeit auf der einen Seite und das Bedürfnis nach Zugehörigkeit und Geborgenheit auf der anderen Seite. Ein Gleichgewicht zwischen diesen beiden entgegengesetzten Bedürfnissen muss im Laufe des Lebens immer wieder neu gefunden werden.

6.3.   Umfassende Sinneserfahrungen

Vor allem im Vorschulalter sind basale Sinneserfahrungen wichtig. Mit den Händen zu be-greifen, seinen Körper zu spüren und die Natur als Teil des Lebens zu erfahren, spricht das Kind ganzheitlich an. Beim Laufen lernen setzt sich das Kind aktiv mit den Gesetzen der Schwerkraft auseinander. Durch ständiges Wiederholen lernt das Kind durchzuhalten und erlebt sich in den Augen der Eltern als selbstwirksam und macht die Erfahrung, mit Frustration umzugehen. Beim Spielen mit Bauklötzen werden basale physikalische Gesetzmäßigkeiten sensomotorisch erschlossen.

An der Ben-Gurion Universität of Negev fand Sulkin (2010) heraus, dass Kinder, die in der Grundschule regelmäßig an Sing- und Händeklatsch-Spielen teilnahmen, bessere schulische und feinmotorische Leistungen aufwiesen und eine schönere Handschrift hatten, als Kinder, die am regulären Musikunterricht teilnahmen. Selbst bei Studenten wurde ein positiver Effekt beobachtet: sie waren konzentrierter und entspannter.

6.4.   Bewegung und Lernen

Der amerikanische Psychiater John Ratey schildert in seinem Buch „Superfaktor Bewegung" (2009), wie körperliche Betätigung die Entwicklung von Intelligenz, aber auch soziales und emotionales Verhalten fördert. In der Naperville School in den USA hat sich durch die Einführung von morgendlichen Gymnastikstunden, im Sinne von Fitnesstraining, die schulische Leistung deutlich verbessert. Körperliche Betätigung fördert die Vernetzung im Gehirn und damit das Lernvermögen. Darüber hinaus wirkt es sich positiv auf den Körper aus, reduziert Übergewicht und beugt Herz-Kreislauferkrankungen vor.

6.5.   Gemeinschaftserlebnisse

Gemeinsam mit den Eltern und in der Klasse ein Projekt zu meistern, wie z. B. ein Floß zu bauen, ist nicht nur ein Gemeinschaftserlebnis, an das man sich gerne erinnert, sondern vermittelt lebenspraktische Fähigkeiten: Es muss geplant, vorausschauend gehandelt und es müssen einzelne Schritte aufeinander abgestimmt werden. Dies alles erfordert nicht nur handwerkliches Geschick, sondern vor allem auch soziale Kompetenz. Gemeinsam kommt man weiter als alleine. Physikalische und mathematische Zusammenhänge können lebensnah dargestellt werden. Mancher Schüler erlebt erstmals, wofür es sinnvoll ist, sich mit Physik und Mathematik auseinanderzusetzen. Bei der abschließenden erfolgreichen Floßfahrt ist man zu Recht stolz und erlebt sich als selbstwirksam. Die Welt wird als verstehbar, handhabbar und sinnvoll erlebt. Das Pflegen dieser salutogenetischen Ressourcen fördert eine selbstbestimmte, widerstandsfähige Persönlichkeitsentwicklung (Antonovsky 1997).

6.6.   Räume für Phantasie und Erleben

Beim gemeinsamen Spielen oder Vorlesen eröffnen sich Intermediarräume, die eigene Bilder und Phantasien zulassen und dadurch Kreativität fördern. Bildschirmmedien dagegen liefern fertige Bilder, die nicht zu weiterer Kreativität anregen. Das gemeinsame Zubereiten und Einnehmen einer Mahlzeit ist ein viele Sinne ansprechendes Gemeinschaftserlebnis. Kinder brauchen umfassende Sinnes- und Beziehungserfahrungen. Bildschirmmedien vermitteln überwiegend visuell-akustische Reize. Für tragfähige Beziehungserfahrungen sind sie ungeeignet (siehe auch Prekop und Hüther 2006, Nitsch und Hüther 2004).

6.7.   Die Bedeutung der frühen Kindheit

Im Rahmen der „Perry Preschool"-Studie in Michigan, USA, wurden 123 Kinder im Alter von drei bis vier Jahren aus finanziell schwachen afroamerikanischen Familien ausgewählt, von denen vermutet wurde, dass sie – ohne besondere zusätzliche pädagogische Intervention – in der Schule früh scheitern würden. 58 der Kinder wurden 24 Monate fünf Tage in der Woche zwei Stunden täglich pädagogisch in Kleingruppen spielerisch in Musik, Sprache und Mathematik gefördert. Die übrigen Kinder erhielten keine Förderung. Die Kinder wurden bis ins Erwachsenenalter nachuntersucht. Trotz nur zweijähriger Förderung war die Gruppe der Geförderten im Erwachsenenalter intelligenter, hatte bessere Schulabschlüsse, verdiente mehr Geld und wurde seltener wegen Gewaltdelikten inhaftiert (Schweinhart et al. 2005).

   In der Jugend gilt es, die eigenen Kräfte zu messen, seine Grenzen zu erfahren. Mit der klassischen frontalen Wissensvermittlung im 45 Minutentakt wird manch ein Jugendlicher nicht erreicht. Immer öfter gehen Schulen andere Wege und ermöglichen den Jugendlichen durch Praktika oder das Arbeiten in der Natur bei Wind und Wetter lebenspraktische und umfassende Erfahrungen (vgl. „Die Zeit" 32/2010; siehe auch Schiffer 2010).

7. Konkrete Hilfen für Eltern bei PC- und Internetmissbrauch der Kinder

Ein Medienmissbrauch entwickelt sich bei Kindern meist schleichend. Manche Eltern sehen lange zu, wie ihr Kind sich aus dem normalen Leben und Alltag zurückzieht und Stunden vor dem Bildschirm verbringt. Schon im Vorfeld der exzessiven Hinwendung zum Computer haben es viele der betroffenen Eltern in ihrem erzieherischen Handeln gegenüber ihren Kindern an Grenzen und Klarheit mangeln lassen. Der Rückzug zum PC und die damit verbundene Flucht ins Internet lassen die Eltern sich sodann zunehmend noch unsicherer fühlen. Sie sehen hilflos zu, wie die Kinder ihnen entgleiten und sie keinen Zugang mehr zu ihnen bekommen. Die Angst vor Eskalation sowie Scham und Schuldgefühle hindern sie daran, Grenzen aufzuzeigen und zu handeln. Fortan ist es der Jugendliche mit seiner Bindung an den Computer und das Internet, der die familiäre und erzieherische Interaktion und Beziehung, die seitens der Eltern von Hilf- und Haltlosigkeit geprägt ist, bestimmt.

7.1. Ein typisches Beispiel aus der Beratung

Ein 16-jähriger Junge kommt mit seinen Eltern in die Ambulanz. Seit Monaten spielt der Sohn nur noch am PC. Er steht gegen Mittag auf. Seine erste Handlung am Tage besteht darin, den Rechner hochzufahren. Er spielt bis spät in die Nacht. Die Schule besucht er schon lange nicht mehr. Aus dem sozialen Familienleben hat er sich ganz zurückgezogen. Auf Hobbys und die zuletzt immer weniger werdenden Kontakte zu Gleichaltrigen verzichtet er. Die Körperhygiene wird vernachlässigt und ernähren würde er sich am liebsten von Fertigpizza und Fastfood. Sein Zimmer darf man nicht betreten und Einschränkungen werden durch Androhen von Gewalt beantwortet. Die Eltern fühlen sich hilflos und haben aufgegeben, erzieherisch aktiv auf ihren Sohn einzuwirken,.

Viele Eltern fühlen sich von Jugendamtsbehörden im Stich gelassen. Eventuell ist den Eltern bewusst, dass sie ihrem Sohn oder ihrer Tochter schon in der frühen Kindheit keine Grenzen gesetzt haben. Ein schlechtes Gewissen plagt sie und verschärft den Kreislauf der Hilf- und Tatenlosigkeit.

Andere Eltern berichten, ihr 11-jähriger Sohn habe bereits zweimal die Tür eingetreten, als sie den Computer eingeschlossen hatten. Bei dem Versuch, den Computer im Auto zu deponieren, habe er gedroht, die Autoscheiben einzuschlagen. Drohende Grenzverletzung ist oft Teil dieses Prozesses. In der Vorgeschichte findet sich in den meisten Fällen bezeichnenderweise Grenzenlosigkeit.

Schleichend haben sich die Grenzen der Normalität verschoben, und es wird akzeptiert, was im Vorhinein nicht denkbar gewesen ist: Der Jugendliche stellt den Schulbesuch ein, schläft bis mittags, macht, was er will, und die Angst vor Kontrollverlust (gewalttätige Eskalation, selbstzerstörerische Handlungen oder Suizidalität) sowie die Befürchtung, das eigene Kind ganz zu verlieren, paralysieren die Eltern. Sie haben nicht gemerkt, dass sie die Kontrolle bereits verloren haben, dass sie Teil des Prozesses sind und Computer und Internet das Leben des Sohnes und der Familie bestimmen. Der Computer ist kein alltäglicher Gebrauchsgegenstand mehr, sondern hat den Sohn und die Familie „fest im Griff".

Die Eltern sind sich meistens darüber im Klaren, dass etwas verändert werden muss. Nur machen könne man ja nichts und die Behörden lassen einen im Stich. Dieses Eingebundensein in die Dynamik kann als co-abhängiges Verhalten bezeichnet werden, das Hilfen erschwert und nicht selten auch die Eltern an die Grenzen führt. Trotz Scham und Schuldgefühlen die Problematik in der Familie, bei Freunden und in der Schule transparent zu machen und das Siegel der Geheimhaltung aufzubrechen ist ein erster Schritt zur Lösung des Problems.

7.2. Konkrete Hilfemaßnahmen

Im Folgenden sollen Eltern und Bezugspersonen der Kinder konkrete Hilfsmöglichkeiten aufgezeigt werden, die sich in der ambulanten Beratung der Therapiestation „Teen Spirit Island" bewährt haben.

Ausstieg aus dem Kreislauf – Klare Regeln und begrenzte Computerzeiten besprechen und vereinbaren
Ein Ausstieg aus dem Kreislauf ist gleichwohl möglich und notwendig: Im Weiteren muss Einigkeit darüber hergestellt werden, dass eine Problematik vorhanden ist, die einer dringenden Veränderung bedarf und dass der Computer- und Internetmissbrauch Teil dieser Problematik ist. Veränderungen sollten nicht überstürzt unmittelbar nach einer Beratung erfolgen. Erst wenn Einigkeit unter den Eltern besteht und sie wissen, was und wie sie es umsetzen, sollte das konkrete Gespräch mit dem Jungendlichen gesucht werden. Ist der Jugendliche nicht bereit, mit zur Beratung zu gehen, sollten Eltern ihm ankündigen, dass sie diese aufsuchen werden. Ein Vorgehen in der oben beschriebenen Situation kann wie folgt aussehen:
Die Eltern besprechen mit dem Sohn (möglichst mit ausreichender Zeit, z.B. am Wochenende), dass alterstypische Aufgaben wie der Schulbesuch und morgendliches Aufstehen ab der folgenden Woche wieder stattfinden

müssen. Ziel ist auch, sich wieder ein Hobby zu suchen, an den gemeinsamen Mahlzeiten teilzunehmen und abends zu einer angemessenen Zeit zu Bett zu gehen. Die Computerzeiten müssen deutlich reduziert werden. Wenn die Vereinbarungen umgesetzt werden, ist die Nutzung des Computers zu festen Zeiten möglich, nach Erledigung der anderen Aufgaben. Oder es steht ein festgelegtes Zeitkontingent von z. B. zehn Stunden an Computerzeit für die Woche zur Verfügung, über das der Jugendliche frei verfügen kann, vorausgesetzt er erfüllt seine Pflichten. Ist die Zeit aufgebraucht, darf er für den Rest der Woche nicht mehr an den Computer. Der Computer sollte an einem für alle Familienmitglieder zugänglichen Ort stehen, nicht im Zimmer des Jugendlichen. Auch ein Fernseher hat nichts im Zimmer des Jugendlichen verloren. Alle Schritte und Vereinbarungen sollten schriftlich fixiert und von allen Beteiligten unterzeichnet werden. Ist der Sohn nicht gesprächsbereit, wird ihm mitgeteilt, was die Eltern beschlossen haben, auch in schriftlicher Form.

Der zweite zentrale Bestandteil der „Vereinbarung" besteht darin, die Konsequenzen klar und deutlich zu machen, die einer fehlenden Umsetzung der Regeln folgen: Der Jugendliche erhält die Möglichkeit, durch sein Handeln den Prozess mitzubestimmen und den Computer weiterhin zu nutzen, wenn auch in deutlich reduzierter und von den Eltern kontrollierter Weise. Ist er nicht bereit zu kooperieren, entscheidet er durch sein Handeln mit über die weiteren Folgen. Diese müssen dem Jugendlichen vorher bekannt sein und sollten Teil der schriftlichen Vereinbarung sein. Dieser Moment des Mitentscheidens ist für den Jugendlichen wesentlich.

Schrittweise Verhaltensänderung

Eine Zeit von einer bis maximal zwei Wochen sollte eingeräumt werden, in denen der Jugendliche sein Verhalten verändern kann. Erfolgt keine deutliche Verhaltensänderung, muss vorher vereinbart sein, was folgt. In der ambulanten Beratung von Teen Spirit Island hat es sich bewährt, dass der Computer daraufhin entfernt wird. Können auch die Eltern auf den Computer verzichten, kann man den Haushalt erst einmal computer- und internetfrei machen. Brauchen die Eltern die Medien, sollten diese für den Jugendlichen nicht zugänglich aufbewahrt werden. Droht der Jugendliche in einem solchen Falle mit Gewalt, muss bereits von Vornherein feststehen, wie darauf reagiert wird – somit ist es wiederum der Jugendliche, der durch sein Handeln über die absehbaren Konsequenzen mit entscheidet. Oft ist es hilfreich, wenn bei Umsetzung eines solchen Schrittes eine zusätzliche Person anwesend ist (insbesondere bei Alleinerziehenden) und ggf. die Nachbarn informiert werden, dass der Sohn vorübergehend etwas lauter werden könnte. Auch dies sollte dem Jugendlichen vorher mitgeteilt werden.

Durch einen solchen Schritt wird sich etwas verändern. Es ist notwendig, dem Jugendlichen in einer solchen Situation als Gesprächspartner und Gegenüber zur Verfügung zu stehen. Manchmal ist eine neutrale erwachsene Person hilfreich, wie ein Freund der Familie oder auch ein Berater.

Mit der Angst vor Gewalt richtig umgehen

Oft haben die Beteiligten Angst vor Gewalt oder der Androhung des Jugendlichen, sich etwas anzutun. Eine weitere anwesende Person kann hier die Situation oft schon entschärfen. Bei Gewalt ist die Polizei zu rufen und bei Androhung von Suizid sollte die Einweisung in die zuständige Kinder- und Jugendpsychiatrie veranlasst werden. Führt die Angst vor Fremd- oder Selbstgefährdung zu Handlungsunfähigkeit bei den Erwachsenen, ist keinem geholfen. Fällt ein Jugendlicher nach einem solchen Schritt in ein „depressives Loch" und verweigert weiterhin Kontaktangebote, geht nicht aus seinem Zimmer und zieht sich gänzlich zurück, ist im Einzelfall eine Einweisung in die zuständige Kinder- und Jugendpsychiatrie auch gegen den Willen des Jugendlichen notwendig. Über das Familiengericht kann eine vorübergehende geschützte Einweisung über den §1631b BGB beantragt werden. Für dessen Genehmigung ist eine kinder- und jugendpsychiatrische Stellungnahme notwendig. Die zuständige sozialpsychiatrische Beratungsstelle kann hierbei behilflich sein. Durch dieses Vorgehen zeigen die Eltern Grenzen auf und treten wieder in Beziehung mit ihren Kindern, was sich eher gewalt- und suizidpräventiv auswirkt. Wird Gewalt als Symptom von Krankheit verstanden und entschuldigt, lähmt dies und ist nicht zielführend.

Elterliche Handlungsräume und -kompetenz schrittweise zurückgewinnen

Die Eltern steigen aus dem Kreislauf der Hilf- und Handlungslosigkeit aus, werden in ihrer Rolle als Eltern wieder präsent und eröffnen neue Handlungs- und Entwicklungsräume. Liegt dem Verhalten eine schwere Angststörung oder eine Depression zugrunde, können sich solche Symptome vorübergehend verstärken, da der Computer und das Internet als vorübergehendes stabilisierendes Moment wegfallen. Die Meinung, dass Kinder heute nun mal vor dem Computer sitzen, ermöglicht es manchen Eltern, anfangs über die zu Grunde liegende Problematik hinwegzusehen. Erst wenn diese Problematik deutlich wird, kann entsprechend reagiert werden. Manchen Eltern fällt die Vorstellung schwer, sich von einem Computer zu trennen. Der Verweis darauf, dass er ein Konfirmationsgeschenk sei und einen monetären Wert habe, wird angeführt. Es wird übersehen, dass der Computer und das Internet Teil einer zerstörerischen Dynamik sind, auch wenn die meisten Gleichaltrigen einen selbstbestimmten Umgang mit dem Computer gelernt haben. Die Eltern erlangen wieder Handlungskompetenz und sind ihrem Kind wieder ein Gegenüber. Konsequentes, nicht strafendes Handeln ist beziehungsstiftend und entwicklungsfördernd (ein ähnliches Vorgehen wird auch von Omer und von Schlippe 2006, 2010 vorgeschlagen).

Oft wird die Frage gestellt, wie viel Bildschirm und Computerzeit zu empfehlen ist. Diese ist nicht generell zu beantworten. Läuft in einer Familie den ganzen Tag der Fernseher und gehören Computerspiele zum Alltag, so ist es entwicklungsfördernd, wenn die Bildschirmzeit um eine Stunde täglich für gemeinsames Spiel oder Vorlesen reduziert wird. Dies heißt jedoch nicht, dass anderen Familien mit nur einer Stunde Bildschirmzeit eine Ausweitung dieser Zeit anzuraten ist, um dafür andere Aktivitäten einzuschränken. Im Kleinkind- und Vorschulalter haben Bildschirmmedien nichts zu suchen. Bildschirmabstinenz bei kleinen Kindern fördert Medienkompetenz bei den Heranwachsenden. Mit zunehmendem Alter gewinnen Bildschirmmedien an Bedeutung. Neben Vereinbarung über Zeiten ist es wichtig, dass Eltern wissen, womit sich ihre Kinder beschäftigen und diese über die Möglichkeiten und über die Gefahren des Internet aufklären. Ein Filmabend kann ein gemeinsames Erlebnis sein und die Eltern stehen den Kindern anschließend als Gesprächpartner zur Verfügung.

Neben Zeiten und Inhalten der Mediennutzung ist es entscheidend, die Persönlichkeit und das Umfeld des Jugendlichen zu beachten:
- Hat der Jugendliche Hobbies?
- Pflegt er Freundschaften?
- Besucht er regelmäßig die Schule?
- Hat der Jungendliche Erfolgserlebnisse?
- Setzt er sich altersgemäß mit seinen Eltern auseinander?
- Hat er die Fähigkeit, mit Frustration umzugehen?
- Erlebt er sich als selbstwirksam und verfolgt Ziele?
- Oder ist der Jugendliche einsam, findet keinen Anschluss an Gleichaltrige, hat keine Erfolge in der Schule und kein Selbstwertgefühl?

Wenn beim Computerspiel oder im Internet Erfolg, Anerkennung, Zugehörigkeit gefunden werden, die im realen Leben verwehrt sind, muss man aufmerksam werden. Sind Internet und Computerspiel Teil einer ausgewogenen Freizeitbeschäftigung und führen sie nicht zu einer Vernachlässigung von Schule, Freundschaften und Hobbies, ist auch eine vorübergehende exzessive Beschäftigung mit den Medien nicht gleich ein Hinweis auf eine Suchtentwicklung. Gelingt es einem Jugendlichen jedoch nicht mehr, selbstbestimmt mit den Medien umzugehen, hilft kein Zuwarten. Der Jugendliche braucht ein Gegenüber mit dem er sich auseinandersetzen und an dem er sich reiben kann. Dies heißt aber auch Grenzen aufzuzeigen. Hierdurch können die dargestellten Grundbedürfnisse nach Bindung, Exploration, Gemeinschaftserlebnissen und umfassenden Sinneserfahrungen nachreifen, nachdem sie jahrelang brachlagen. Nach einer Therapie berichten viele Jugendliche, dass sie sich einen solchen Schritt früher und entschiedener gewünscht hätten. Was anfangs verurteilt und abgelehnt wurde, wird im Nachhinein oft als hilfreich und notwendig wahrgenommen.

Literatur

Antonovsky A. Salutogenese. Zur Entmystifizierung der Gesundheit. Deutsche Gesellschaft für Verhaltenstherapie, Tübingen 1997.
Bauer J. Prinzip Menschlichkeit: Warum wir von Natur aus kooperieren. Heyne, Göttingen 2008.
Bauer J. Lob der Schule: Sieben Perspektiven für Schüler, Lehrer und Eltern. Heyne, Göttingen 2008.
Bowlby J. Bindung als sichere Basis: Grundlagen und Anwendung der Bindungstheorie. Reinhardt, München 2010.
Brisch K. Bindungsstörugen. Klett, Stuttgart 2010.

Bergmann W, Hüther G. Computersüchtig. Kinder im Sog der modernen Medien. Patmos, Mannheim 2007.

Feibel T. Kindheit 2.0. So können Eltern Medienkompetenz vermitteln. Stiftung Warentest, Berlin 2009.

Groeben N, Hurrelmann B. Medienkompetenz. Voraussetzung, Dimension, Funktion. Juventa, Weinheim 2002.

Grossman D, DeGaetano G. Wer hat unseren Kindern das Töten beigebracht? Ein Aufruf gegen Gewalt in Fernsehen, Film und Computerspielen. Freies Geistesleben, Stuttgart 2005.

Hancox R, Milne B, Poulton R. Association of Television Viewing During Childhood With Poor Educational Achievment. Arch Pediatr Adolesc Med 2005, 159: 614-618.

Haugland S. Early Childhood Classrooms in the 21st Century: Using Computers to Maximize Learning. Young Children 2000, 55(1), 12-18.

Hornemann E. Dem gesellschaftlichen Tod entkommen. Punkt und Kreis 2010; 2: 17-18.

Hüther G. Bedienungsanleitung für ein menschliches Gehirn. Vandenhoeck & Ruprecht, Göttingen 2009.

Hüther G. Die Macht der inneren Bilder. Wie Visionen das Gehirn des Menschen und die Welt verändern. Vandenhoeck & Ruprecht, Göttingen 2010.

Largo R. Entwicklung und Erziehung in den ersten vier Jahren. Pieper, München 2010.

Largo R. Babyjahre: Entwicklung und Erziehung in den ersten vier Jahren. Pieper, München 2010.

Marti T, Heuser P. Gesundheit vier- bis achtjähriger Kinder vor dem Hintergrund des familiären Lebensstils. Eine retrospektive Querschnittsstudie an Kindern aus Schulen in der Stadt Bern und Umgebung. Lang, Bern 2009.

Möller C. „Trotzdem Ja zum Leben sagen" – Salutogenese und Sucht im Jugendalter. Suchtmed 2005; 7 (4): 273-278.

Möller C. JUGEND SUCHT. Ehemals Drogenabhängige berichten. Vandenhoeck & Ruprecht, Göttingen 2009.

Nüesch M. Babys im Störfeld von Handy, TY und Computer. Erziehungskunst 2010; 9: 30-33.

Omer H, von Schlippe A. Autorität durch Beziehung. Die Praxis des gewaltlosen Widerstandes in der Erziehung. Vandenhoeck & Ruprecht, Göttingen 2006.

Omer H, von Schlippe A. Stärke statt Macht. Neue Autorität in Familie, Schule und Gemeinde. Vandenhoeck & Ruprecht, Göttingen 2010.

Nitsch C, Hüther G. Kinder gezielt fördern: So entwickeln sich Kinder spielend: Gräfe & Unzer 2004.

Prekop J, Hüther G. Auf Schatzsuche bei unseren Kindern: Ein Entdeckungsbuch für neugierige Eltern und Erzieher. Kösel, München 2006.

Ratey J, Hagerman E. Superfaktor Bewegung. Vak, Kirchzarten 2009.

Rotthaus W. Wozu erziehen? Entwurf einer systemischen Erziehung. Carl Auer, Heidelberg 2007.

Schiffer E. LernGesundheit: Lebensfreude und Lernfreude in der Schule und anderswo. Beltz, Landsberg 2004.

Schiffer E. Warum Huckleberry Finn nicht süchtig wurde. Beltz, Landsberg 2010.

Schuhler P. Bindungsdynamische Sichtweise. In: Petry J. Dysfunktionaler und pathologischer PC- und Internet-Gebrauch. Hogrefe, Göttingen 2010.

Schweinhart E, Barnes E, Weikart D. Significant benefits, the High Scope Perry Pre-school study through age 27. In: Frost N (Edit.). Child Welfare majore themes in health and social welfare. NY. P. 9-29.

Spitzer M. Vorsicht Bildschirm, Vortrag 2005.

Spitzer M. Vorsicht Bildschirm. Elektronische Medien, Gehirnentwicklung, Gesundheit und Gesellschaft. Klett, Stuttgart 2006.

Sulkin I. Kinder: Händeklatschen für die Intelligenz 2010 (unveröffentlicht): http://netdoktor.de/ News/Kinder-Haendeklatschen-fuer-1132761.html

Anhang

Nützliche (Internet)Adressen

Allgemeine Informationen

www.bmg.bund.de
www.bzga.de
www.klicksafe.de
www.jugendschutz.net
www.return-mediensucht.de
www.schau-hin.info
www.websucht.info

Beratungs- und Behandlungsstellen

www.computersuchthilfe.info

Ambulanz für Mediensucht, Klinik für Psychiatrie, Sozialpsychiatrie und Psychotherapie, Medizinische Hochschule Hannover
PD Dr. med. Bert te Wildt
Carl-Neuberg-Straße 1, 30625 Hannover, 0511 / 532 3179

Ambulanz zur Behandlung von Computerspiel- und Internetsucht, Klinik und Poliklinik für Psychosomatische Medizin und Psychotherapie, Universitätsklinikum Mainz
Dipl.-Psych. Klaus Wölfling
Untere Zahlbacher Straße 8, 55131 Mainz, 06131 / 39-25052

Christliche Drogenberatungsstelle „Neues Land", Projekt „return" Fachstelle für exzessiven Medienkonsum
Eberhard Freitag, Matthias Bald-Stenzel
Wunstorfer Landstraße 5, 30453 Hannover, 0511 / 65 58 05 30
www.neuesland-return.de

Drogen- und Alkohol-Ambulanz für Jugendliche, junge Erwachsene und deren Familien
Universitätsklinikum Hamburg-Eppendorf
Prof. Dr. Rainer Thomasius
Martinistraße 52, 20246 Hamburg, 040 / 7410 54217

Jugend-Suchtstation der Klinik für Kinder- und Jugendpsychiatrie, -psychosomatik und -psychotherapie, Universitätsklinikum Hamburg-Eppendorf
Prof. Dr. Rainer Thomasius
Martinistraße 52, 20246 Hamburg, 040 / 7410 54217

Teen Spirit Island, Kinderkrankenhaus auf der Bult, Hannover
Prof. Dr. Christoph Möller
Janusz-Korczak-Allee 12, 30173 Hannover
Anfragen über die Sozialarbeiter, Tel. 0551/8115-5566

Eltern- und Betroffeneninitiativen

www.aktiv-gegen-mediensucht.de
www.netzwerk-fuer-ratsuchende.de
www.onlinesucht.de
www.rollenspielsucht.de
www.mupaki.de

Internet-Pornografie

www.internet-pornografie.de
www.nacktetatsachen.at

Interventionsprogramme

www.escapade-projekt.de

Medienkompetenz und -pädagogik

www.erziehung-zur-medienkompetenz.de
www.ipsum-institut.de

Fachverbände, Forschungseinrichtungen und Stiftungen

www.dzskj.de
www.kfn.de
www.fv-medienabhaengigkeit.de
www.stiftung-medienundonlinesucht.de

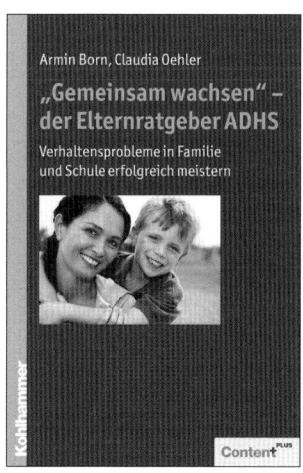

2011. XIX, 148 Seiten mit 37 Abb.
und 2 Tab. Kart. € 19,90
ISBN 978-3-17-021161-2

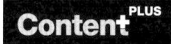

Dieses Buch enthält einen Zugangscode
zu umfangreichem Zusatzmaterial auf
unserer Homepage!

Armin Born/Claudia Oehler

„Gemeinsam wachsen" – der Elternratgeber ADHS

Verhaltensprobleme in Familie und Schule erfolgreich meistern

ADHS-Kinder stellen mit ihren zahlreichen Verhaltensproblemen eine besonders große Herausforderung für Eltern und auch Lehrer dar. Aufbauend auf
ihrem Würzburger Gruppentrainingsprogramm für Eltern von ADHS-Kindern
haben die Autoren ihre langjährigen Erfahrungen in diesem Buch kompri-
miert. Der auf bewährte Grundkonzepte der Verhaltenstherapie aufbauende
Ratgeber zielt darauf ab, Mütter und Väter zu „Experten" für den tagtäglichen
Umgang mit ihren aufmerksamkeitsgestörten und hyperaktiven Kindern zu
machen. Den Erziehenden werden dafür konkrete Maßnahmen und Strategien
vorgestellt, mit deren Hilfe sie eigene, individuelle und auch kreative Lösungen für die alltäglichen Verhaltensprobleme ihrer Kinder entwickeln können.
Anknüpfend an das Standardwerk „Lernen mit ADS-Kindern" (8. Auflage,
2010) besticht auch dieser Ratgeber durch seine hohe praktische Relevanz.

Dr. Armin Born ist als Pädagoge und psychologischer Psychotherapeut mit
dem Schwerpunkt Leistungsstörungen und ADHS in einer Praxis für Kinder-
und Jugendpsychiatrie tätig. **Claudia Oehler** ist als Verhaltenstherapeutin
für Kinder, Jugendliche und Erwachsene niedergelassen.

W. Kohlhammer GmbH · 70549 Stuttgart
Tel. 0711/7863 - 7280 · Fax 0711/7863 - 8430 · www.kohlhammer.de

Kohlhammer

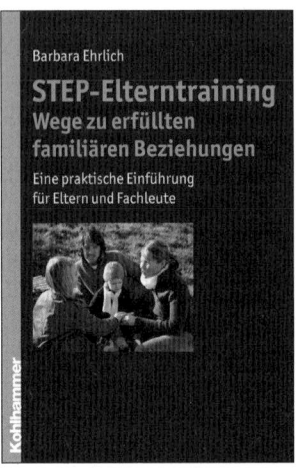

2011. 112 Seiten. Kart
€ 17,90
ISBN 978-3-17-021467-5

Barbara Ehrlich

STEP-Elterntraining
Wege zu erfüllten familiären Beziehungen
Eine praktische Einführung für Eltern und Fachleute

Eltern sind heute mit großen Herausforderungen konfrontiert. Angesichts der Flut widersprüchlicher und verwirrender Informationen über Erziehung bietet das STEP-Elterntraining eine leicht erlernbare Methode. Sie hilft, Beziehungen zwischen Eltern und Kindern zu verbessern mit dem Ziel des gegenseitigen Respekts. Sie hilft Eltern, ihre Kinder zu verantwortungsbewussten Menschen zu erziehen. Forschungsergebnisse der Universität Bielefeld bestätigen, dass Eltern durch STEP das Vertrauen in ihre Fähigkeiten steigern und Überreaktionen und Dauerstress reduziert werden. Das Konzept und seine praktische Umsetzung stehen im Mittelpunkt des Buches.

Barbara Ehrlich arbeitet als Diplompsychologin und Therapeutin mit Eltern, die Unterstützung bei der Erziehung ihrer Kinder suchen, und mit Kindern und Jugendlichen mit Verhaltensstörungen. Dabei arbeitet sie eng mit Kinderärzten, Psychiatern und anderen Fachleuten zusammen. Sie gibt STEP-Elternkurse und bildet STEP-Kursleiter aus. Darüber hinaus ist sie in der Weiterbildung von pädagogischen Fachkräften tätig.

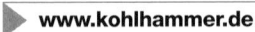

▶ **www.kohlhammer.de**

W. Kohlhammer GmbH · 70549 Stuttgart
Tel. 0711/7863 - 7280 · Fax 0711/7863 - 8430